# 보건교육과 건강증진

# HEALTH EDUCATION AND HEALTH PROMOTION

김 명 · 고승덕 · 김영복 · 김혜경
박남수 · 손애리 · 오유미 · 유승현 · 이은희 공저

계축문화사

# 머 리 말

2017년 새해가 시작되는 시점에 “보건교육과 건강증진”을 출간하게 되었습니다. 보건교육학을 전공하는 연구자들을 중심으로 활동하고 있는 “보건교육 콜로키움”연구회에서, 우리나라 국민건강증진사업 일선현장에서 활동하시는 보건의료요원들에게 가장 필요한 보건교육 관련 직무의 내용이 무엇인지에 대하여 이미 수년전부터 논의하여 왔습니다. 그 결과, 보건교육학을 전공하는 대학원생 이상의 보건의료인들을 위한 이론 중심의 보건교육학 교재와, 처음 보건교육과 건강증진을 접하게 되는 학부과정에서 쉽게 이해할 수 있는 교재를 구분하여 출판할 필요가 있다는 결론에 도달하였습니다. 그리하여 대학원 이상의 전문가 과정수준의 교재로서 “보건교육·건강증진 이론”을 2014년에 이미 출판하였으며, 이어서 학부과정에서 쉽게 접근할 수 있는 보건교육학 교재인 “보건교육과 건강증진”을 이번에 출판하게 되었습니다.

“보건교육과 건강증진”은 총 6장으로 보건교육과 건강증진 관련 이론과 실제가 모두 포함되도록 구성하였습니다. 제1장부터 제4장까지는 보건교육건강증진의 기초 개념과 이론을 소개하였고, 제5장과 6장은 보건교육건강증진이 추구하는 세부 목표 및 대상에 기반한 정책, 사업, 프로그램의 실제와 관련된 내용으로 구성하였습니다.

제1장에서는 건강수명의 연장, 건강형평성을 위한 건강결정요인의 중요성이 강조되고 있는 현 시대에서 보건교육과 건강증진의 개념을 이해할 수 있는 내용을 소개하였습니다. 또한 이를 담당할 전문가의 역할을 규정하고, 역할수행을 위해 요구되는 전문능력을 구체화하여 기술하였습니다. 제2장 보건교육건강증진이론에서는 바람직한 건강행동변화, 건강환경조성을 효과적, 효율적으로 도모하기 위한 중재 방법과 전략의 근거가 되는 보건교육건강증진 이론을 다루었습니다. 개인, 개인 간, 집단 및 지역사회 수준으로 구분하여 각 수준에서 대표적인 보건교육건강증진 이론의 특성, 구성요소를 설명하고, 이론적용의 이해를 돕기 위한 적용사례들을 제시하였습니다. 제3장에서는 보건교육건강증진 사업과 프로그램을 개발하고 평가하는 이론적 틀과 단계를 소개하

였습니다. 특히 평가의 목적과 특성에 따른 평가유형을 구분하고, 유형별 핵심 평가내용을 차별화하여 제시하였습니다. 제4장 보건교육방법에서는 보건교육의 내용을 전달하는 다양한 교육방법 및 매체의 특성을 기술하였습니다. 또한 교육방법과 매체 선정 시 고려해야 하는 기준과 보건교육의 효과를 높이는 전략을 함께 제시하여 적합한 교육방법과 매체를 선정하는데 도움이 되도록 하였습니다.

제5장 건강생활실천 및 질병예방·관리 프로그램에서는 주제별 보건교육건강증진 사업 및 프로그램의 세부목표, 국내외 정책과 중재 가이드라인, 핵심 콘텐츠를 다루었습니다. 건강생활실천 프로그램에는 국민건강증진종합계획의 건강생활실천 확산 사업분야인 금연, 절주, 신체활동, 영양 프로그램을 포함하였습니다. 또한 예방중심 상병관리와 안전 환경보건의 사업분야와 관련하여 심뇌혈관질환 및 감염질환의 예방과 관리, 안전환경관리 프로그램을 포함하는 질병예방·관리 프로그램 내용을 구성하였습니다. 제6장은 인구집단 기반 보건교육건강증진 프로그램은 생애주기별 보건교육건강증진 프로그램과 지역사회, 직장, 의료기관, 학교 등 주요 생활터별 보건교육건강증진의 원칙과 개념, 정책과 사업사례를 중심으로 기술하였다. 또한 생활터별 사업과 프로그램에서 보건교육사가 담당할 수 있는 구체적인 역할을 제시하였다.

본 교재는 학부과정에서 보건교육학을 공부하는 학생들을 위해 집필되었으나, 현장에서 보건교육 또는 건강증진 사업에 참여하는 실무자들이 이론적 기초를 보완하여 사업역량을 강화하는데도 도움이 되기를 바랍니다. 집필과정에서 발견된 부족한 점은 지속적으로 보완해 나갈 것이며, 최신의 과학적 지식을 소개하기 위해 최선의 노력을 다 하겠습니다. 교재가 출판될 수 있도록 자료수집과 원고작성에 애쓴 집필진, 원고의 편집과 교정을 위해 애쓴 보건교육학 전공 대학원생들, "보건교육 콜로키움"연구회에서 기획한 대로, 보건교육과 건강증진에 대한 전문도서를 모두 출판하는데 지원을 아끼지 않으신 계축문화사의 사장님과 직원들께 감사드립니다.

2017년 1월

**저자 씀**

# 차례
# Contents

제1장

# 보건교육건강증진의 이해

제 1 장

# 보건교육건강증진의 이해

## 제1절 건강과 건강행동의 개념

### 1 건강의 개념

#### 1) 건강의 정의

건강의 개념은 과거로부터 현재까지 시대적 변화에 따라 변화되어 왔다. 초기의 건강개념은 신체개념으로서의 건강개념으로 신체적 질병이나 이상이 없는 상태를 의미하였다. 이후 산업화, 도시화가 진행되면서부터 사람들은 생존을 위한 경쟁을 하게 되었고 그 결과로 발생된 스트레스를 경험하게 되었고 그 결과로 정신적 불건강자들이 급증하게 되었다. 이러한 시대상을 반영하여 신체개념의 건강개념은 심신개념으로 변화되어 신체적 건강뿐 아니라 정신적 건강의 중요성이 함께 강조되었다. 이후 1947년 세계보건기구(World Health Organization, 이하 WHO)는 헌장 전문에서 건강을 다음과 같이 정의하였다.

> "건강은 신체적, 정신적, 사회적으로 완전히 안녕한 상태이며, 단순히 질병이나 결함이 없음을 의미하는 것이 아니다(Health is a state of complete physical, mental and social well-being and not merely the absence of disease or infirmity)."

WHO 건강의 정의는 생활개념으로서의 건강을 의미하는 것으로, 심신개념의 건강의 정의에 사회적 건강이라는 영역을 추가하였다. 사회적 건강은 개인적 수준과 사회적 수준의 건강으로 구분할 수 있다. 개인의 측면에서 보는 사회적 건강이란 개인이 그가 속한 사회에서 나름대로의 역할을 충분히 수행하는 사회생활을 영위하는 상태로 정의한다. 반면에 사회적 측면에서 보는 사회적 건강은 사회의 존재방식이 건강한 것을 의미한다. 개인이 건강하기 위해 최선의 노력을 한다고 할지라도 사회의 환경적 조건이 건강에 불리하게 작용한다면 개인수준의 건강이 제대로 달성되지 못할 가능성이 큼을 강조한다.

WHO 건강의 정의는 사회적 건강의 개념을 추가하여 건강에 핵심적인 요소들을 파악하였고, 이들 요소가 서로 상호작용하고 상호의존적임을 강조하는 총체론적인 개념(holistic concept)으로 건강을 정의하였다는 점에서 의의가 있다. 그러나 일부 학자들은 WHO 건강의 정의가 다음과 같은 문제점을 지닌다고 지적하였다. 첫째로 WHO 건강의 정의는 건강을 "안녕한 상태"로 정의하여 정적인 상태로 표현하고 있으나 건강은 하루 중에도 최악의 건강과 최상의 건강 사이를 움직이는 역동적 과정(dynamic process)으로 여겨져야 한다는 것이다. 또한 완전한 상태의 신체적, 정신적, 사회적 안녕상태는 사실상 불가능하기 때문에 WHO 건강의 정의는 건강의 개념이기보다는 우리가 이상적으로 추구해야 하는 궁극적 목적이라고 보는 것이 타당하다고 하였다.

WHO는 1957년 건강의 정의를 보다 구체화하여 유전적으로나 환경적으로 주어진 조건하에서 인간이 적절하게 기능을 하는 상태 또는 수준으로 정의하였다. 광범위하게 변동하는 환경조건에 직면하여 신체기능을 효율적으로 해낼 수 있는 능력을 갖춘 상태가 건강이라는 의미이다. 구체화된 건강의 정의에 따른 건강이란 적극적 건강(positive health)을 의미하는 것으로 적극적 건강이란 충분한 여력과 저항력을 구비한 상태를 말한다.

이후 1974년 Hanlon은 건강을 "다른 목적과 활동의 성취를 가능하게 하는 기능적 상태"라 정의하였고 안락감, 안녕, 신체적, 정신적 건강사이의 구분은 사회계층, 문화, 그리고 종교집단에 따라 다르다고 하였다. 그리고 WHO도 1986년에 완전한 신체적, 정신적, 사회적 안녕상태가 되기 위해서는 개인 또는 집단이 자신의 염원을 파악하고 실현할 수 있어야 하며, 요구를 만족시켜야 하고 환경을 변화시키거나 환경에 대처할 수 있어야 한다고 강조하였다. 따라서 건강이란 삶의 목적이 아니라 삶의 목적을 달성하기 위한 개인적, 사회적 자원으로 여겨져야 한다. 이러한 점을 반영하여 McKenzie 등(2012)은 건강을 다음과 같이 정의하였다.

> "건강이란 본질적으로 다차원적인(신체적, 정서적, 사회적, 지적, 영역 그리고 직업적) 인간의 역동적인 상태이며, 생활을 위한 자원이고 환경과의 상호작용 및 환경에 대한 적응의

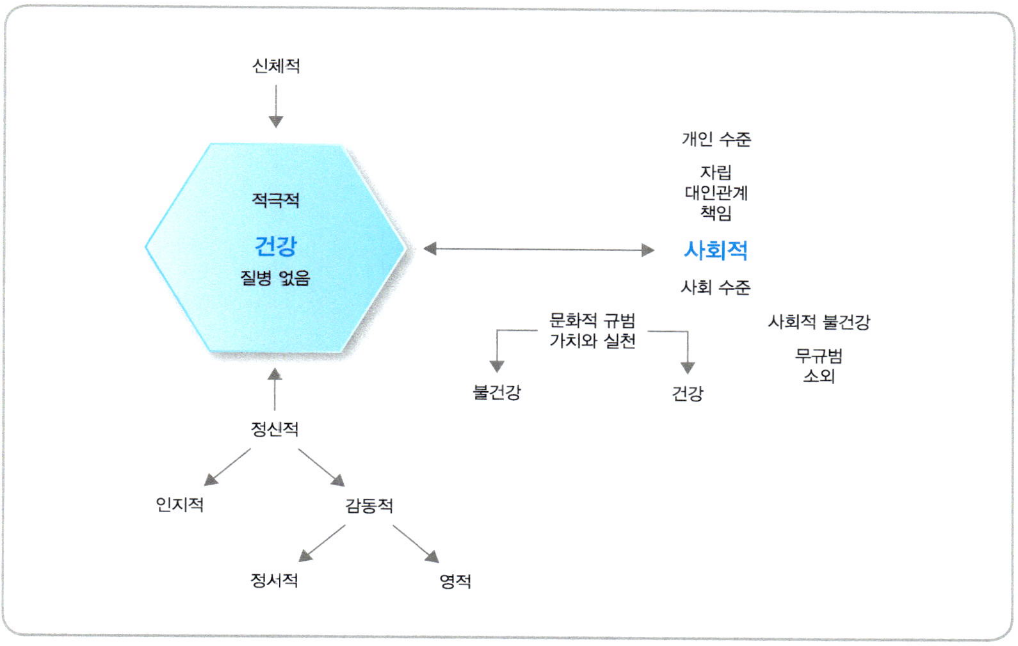


**[그림 1-1]** A Working Model of Health

출처 : Green, J., & Tones, K. (2010). Health promotion: Planning and strategies (2nd. ed). London, UK: SAGE.

결과이다(Health is a dynamic state or condition of the human organism that is multidimensional (i.e., physical, emotional, social, intellectual, spiritual, and occupational) in nature, a resource for living, and results from a person's interactions with and adaptations to his or her environment)."

## 2) 건강의 차원

건강은 신체적, 지적, 정서적, 사회적, 영적 등의 차원을 포함한 다차원적인 개념이라는 점은 앞서 강조한 바와 같다. 건강의 차원 구분은 학자에 따라 다르나 일반적으로 다음과 같은 차원으로 구분된다.

### (1) 신체적 건강(Physical dimension of health)

가장 기초가 되는 건강의 차원으로 다음의 사항들이 포함된다.

① 신체의 크기와 모양
② 감각의 예민성
③ 질병에 대한 감수성
④ 신체의 기능정도(시력, 청력, 체력, 지구력)
⑤ 회복능력 등

정신적인 건강은 지적 건강과 정서적 건강의 차원으로 구분하여 볼 수 있다.

### (2) 지적 건강(Intellectual dimension of health)

① 새로운 지식과 정보를 받아들이고 이를 잘 활용하여 자신의 믿음이나 가치관을 확고히 하고 의사결정을 해야 할 상황에 이를 잘 활용하는 능력
② 학습능력, 합리적 사고력

### (3) 정서적 건강(Emotional dimension of health)

① 정서를 적절하게 통제하여 감정을 부적절한 때 부적절한 방법으로 표현하지 않는 능력
② 스트레스에 대처하는 능력, 융통성, 적응력, 갈등해결을 위해 타협하고 양보하는 능력

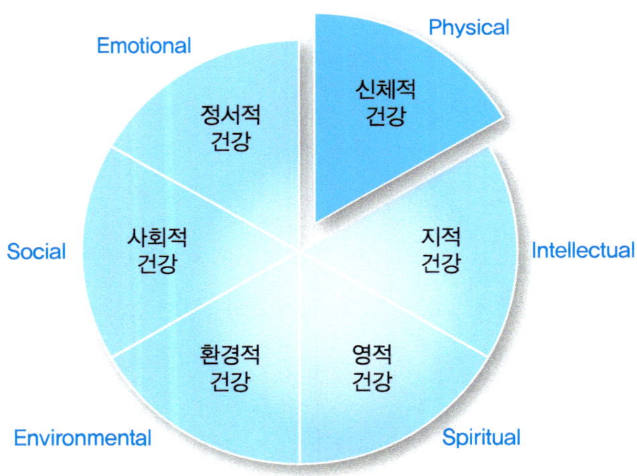


**[그림 1-2]** 건강의 차원

### (4) 사회적 건강(Social dimension of health)

① 타인과의 상호작용을 통한 상호관계를 만족시킬 수 있는 능력

② 여러 상이한 사회적 상황에 적응하는 능력

### (5) 환경적 건강(Environmental dimension of health)

① 외적 환경을 평가하는 능력

② 환경조건들을 유지·보호·개선하는데 필요한 역할을 감당하는 능력

### (6) 영적 건강(Spiritual dimension of health)

① 신앙생활(종교적 믿음과 활동)

② 다른 생명체들과의 관계

③ 타인에 대한 봉사활동

## 2 현대인의 건강문제

### 1) 주요 사망원인

현재 우리나라 국민의 우선순위 건강문제를 파악하는 것은 보건교육건강증진 정책 및 프로그램 기획을 위해 필수적인 과정이다. 우리나라 국민의 현재 사망규모와 사망원인은 통계청의 사망원인 통계 및 생명표를 통해 파악할 수 있다.

2014년 시점에서 우리나라의 총 사망자수는 267,692명으로 전년 대비 1,435명(0.5%) 증가하였다. 10대 사망원인은 악성신생물(암), 심장질환, 뇌혈관질환, 고의적 자해(자살), 폐렴, 당뇨병, 만성 하기도 질환, 간 질환, 운수사고, 고혈압성 질환 순이었다. 3대 사망원인인 악성신생물(암), 심장 질환, 뇌혈관 질환은 전체의 47.7%였으며, 성별 사망원인의 경우 1-3순위는 같았으나 남성은 자살이 4위, 여성은 폐렴이 4위였다. 남녀 모두 주요 만성질환과 노인성 질환이 10대 사인에 다수 포함되었다(통계청, 2015).

연령대별로 3대 사망원인은 다른 양상을 보였는데, 10대에서는 운수사고가 1위였으며 고의적 자해(자살), 악성신생물 순이었다. 반면 20대와 30대는 모두 자살이 1위였으며, 다음 순으로 20대는 운수사고, 악성신생물, 30대는 악성신생물, 운수사고의 순이었다. 자살은 40, 50대의 경우 사망원인 2위로 조사되어, 자살은 10대부터 50대까지 사망원인의 1,

| 순위 | 사망원인 | 사망률 (인구 10만명당) | 전년대비 증감률 (%) |
|---|---|---|---|
| 1 | 악성신생물(암) | 150.9 | 1.3 |
| 2 | 심장 질환 | 52.4 | 4.4 |
| 3 | 뇌혈관 질환 | 48.2 | −4.2 |
| 4 | 고의적 자해(자살) | 27.3 | −4.5 |
| 5 | 폐렴 | 23.7 | 10.8 |
| 6 | 당뇨병 | 20.7 | −3.7 |
| 7 | 만성 하기도 질환 | 14.1 | 1.0 |
| 8 | 간 질환 | 13.1 | −0.9 |
| 9 | 운수사고 | 11.2 | −5.8 |
| 10 | 고혈압성 질환 | 10.0 | 6.5 |

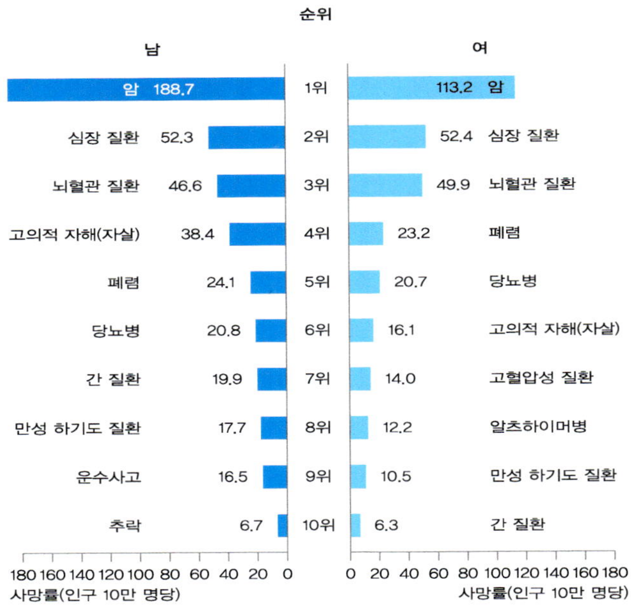


**[그림 1-3]** 2014년 우리나라 우선순위 사망원인(통계청, 2015)

**[표 1-1] 연령별 3대 사망원인 구성비 및 사망률, 2014년(통계청, 2015)** (단위: %, 인구 10만 명 당)

| 연령 (세) | 1위 | | | 2위 | | | 3위 | | |
|---|---|---|---|---|---|---|---|---|---|
| | 사망 원인 | 구성비 | 사망률 | 사망 원인 | 구성비 | 사망률 | 사망 원인 | 구성비 | 사망률 |
| 1–9 | 악성신생물 | 17.8 | 2.1 | 운수사고 | 10.5 | 1.2 | 선천 기형, 변형 및 염색체 이상 | 9.5 | 1.1 |
| 10–19 | 운수사고 | 26.2 | 4.8 | 고의적 자해(자살) | 24.7 | 4.5 | 악성신생물 | 14.3 | 2.6 |
| 20–29 | 고의적 자해(자살) | 45.5 | 17.8 | 운수사고 | 15.4 | 6.0 | 악성신생물 | 10.6 | 4.1 |
| 30–39 | 고의적 자해(자살) | 36.9 | 27.9 | 악성신생물 | 19.5 | 14.7 | 운수사고 | 7.8 | 5.9 |
| 40–49 | 악성신생물 | 29.3 | 48.6 | 고의적 자해(자살) | 19.5 | 32.4 | 간 질환 | 7.9 | 13.2 |
| 50–59 | 악성신생물 | 38.8 | 144.6 | 고의적 자해(자살) | 9.8 | 36.4 | 심장 질환 | 7.9 | 29.3 |
| 60–69 | 악성신생물 | 44.1 | 344.4 | 심장 질환 | 8.6 | 67.1 | 뇌혈관 질환 | 7.7 | 59.8 |
| 70–79 | 악성신생물 | 35.1 | 827.1 | 뇌혈관 질환 | 10.5 | 248.5 | 심장 질환 | 9.9 | 234.6 |
| 80 이상 | 악성신생물 | 17.3 | 1,490.8 | 심장 질환 | 11.9 | 1,027.2 | 뇌혈관 질환 | 10.8 | 925.1 |

2위를 구성하는 심각한 건강문제인 것으로 파악되었다.

그러나 주요 사망원인별 사망률 추이를 살펴보면, 전년 대비 폐렴, 고혈압성 질환, 심장 질환에 의한 사망률은 증가하였고, 운수사고, 고의적 자해(자살), 뇌혈관 질환에 의한 사망률은 감소된 것으로 파악되었다. 10년 전에 비해 사망률이 크게 증가한 사망원인은 폐렴(16.6명, 232.7%), 심장 질환(15.7명, 42.8%), 폐암(7.0명, 25.8%) 등이다.

**[표 1-2] 사망원인별 사망률 추이, 2004년-2014년(통계청, 2015)** (단위: 인구 10만 명당, %)

| 사망 원인 | 사망률 | | | 증감 | | 증감률 | |
|---|---|---|---|---|---|---|---|
| | 2004년 | 2013년 | 2014년 | 04년 대비 | 13년 대비 | 04년 대비 | 13년 대비 |
| 전 체 | 503.7 | 526.6 | 527.3 | 23.6 | 0.7 | 4.7 | 0.1 |
| 특정 감염성 및 기생충성 질환 | 10.6 | 13.2 | 13.6 | 3.0 | 0.4 | 27.9 | 3.0 |
| 호흡기 결핵 | 5.7 | 4.1 | 4.2 | -1.5 | 0.1 | -26.4 | 3.5 |
| 악성신생물(암) | 132.6 | 149.0 | 150.9 | 18.3 | 1.9 | 13.8 | 1.3 |
| 위암 | 23.1 | 18.2 | 17.6 | -5.5 | -0.6 | -23.9 | -3.3 |
| 간암 | 22.4 | 22.6 | 22.8 | 0.4 | 0.2 | 1.7 | 1.0 |
| 폐암 | 27.3 | 34.0 | 34.4 | 7.0 | 0.4 | 25.8 | 1.1 |
| 내분비, 영양 및 대사 질환 | 25.5 | 23.4 | 22.9 | -2.7 | -0.6 | -10.4 | -2.4 |
| 당뇨병 | 24.2 | 21.5 | 20.7 | -3.5 | -0.8 | -14.3 | -3.7 |
| 순환계통의 질환 | 119.9 | 113.1 | 113.9 | -6.0 | 0.8 | -5.0 | 0.7 |
| 고혈압성 질환 | 10.4 | 9.4 | 10.0 | -0.4 | 0.6 | -3.7 | 6.5 |
| 심장 질환[1] | 36.7 | 50.2 | 52.4 | 15.7 | 2.2 | 42.8 | 4.4 |
| 뇌혈관 질환 | 70.1 | 50.3 | 48.2 | -21.9 | -2.1 | -31.2 | -4.2 |
| 호흡계통의 질환 | 29.2 | 44.5 | 47.6 | 18.4 | 3.1 | 62.9 | 7.0 |
| 폐렴 | 7.1 | 21.4 | 23.7 | 16.6 | 2.3 | 232.7 | 10.8 |
| 만성 하기도 질환 | 17.3 | 14.0 | 14.1 | -3.1 | 0.1 | -18.1 | 1.0 |
| 소화계통의 질환 | 24.9 | 22.1 | 22.4 | -2.5 | 0.3 | -10.0 | 1.2 |
| 간 질환 | 19.0 | 13.2 | 13.1 | -5.9 | -0.1 | -31.2 | -0.9 |
| 질병이환 및 사망의 외인 | 62.9 | 61.3 | 57.8 | -5.0 | -3.5 | -8.0 | -5.8 |
| 운수사고 | 17.1 | 11.9 | 11.2 | -5.9 | -0.7 | -34.5 | -5.8 |
| 고의적 자해(자살) | 23.7 | 28.5 | 27.3 | 3.6 | -1.3 | 15.0 | -4.5 |

1) 심장 질환에는 허혈성 심장 질환 및 기타 심장 질환이 포함

## 2) 기대수명과 건강수명

인구집단의 건강수준을 평가하고 이를 기초로 향후 보건정책 및 사업의 방향을 설정하기 위해 기대수명과 건강수명을 지표로 활용한다.

### (1) 기대수명

기대수명(life expectancy)은 0세 출생자가 향후 생존할 것으로 기대되는 평균 생존년수를 의미하며, 0세의 기대여명을 말한다. 출생 시 기대수명 또는 기대여명과 평균수명은 같은 의미이다. 과거에는 평균수명이라는 용어를 더 빈번하게 사용했으나 평균수명은 평균 사망연령과 혼동될 여지가 있어 현재는 잘 사용되지 않는다. 평균 사망연령은 그해 사망한 사람 나이의 평균이므로 인구구조의 영향을 많이 받기 때문이다.

우리나라 2014년 출생아의 기대수명은 남성 79.0세, 여성 85.5세이다. 여성의 기대수명이 남성에 비해 6.5년 길며, 기대수명의 남녀 차이는 1985년 8.4년을 정점으로 감소하여 최근 안정화되는 추세이다. 1970년 대비 남성은 20.3년, 여성은 19.9년 증가하였다.

특정 사망원인 제거 시 증가되는 기대여명을 살펴보면, 2014년 출생아의 기대수명은 암이 제거되었을 때 남성은 4.8년, 여성은 2.8년 증가되고, 심장 질환이 제거된다면 남성과 여성은 각각 1.3년, 1.4년이 증가된다.

우리나라 남자의 기대수명은 OECD 평균보다 남성은 1.2년, 여성은 2.4년 높으며, OECD 34개 회원국 중 남성은 17위, 여성은 4위에 해당한다.

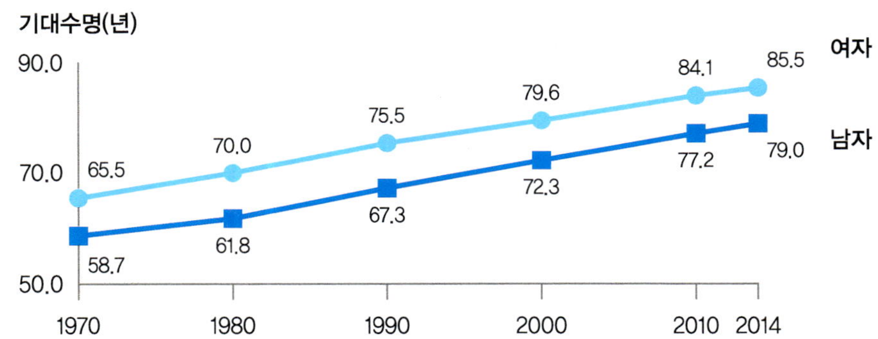


**[그림 1-4]** 남녀 기대수명 추이 1970-2014년(통계청 생명표, 2015)

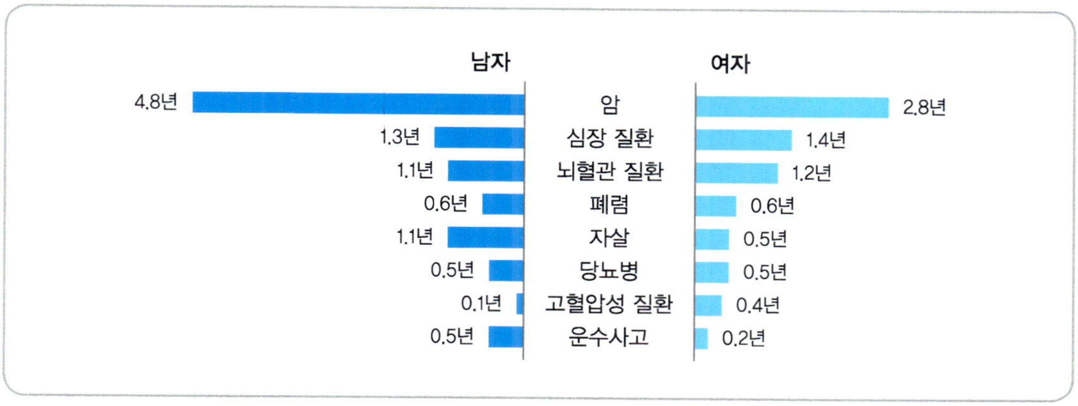


**[그림 1-5]** 주요 사망원인 제거 시 증가 기대수명(통계청 생명표, 2015)

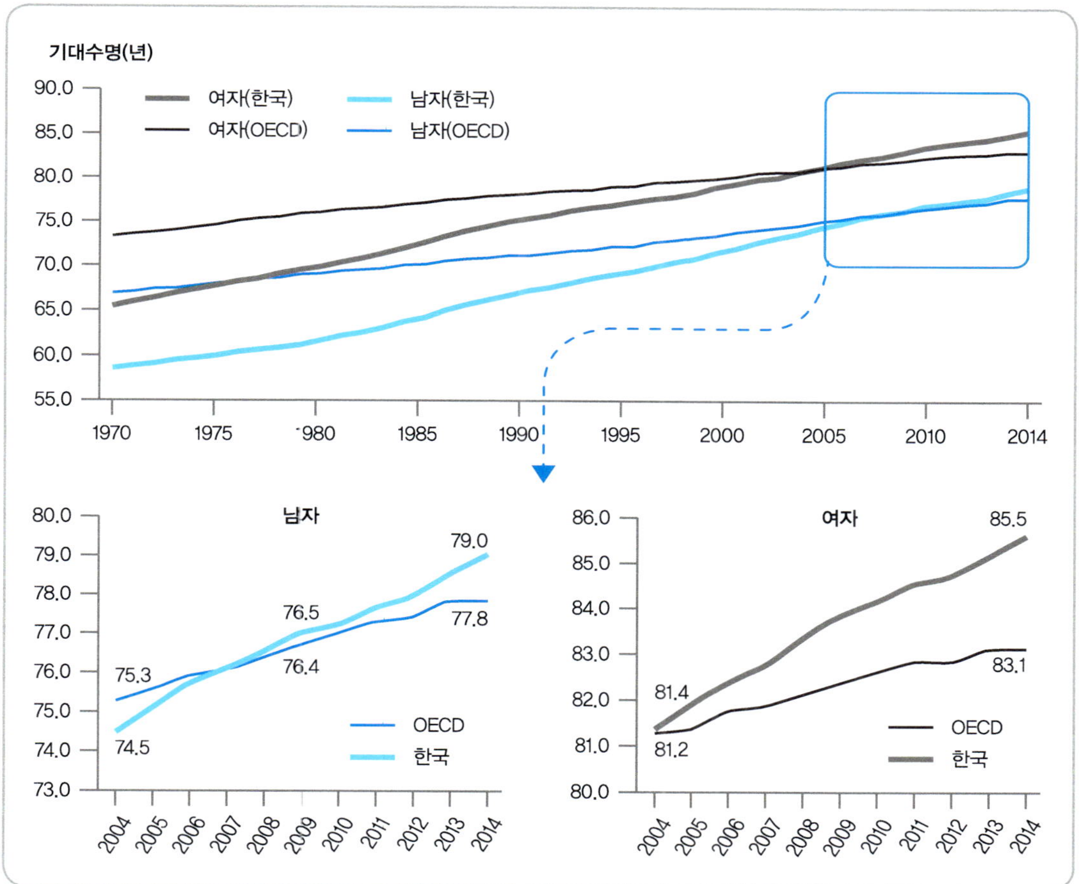


**[그림 1-6]** OECD 평균과 한국의 기대수명 추이, 1970-2014년(통계청 생명표, 2015)

### (2) 건강수명

건강수명(healthy life expectancy)은 출생 후 건강한 상태로 살아가게 될 것으로 기대되는 평균 년 수를 말한다. 전체 평균 수명에서 질병이나 손상으로 고통받은 기간을 제외한 건강한 삶을 유지한 기간을 의미하므로, 건강수명이 연장될수록 질병이나 손상으로 고통받는 기간이 짧아지고, 삶의 질은 증가하게 된다.

전 세계적으로 의료기술의 발달과 풍부한 영양섭취로 인해 기대수명은 지속적으로 증가하여 왔으나, 건강수명은 이에 따르지 못하는 것으로 알려져 있다. 2014년 출생아의 기대수명 중 질병이나 사고로 인한 유병상태로 보내는 기간을 제외한 건강하게 보내는 기간은 남성 64.9년, 여성 65.9년이었다. 따라서 남성의 유병기간은 14.1년, 여성의 경우는 19.6년으로 여성이 더 길었다.

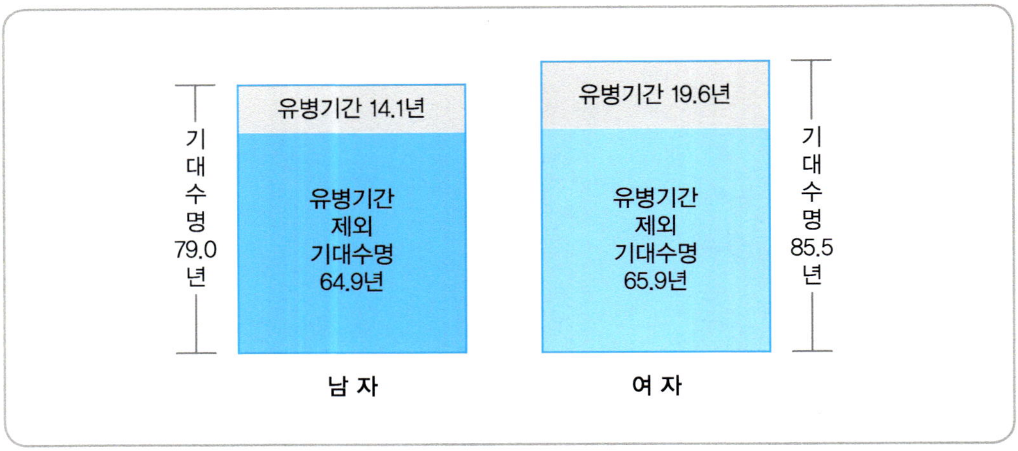


**[그림 1-7]** 유병기간 제외 기대수명, 2014(통계청 생명표, 2015)

2012년 미국 워싱턴대의 건강측정평가연구소가 실시한 연구결과에 따르면 2010년을 기준으로 할 때 우리나라 국민의 건강수명을 줄이는 위험요소로 건강하지 못한 식습관, 음주, 흡연, 고혈압, 고혈당, 비만, 운동부족 등을 제시하였다. 따라서 건강수명 연장을 위해서는 식습관, 음주, 흡연 등의 건강관련 생활습관(건강행동)의 개선이 필수적이라 할 수 있다.

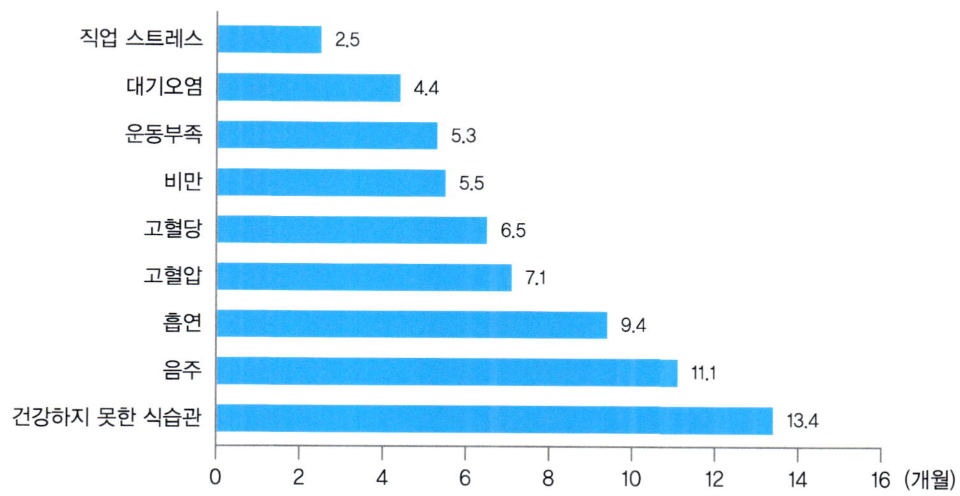


**[그림 1-8]** 우리나라 국민의 건강수명 저해요인

출처 : 미국 워싱턴대학교 건강측정평가연구소(http://chosunilbousa.com/life/linfo.cfm?id=26249)

## 3 건강결정요인

1974년대 캐나다 보건복지부 장관이었던 Lalonde는 "캐나다인 건강에 대한 새로운 관점(A New Perspective on the Health of Canadians)"이라는 보고서를 발표하면서 건강결정요인에 대한 새로운 시각을 제시하였다. 이 보고서에서는 건강 장(health field) 개념을 제안하면서 두개의 건강관련 주요목표를 파악하였는데 하나는 보건의료시스템이고 다른 하나는 건강문제의 예방과 좋은 건강의 증진이다. 즉, 전통적인 생의학적 의료시스템에 대한 강조가 잘못되었으며 국민의 건강을 향상시키기 위해서는 치료중심의 의료시스템을 벗어난 노력이 필요하다는 점을 제시하였다.

이 보고서는 건강증진의 개념을 개발하고 발전시켰다는 평가를 받고 있는데, 건강을 향상시키기 위해서는 각 개인이 행동변화에 책임을 질 필요가 있으며 동시에 건강한 지역사회와 환경 또한 건강에 기여함을 강조하였다. 건강결정요인의 네 가지 범주로서 생물학적 요인(human biology), 생활양식(lifestyle), 환경(environment), 보건의료조직(health care organization)이 제시되었다.

### 1) 생물학적 요인

사람의 기본적인 생명활동과 생물학적(유기체적) 기질의 결과로 인한 개인의 신체적 및 정신적 건강의 모든 측면을 포함한다. 개인의 유전적 소인, 성숙과 노화의 과정, 복잡한 인체의 골격계, 신경계, 근육계, 심혈관계, 내분비계, 소화기계 관련 요인들 또한 포함된다. 인체는 매우 복잡한 유기체이므로 생물학적 요인이 건강에 미치는 영향은 다양하고 심각하다. 이상의 요인들은 수많은 만성질환(관절염, 당뇨병, 암 등)과 유전질환, 지적장애 등의 건강문제를 발생시키고 막대한 의료비용 지출의 원인이 된다.

### 2) 환경

인체의 외부에 있으며 개인이 거의 통제하지 못하는 건강과 관련된 모든 것들을 포함한다. 공기, 물, 안전한 식품 및 위생, 쓰레기 처리, 감염성 질환의 유행, 사회적 환경 등을 예로 들 수 있다.

### 3) 생활양식

건강에 영향을 주는 개개인 의사결정들의 집합으로 구성된다. 건강의 관점에서 보면 올바르지 않은 개인의 의사결정과 습관은 스스로를 위험에 처하게 한다. 이러한 위험이 질병 또는 사망의 결과로 나타날 때 이들의 생활양식은 자신의 질병이나 사망의 원인이거나 원인제공 요소로 볼 수 있다

### 4) 보건의료조직

보건의료서비스를 제공하는 인력과 자원의 양, 질, 배치, 본질 그리고 관계 등으로 구성된다. 의료서비스, 간호, 병원, 요양원, 치료약, 공중보건 및 지역사회 서비스를 포함하며, 일반적으로 보건의료체계로 규정한다.

이상의 네 요인들이 각기 건강결정요인으로 작용하지만 이중 생활양식이 건강에 미치는 영향력이 가장 큰 것으로 알려져 있다. 이 요인들의 영향력에 대한 연구(Denver, 1980)에

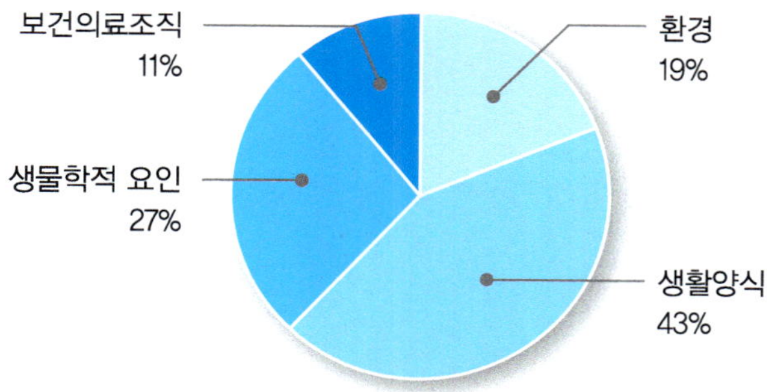


**[그림 1-9]** 건강결정요인과 영향력의 크기

출처 : Denver, G. E. Alan. (1980). Community health analysis: A holistic approach. Lippincott Williams and Wilkins.

서 미국의 사망률에 대한 역학적 분석을 실시한 결과, 생활양식의 영향력이 가장 컸으며(43%), 다음으로 생물학적 요인(27%), 환경적 요인(19%), 보건의료조직(11%) 순이었다.

## 4 건강행동과 생활양식

### 1) 건강행동과 생활양식의 개념

#### (1) 건강행동의 개념

건강행동(health behavior)은 보건교육의 주요 관심사이며, 바람직한 건강행동의 변화는 보건교육이 추구하는 목표이다. Parkerson 등(1993)은 건강행동이란 개인, 집단 그리고 조직의 행동과 함께 이들의 결정요인, 관련요인, 그리고 결과까지를 포함한다고 하였다. 따라서 사회변화, 정책개발과 수행, 대처기술, 삶의 질 향상 등도 건강행동의 범주에 속한다고 설명하였다. 또한 Gochman(1982, 1997)은 믿음, 기대감, 동기, 가치, 인식 등과 같은 인지적인 요인의 속성, 감정 및 정서적 상태 그리고 성격과 같은 인격특성, 외현적인 행동패턴, 활동 그리고 습관 등 건강의 유지, 회복, 그리고 향상과 관련된 이러한 특성들을 건강행동이라 규정하였다.

#### (2) 생활양식의 개념

생활양식(life style)은 오래도록 일관성 있게 나타나는 개인 또는 집단의 행동패턴을 의미한다. 즉, 일시적인 행동이 아닌 습관적으로 고정된 개인 생활행동의 복합물은 생활양식을 구성하게 된다. 건강관련 행동패턴은 장기적으로 건강관련 생활양식의 특성을 결정하며, 생활양식은 건강상태를 결정하는데 큰 영향력을 행사하게 된다.

### 2) 건강행동의 유형

건강행동의 유형은 1966년 Kasl과 Cobb에 의해 다음과 같이 구분되었다.

#### (1) 예방적 건강행동(Preventive health behavior)

자신이 건강하다고 믿는 개인이 무증상 상태에서 질병을 발견, 예방하기 위해 하는 행동을 의미한다. 건강상태가 양호한 경우와 자각 증상이 없는 질환을 가진 경우도 있으며, 전반적인 사회적 역할을 수행할 수 있다. 체중조절, 금연, 규칙적 운동, 저지방식이, 예방접종 등이 예방적 건강행동에 해당한다.

#### (2) 질병(병감) 행동(Illness behavior)

자신이 아프다고 느끼는 개인이 건강상태를 진단받고 적절한 치료법을 찾으려고 하는 행동을 말한다. 질병행동은 연령, 성, 교육 및 경제적 수준, 문화, 가족 내의 역할, 소속집단의 믿음체계, 개인의 인식 등에 영향을 받으며, 의료직에 종사하는 사람들의 행동에 따라 영향을 받는다. 증상에 대한 불만토로, 친구나 친척들에게 도움을 청하거나 조언을 구하는 행동, 의사를 만나기 위해 진료일정을 잡는 행동 등이 질병행동에 포함된다.

#### (3) 환자 역할 행동(Sick role behavior)

질환을 갖고 있는 사람이 치료를 위하여 취하는 행동을 말한다. 예를 들면 의료인에게 치료받는 행동, 처방대로 약을 복용하는 행동, 휴식과 회복을 위하여 퇴근 후나 방과 후 집에서 쉬는 행동들이 있다. 질병이란 역기능적이므로 환자는 일상적인 의무로부터 면제될 뿐 아니라 2차적 특권들을 갖게 된다고 Parsons는 설명하고 있다. 환자에게 발생되는 권리와 의무는 다음과 같다.

① 권리 1 : 환자는 일상적인 역할수행의 의무로부터 면제되는 특권을 가진다.

② 권리 2 : 환자는 자신의 질병에 대한 책임으로부터 면제된다.

③ 의무 1 : 환자는 가능한 빠른 시일 내에 질병으로부터 회복하기 위한 노력을 기울여야 한다.

④ 의무 2 : 환자는 건강의 회복을 위하여 기술적인 도움을 청하고 의료전문인과 협조해야 할 의무를 지닌다.

환자 역할 행동은 아픈 사람을 빠른 시일 내에 건강하도록 만듦으로써 질병이 사회에 미치는 파괴적 영향력을 통제하는 데 그 사회적 기능이 있다. 그러나 환자 역할은 개인과 사회집단이 가지고 있는 질병행동(illness behavior)의 다양성을 간과하고 있으며, 환자가 의사에게 협조할 의무가 실제로는 지켜지지 않는 경우가 있고, 또 그 경우에도 환자특권은 박탈되지 않는다는 측면에서 비판을 받기도 하였다. 중환자와 경미한 환자의 역할이 분리되고 있지 않았고, 중산층의 의료이용행태 중심으로 기술되어 있다는 비판 또한 있어 왔다.

## 3) 건강행동 영향요인

건강행동은 사람에 따라 서로 다르거나 유사할 수 있다. 전혀 다른 환경에서 성장한 경우 다르고 서로 비슷한 환경에서 성장한 경우 유사하다. 이처럼 건강행동은 개인의 내, 외적 조건에 의하여 형성된다.

### (1) 개인요인(Intrapersonal factors)

건강행동은 개인의 특성에 의해 형성된다. 개인의 지식, 태도, 믿음, 가치관, 건강기술 등의 특성에 의해 영향을 받는다.

### (2) 개인간요인(Interpersonal factors)

건강행동은 가족, 친구, 기타 사회적 관계와의 특성에 의해 형성된다. 주변인과의 상호작용을 통한 사회화과정(socialization)은 건강행동의 특성을 형성하고 변화시키는데 결정적 역할을 한다.

### (3) 기관 또는 조직요인(Institutional or organizational factors)

개인이 속한 조직 또는 기관의 환경적 특성이 조직 구성원 개인 또는 집단의 건강행동에 영향을 주게 된다. 조직의 물리적 환경 뿐 아니라 문화, 규범, 규칙, 정책 등 사회문화적 환경도 주요 영향요인이다.

### (4) 지역사회요인(Community factors)

지역사회의 건강행동에 관한 규범 즉 음주 또는 흡연에 관한 규범, 건강식품 또는 신체 활동시설의 이용가능성과 접근성과 같은 물리적 환경, 건강행동실천을 촉진시키는 다양한 보건교육건강증진 프로그램의 이용가능성 등 지역사회의 특성은 지역사회 구성원들의 건강행동 특성을 결정하는 지역사회 요인들이다.

### (5) 공공정책요인(Public-policy factors)

건강과 관련된 다양한 법, 정책의 특성이 건강행동에 영향을 미친다. 예를 들어 담배 값을 인상하고 담배 갑에 경고그림의 삽입을 의무화한다거나, 금연구역을 점차로 확대하는 정책을 실시하는 것은 흡연행동을 감소하고, 금연실천을 촉진하는 영향력 있는 공공정책 요인이다.

**[표 1-3] 건강행동에 영향을 미치는 다양한 영향요인: 흡연 및 금연 행동 사례**

| 수준 | | 영향요인 |
|---|---|---|
| 개인 | | 연령, 성, 건강상태, 가족 내에서의 역할<br>소인성 요인 : 지식, 태도, 믿음, 자아개념, 건강관심, 자기효능감, 주관적 규범 등<br>가능요인 : 기술 등 |
| 환경 | 개인 간 | 가족 및 동료의 흡연여부, 함께 사는 사람의 활동패턴(예. 함께 있는 시간 등), 역할모델 등 |
| | 조직 및 기관 | 흡연규범, 금연정책, 담배에 대한 접근성,<br>교육(학교 및 기타 경로를 통한 흡연예방/금연교육 등), 금연서비스 제공여부 등 |
| | 지역사회 또는 공공정책 | 사회/문화적 규범, 담배 공급체계(담배값),<br>건강증진 정책과 법 제정(담배 세 인상, 흡연규제, 담배광고 규제, 담배산업에 대한 지원 삭감), 금연 공익광고 및 캠페인, 건강증진 프로그램, 담배회사의 마케팅, 흡연에 관한 대중문화의 묘사 등 |

출처 : 김혜경(2010). 건강행동 변화를 위한 보건 커뮤니케이션 전략 개발 : 금연을 위한 생태학적 접근전략의 적용. 보건교육건강증진학회지 27(4):177-188.

# 제2절 보건교육건강증진의 개념

## 1 보건교육의 개념

보건교육(health education)을 간단하게 정의한다면 개인 또는 집단에게 건강에 대해 교육하는 과정을 의미한다. 그러나 보다 구체적이고 전문적인 보건교육의 정의는 여러 학자와 전문가 단체, 기관을 통해 발표되어 왔다. 1960년대 Grout박사는 보건교육이란 "건강에 관하여 알려진 것들을 교육수단을 통해서 개인 또는 지역사회의 바람직한 행동양식으로 바꾸어 놓는 것" 이라고 정의하였으며, 우리나라의 국민건강증진법 제2조2호에서는 보건교육이란 "개인 또는 집단으로 하여금 건강에 유익한 행위를 자발적으로 수행하도록 하는 교육"이라고 정의를 내리고 있다. 가장 최근에 발표된 보건교육의 정의를 살펴보면 보건교육 및 건강증진 용어제정위원회(Joint Committee on Health Education and Promotion Terminology, 2012)에서는 보건교육을 보건교육을 다음과 같이 정의하였다. "건강한 행동을 시작하고 지속하는데 필요한 지식, 태도, 기술을 습득하기 위한 기회를 제공하는 것으로 근거에 기반한 현장업무와(또는) 견실한 이론을 적용한 계획된 학습경험의 조합(Any combination of planned learning experiences using evidence-based practices and/or sound theories that provide the opportunity to acquire knowledge, attitudes, and skills needed to adopt and maintain healthy behaviors)"

Green과 Kreuter(2005)는 "개인, 집단 또는 지역사회가 건강에 도움이 되는 행동을 자발적으로 실천할 수 있도록 동기를 유발하고, 실천 가능하게 하며, 강화하도록 계획된 학습경험의 조합(Any planned combination of learning experiences designed to predispose, enable, and reinforce voluntary behavior conducive to health in individuals, groups, or communities)"으로 보건교육에 대한 정의를 내렸다.

위의 정의에서 조합이란 다양한 행위결정요인을 다루기 위한 다양한 학습경험의 제공을 의미하며, 이와 같은 학습경험은 우연히 이루어지는 학습이 아닌 체계적으로 계획된 학습활동으로 정의하고 있다. 또한 보건교육은 건강에 이로운 행동을 자발적으로 실천할 수 있도록 동기를 유발하고 실천 가능하게 하며 개선된 건강행동의 지속과정을 촉진하는데, 교육의 대상을 개인, 집단 또는 지역사회로 규정하여 개인의 행동 뿐 아니라 집단의 행동

변화까지를 포괄하고 있다. 강압 없이 행동의 목적에 대하여 충분히 이해하고 수용하는 자발적 행동실천을 촉진하도록 한다는 점도 공통적으로 강조하고 있다. 예를 들어 흡연자의 금연을 위한 보건교육은 흡연자가 금연을 자발적으로 실천할 수 있도록 금연에 대한 동기를 유발하고(지식, 태도, 믿음 등의 변화), 금연실천이 가능하도록 지원하며(기술 발달 및 자원의 제공), 금연이 지속되도록 강화(보상, 지지 등 긍정적 피드백 제공)하는 과정으로 구성된다.

**[표 1-4] 보건교육의 정의**

| 출처 | 정의 내용 |
|---|---|
| 국민건강증진법 제2조 2호 | 보건교육이란 개인 또는 집단으로 하여금 건강에 유익한 행위를 자발적으로 수행하도록 하는 교육 |
| Wikipedia | 보건교육은 개인이나 집단이 건강을 증진, 유지, 회복시키는 방식으로 행동하는 법을 학습하는 원리이며, 보건교육의 궁극적 목적은 바람직한 행동수정임 |
| 두산백과사전 | 보건교육은 건강의 보호 · 유지 · 증진을 위해 학생에게 건강생활에 대한 이해 · 태도 · 기능 · 습관을 학습시키는 교육 |
| Dictionary of public health promotion and education (Modeste, 1996) | 보건교육은 생활양식의 변화를 유도하기 위하여 다양한 접근법을 제공하는 교육과정으로, 개인, 가족, 지역사회가 건강의 회복, 성취 그리고 유지에 관련된 문제에 대해서 정보에 입각한 결정을 할 수 있도록 도움.<br>또한 보건교육은 체계화된 전문분야로, 다양한 학습경험을 활용하여 교육자와 학습자 간의 상호작용을 통해서 건강을 학습하는 기회를 제공함. 이러한 학습과정을 통해서 사람들은 건강향상을 위해 자발적으로 상황을 변화시키거나 행동을 수정함.<br>보건교육은 사실적 정보 이상으로, 사람들이 자신의 건강에 대해 생각하는 방식이나 지각하는 방식에 영향을 미치는 모든 학습경험을 포함하며, 정보가 실천으로 이어질 수 있도록 동기를 유발함. |
| 국제보건교육연맹 | 보건교육은 사람들로 하여금 자신 및 다른 사람들의 건강상태에 영향을 주는 조건(condition)과 보건행동의 결정요소를 통제할 수 있도록 계획된 학습경험 및 사회적 행위의 조합 |
| Glanz 등(2002) | (생태학적 관점에서) 보건교육은 개인의 건강행동을 변화시키기 위한 교육활동이나 기타 전략들 뿐 아니라 조직적 노력, 정책, 경제적 지원, 환경적 활동, 매스미디어, 그리고 지역사회 수준의 프로그램을 포함함.<br>보건교육은 질병예방, 최적의 건강을 건강증진, 질병의 발견, 치료, 재활, 장기적인 건강관리까지의 영역을 포괄함. |
| Green and Kreuter(1999) | 보건교육이란 건강에 도움이 되는 자발적인 행위를 촉진시키기 위하도록 계획된 학습경험의 조합 |

| | |
|---|---|
| Tannahill 등(1991) | 보건교육이란 적극적 건강을 향상시키고 불 건강을 예방하거나 감소시킬 목적으로 행해지는 일련의 의사소통 활동 |
| A Joint Committee on Terminology in School Health Education | 보건교육은 개인이나 집단의 건강과 관계되는 지식, 태도, 행동에 영향을 미칠 목적으로 학습경험을 베풀어주는 과정 |
| 박형종, 김공현(1991) | 보건교육은 개인과 지역사회를 대상으로 개인이나 지역사회의 보건의료 요구를 충족시키기 위하여 그들의 건강에 관한 지식과 경험을 넓히고 건강과 관련된 행동을 바람직하게 변화시키며 이를 위한 동기부여를 유발시키는 계획된 학습경험 및 사회적 활동을 총칭하는 것 |
| Ruth Grout(1964) | 보건교육은 건강에 관하여 알려진 것들을 교육수단을 통해서 개인 또는 지역사회의 바람직한 행동양식으로 바꾸어 놓는 것 |

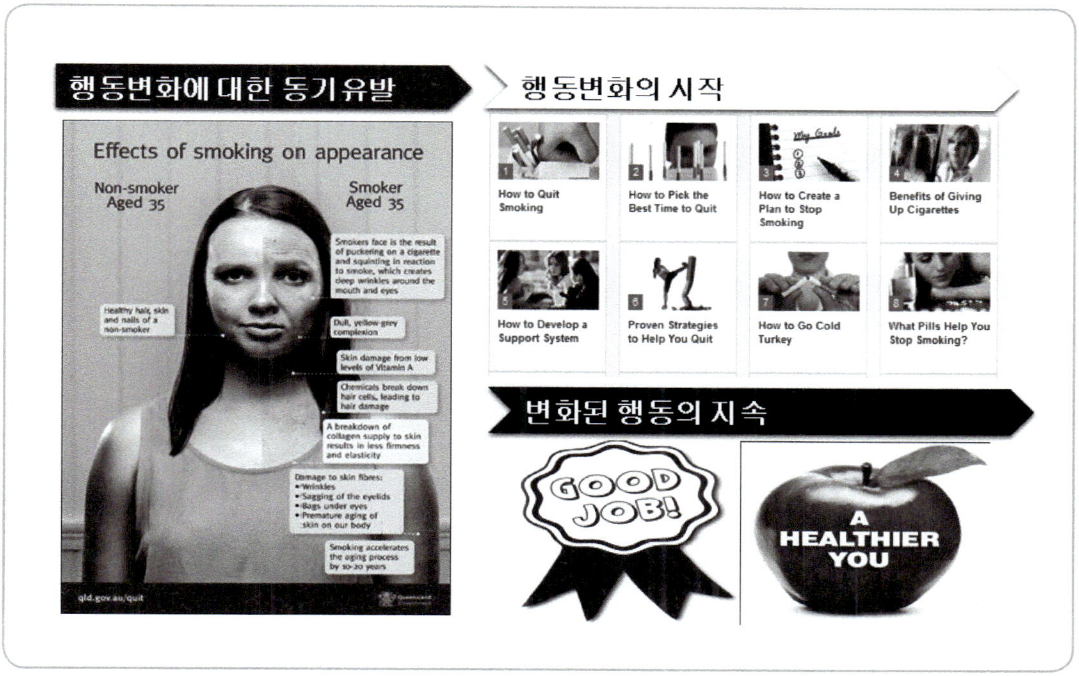


**[그림 1-10]** 보건교육의 과정

출처 : http://colinmendelsohn.com.au/posts/your-future-not-pretty-another-reason-young-women-quit-smoki/

## 2 보건교육의 목적과 목표

### 1) 보건교육의 목적

제1차 공중보건교육전문위원회에서는 보건교육의 목적을 개인과 집단이 스스로 건강관리능력 함양을 돕고, 건강이 지역사회의 귀중한 자산임을 인식시키며, 보건사업의 발전 도모 및 활용으로 규정하였다. 한편 Cottrell 등(2009)은 개인과 집단 건강의 유지 또는 향상과 삶의 질 향상으로 기술하고 있으며, 미국의 국가보건교육기관연맹(Coalition of National Health Education Organizations, 2009)은 개인, 가족, 지역사회, 국가의 건강상태 향상, 모든 사람의 삶의 질 향상, 조기사망 감소, 예방에 중점을 둔 의료비지출 감소로 목적을 제안하고 있다.

### 2) 보건교육의 목표

건강상태 및 삶의 질 향상이라는 목적을 달성하기 위한 보건교육의 목표는 개인, 집단

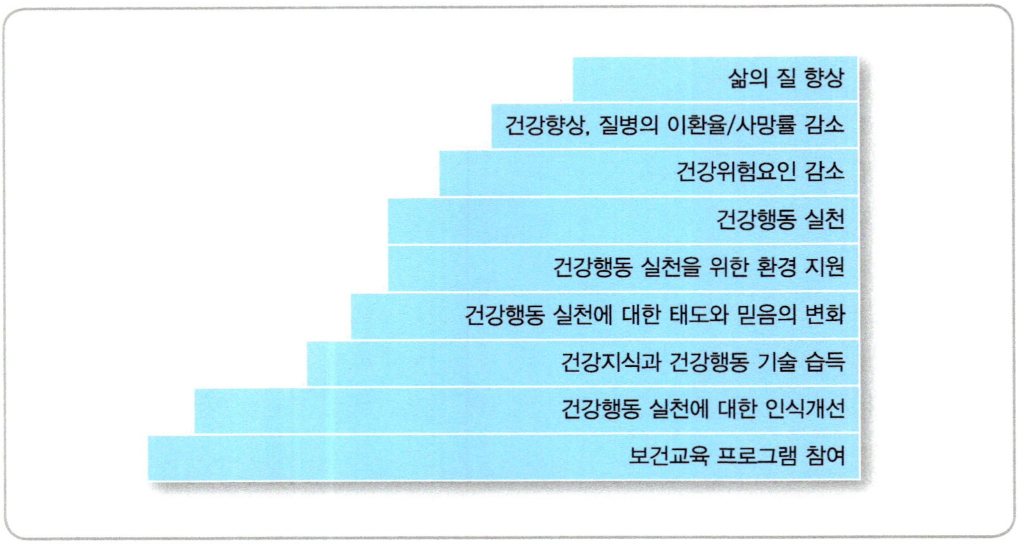


**[그림 1-11]** 보건교육의 목적과 목표

출처 : Windsor, R. A., Baranowski, T., Clark, N. & Cutter, G. (1984). Evaluation of health promotion and education program. Mayfield Publishing Company.

및 지역사회의 건강행동 및 생활/직업 환경에 긍정적 영향을 미치는 것이라 할 수 있다. 예를 들어, 보건교육을 통해 절주를 습관화하도록 하는 것이 목표라면 이를 위해 인식, 지식, 태도, 기술의 개선이 필요하다. 자신의 과음습관이 건강에 부정적 영향을 줄 수 있음을 깨닫도록 교육하고(인식개선), 과음의 영향 및 절주방법에 대한 지식을 습득하도록 한다(지식습득). 또한 절주를 실천하는 것이 현명하다고 믿도록 유도하며(태도개선), 원치 않는 음주압력을 극복할 수 있는 거절기술을 발달시킨다(기술발달). 절주실천을 촉진하기 위해서는 개인을 대상으로 한 보건교육 외에 환경적 지원이 요청되는데, 알코올 소비세를 올리는 정책을 실시하는 등의 환경조성 방안을 마련하는 것 또한 중요하다.

### 3) 보건교육의 대상

보건교육의 대상은 사회인구학적 특성으로 보았을 때 성, 연령, 인종, 결혼상태, 거주지역, 고용상태 등에 따라 대상자가 차별화될 수 있으나 출생부터 사망까지 전 생애주기가 보건교육의 대상이 된다. 건강상태별로 보건교육의 대상자가 구분될 수도 있는데, 고혈압, 당뇨병 등 특정 질환자의 치료를 위한 보건교육이 실시되기도 하고, 가족력이나 위험요인을 보유한 대상자에게는 질병이나 건강문제 발생을 예방하기 위한 보건교육이 실시된다. 건강인의 경우도 건강 유지와 향상을 위한 보건교육을 실시할 수 있다.

## 3 건강증진의 개념

### 1) 건강증진의 정의

건강증진에 관한 제1차 국제건강증진회의 후 발표된 오타와 헌장에 따르면 건강증진(health promotion)이란 "사람들이 자신의 건강관리가 가능하도록, 그리고 건강개선이 가능하도록 하는 과정"으로 정의된다. 최근에 발표된 건강증진의 정의에서는 건강에 영향을 미치는 환경적 조건의 영향력을 강조하는 양상을 보인다. Green과 Kreuter(2005)는 건강증진의 정의를 "개인, 집단, 지역사회의 건강에 유익한 행동을 지원하고 생활환경을 조성하기 위한 교육적, 정책적, 제도적, 조직적 지원의 계획된 조합(Any planned combination of educational, political, regulatory and organizational supports for actions and conditions of living conducive to the health of individuals, groups, and communities)"으로 기술하면서 건강 행동과 환경에 영향을 미치는 교육, 정책, 규칙 및 조직 특성의 중요성을 강조하고 있다. 최근 보건교육 및 건강증진 용어제정 위원회(Brown 등, 2012)에서는 건강증진의 정의를 "개인, 집단, 지역사회의 건강에 유익한 행동을 지원하고 생활환경을 조성하기 위해 계획된 교육적, 정치적, 환경적, 규칙적, 조직적 메커니즘의 조합(Any planned combination of educational, political, environmental, regulatory, or organizational mechanism that support actions and conditions of living conducive to the health of individuals, groups, and communities)"으로 발표하여 앞서 제시된 Green과 Kreuter(2005)의 정의와 매우 유사한 내용의 정의를 발표한 바 있다.

**[표 1-5] 건강증진의 정의**

| 출처 | 정의 내용 |
|---|---|
| WHO | 건강증진은 개인이나 지역사회로 하여금 건강결정인자들에 대한 통제를 증가시키게 하여 스스로의 건강을 향상시키게 하는 과정 |
| 미국의 공중보건국 | 건강증진이란 건강한 사람들이 자신들의 안녕감을 유지, 증진시킬 수 있는 생활습관을 개발할 수 있도록 개인과 지역사회의 방법들을 개발하는 활동 |
| Green(1999) | 건강증진이란 건강에 유익한 행동을 유도하기 위한 보건교육 및 건강과 관련된 조직적, 경제적, 환경적인 지원의 조합 |
| Green and Kreuter (1991) | 건강증진은 개인, 조직, 지역사회의 건강에 도움이 되는 행동을 위한 보건교육과 관련된 조직적, 경제적 환경적 지원 |
| Tannahill 등(1991) | 건강증진이란 건강에 유익한 생활양식 및 환경의 변화와 예방서비스의 개선을 통하여 건강잠재력을 함양하여 적극적 건강향상을 도모하는 것 |
| O'Donnell(1989) | 건강증진이란 사람들이 최적의 건강상태를 위해 생활양식을 변화시키도록 돕는 과학이며 기술. 생활양식의 변화는 건강생활실천을 위한 인식제고, 행동변화 환경을 조성하려는 노력들의 조합을 통해 촉진됨 |
| 오타와 헌장(1986) | 건강증진이란 사람들이 자신들의 건강관리 능력을 향상시켜 건강을 개선시킬 수 있도록 하는 과정 |

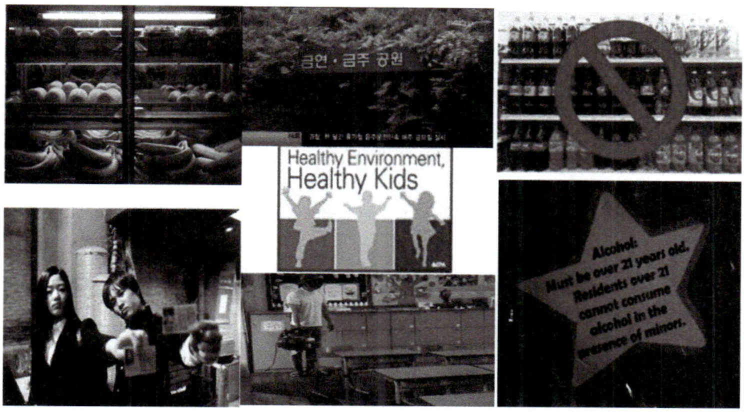
금연 · 금주 공원
Healthy Environment,
Healthy Kids
Alcohol:
Must be over 21 years old.
Residents over 21
cannot consume
alcohol in the
presence of minors.

[그림 1-12] 건강환경 조성

이상의 정의들을 살펴보면, 건강증진이란 사람의 행동이 지식, 태도, 기대감 등 개인적 요인에 의해 영향을 받을 뿐 아니라 환경의 구조적 측면의 영향을 동시에 받는다는 점을 강조하고 있다. 이러한 사항을 토대로 보건교육과 건강증진의 관계는 다음의 그림과 같이 표현될 수 있다.

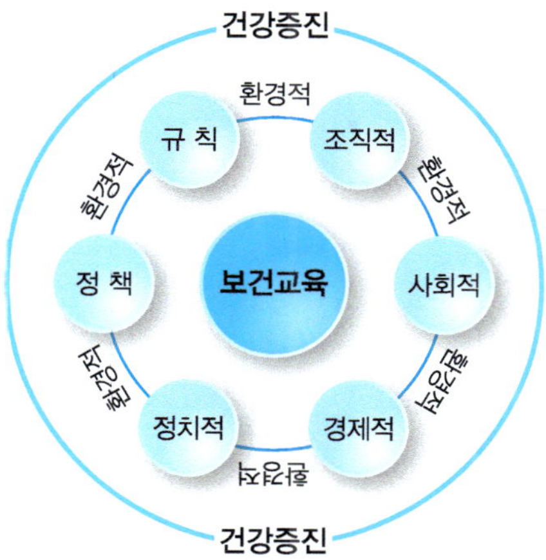


[그림 1-13] 보건교육과 건강증진의 관계

출처 : McKenzie, J. F., Neiger, B. L., & Thackeray, R. (2012). Planning, implementing & evaluating health promotion programs (6th revised ed). Glenview, IL: Pearson Education, Inc.

## 2) 건강증진모형

Tannerhill의 건강증진모형(a model of health promotion)에 따르면 건강증진이란 건강에 유익한 생활양식 및 환경의 변화와 예방서비스의 개선을 통하여 건강잠재력(health potential)을 함양하여 적극적 건강향상을 도모하는 것이라 할 수 있다. 건강증진은 보건교육(health education), 예방(prevention), 그리고 건강보호(health protection)의 세 개 영역으로 구성되어 있으며, 세 영역은 독립적인 부분도 있으나 많은 부분들은 중복되는 형태를 보인다. 예를 들어 보건교육은 보건교육만의 독립적 영역과 예방사업 및 건강보호의 영역과 중복되는 영역으로 설명할 수 있다. 건강관련 행동을 바람직하게 변화시키기 위한 보건교육은 적극적 건강을 성취하기 위한 목적(적극적 보건교육)일 수도 있고, 질병을 예방하기 위한 목적(예방적 보건교육)일 수도 있다. 건강보호를 위한 보건교육은 적극적 건강보호를 위한 경우 대중이나 정책가들을 대상으로 적극적 건강 성취에 필요한 환경적 수단 개발을 촉구하는 교육을 실시할 수 있다. 한편 예방적 건강보호를 위한 보건교육이라면 정책가들을 대상으로 안전벨트 착용 의무화 법령을 제정하도록 로비를 강력하게 실시하는 것 등을 예로 들 수 있다. 따라서 보건교육은 건강문제의 예방, 건강문제 예방을 위한 환경조성 촉진, 건강잠재력 향상, 건강잠재력 향상을 위한 환경조성 촉진의 역할을 함께 수행하게 되는 즉, 건강증진의 역할을 수행하게 되는 것이다.

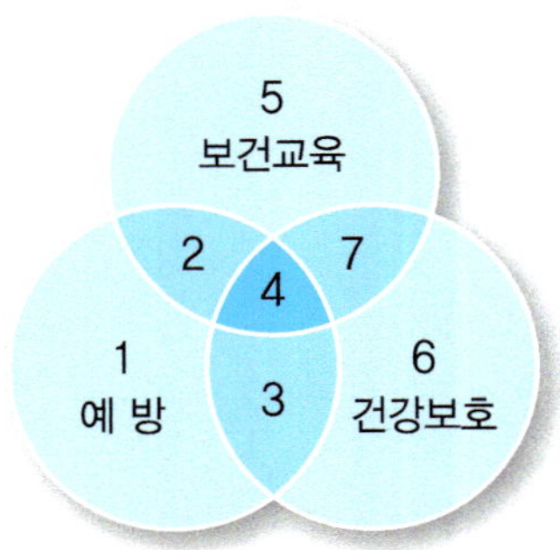


1. 예방사업(preventive services)
2. 예방적 보건교육(preventive health education)
3. 예방적 건강보호(preventive health protection)
4. 예방적 건강보호를 위한 보건교육
   (health education for preventive health protection)
5. 적극적 보건교육(positive health education)
6. 적극적 건강보호(positive health protection)
7. 적극적 건강보호를 목적으로 하는 보건교육
   (health education aimed at positive health protection)

**[그림 1-14]** 건강증진모형(A Model of Health Promotion)

출처 : Downie R.S. Fyfe C. Tannahill A. (1991). Health Promotion: Models and Values. Oxford Medical Publications.

## 3) 건강증진의 원칙과 전략

### (1) 세계보건기구의 건강증진국제회의

세계보건기구의 건강증진국제회의(WHO Global Health Promotion Conferences)는 건강증진의 개념, 원칙, 활동영역을 설정하고 세계화 맥락에서 건강증진의 위치를 정립하였다(Ottawa 1986와 Bangkok 2005). 건강한 공공정책 수립의 중요성을 강조하였으며(Adelaide 1988) 건강지지적인 환경조성의 중요성 또한 강조하였다(Sundsvall 1991). 건강증진을 위한 역량 함양과 건강결정요인을 다루기 위한 건강증진의 역할에 대한 논의를 진행하였고(Jakarta 1997와 Mexico 2000), 근거(evidence)와 건강개발에의 근거적용 간 수행 격차를 줄이기 위한 노력을 요청하기도 하였다(Nairobi 2009). 제8차 국제회의(Helsinki 2013)에서는 "Health in All Policies" 접근법 적용경험을 검토하고 모든 수준의 개발과정에 있는 국가들에 적용가능한 구체적인 활동 가이드를 설립하였다. 제9차 국제회의는 오타와 헌장 제정 30주년과 지속가능발전목표(Sustainable Development Goals, SDGs) 수행 첫해를 맞이하여 건강과 건강형평성 향상을 위한 건강증진의 중요성을 재주장하는 기회가 되었다. 모든 회원국가들의 SDGs 성취를 위한 근거기반 건강증진의 개념, 접근방법 그리고 매커니즘의 실제 적용 방안도 토의되었다.

[표 1-6] WHO의 건강증진국제회의 현황

| 명칭 | 개최시기 | 장 소 | 주요내용 |
|---|---|---|---|
| 제1차 국제회의 | 1986. 11 | 캐나다 Ottawa | 오타와 건강증진헌장 |
| 제2차 국제회의 | 1988. 04 | 호주 Adelaide | 건강한 공공정책수립 |
| 제3차 국제회의 | 1991. 06 | 스웨덴 Sundsvall | 건강지원환경구축 |
| 제4차 국제회의 | 1997. 07 | 인도네시아 Jakarta | 건강증진을 위한 사회적 책임, 투자 협력의 확장 |
| 제5차 국제회의 | 2000. 06 | 멕시코 Mexico city | 형평성의 격차 해소를 위한 건강증진 |
| 제6차 국제회의 | 2005. 08 | 태국 Bangkok | 지역사회 역량강화를 위한 정책과 파트너십 및 건강형평성 확보 |
| 제7차 국제회의 | 2009. 10 | 케냐 Nairobi | 수행격차 해소를 통한 건강증진과 발전 |
| 제8차 국제회의 | 2013. 06 | 핀란드 Helsinki | 건강 및 건강형평성실현을 위한 HiAP(Health in All Policies) |
| 제9차 국제회의 | 2016. 11 | 중국 Shanghai | 지속가능발전목표에서의 건강증진 (Health for All and All for Health) |

### (2) 건강증진의 원칙과 전략

① 오타와 헌장(Ottawa Charter)

오타와 헌장은 제1차 건강증진에 관한 국제회의의 결과로 발표되었는데, 이는 새로운 공중보건 활동에 대한 전 세계적 요청의 대응 결과였다. 오타와 헌장에서는 건강증진의 정의, 접근전략 및 건강증진활동 영역 등을 제시하였으며 지난 30년 이상 전 세계 건강증진 노력의 기본적인 토대가 되고 있다.

㉠ 건강증진의 기본전략

오타와 헌장은 건강증진을 위한 기본전략으로 옹호, 가능화, 조정(중재)을 제시하였다.

ⓐ 옹호(advocate) : 건강은 사회적, 경제적, 그리고 개인적 발달을 위한 주요 자원이며 삶의 질을 구성하는 중요한 측면이다. 정치, 경제, 사회, 문화, 환경, 행동 그리고 생물학적인 요인들은 건강에 이로울 수도 있으며 해로울 수도 있다. 건강증진은 건강에 대한 옹호과정을 통해 이러한 조건들이 건강에 이롭도록 만들 수 있다.

ⓑ 가능화(enable) : 건강증진은 건강형평성을 달성하는데 초점을 둔다. 현재의 건강격차를 감소하고 모든 사람들이 건강잠재력을 최대한 달성하도록 동등한 기회와 자원을 보장하는데 건강증진의 목적이 있다. 건강지지적인 환경, 정보에 대한 접근성, 건강한 선택을 위한 생활기술과 기회에 대한 견실한 토대를 함께 제공하는 것이다.

ⓒ 조정, 중재(mediate) : 건강하기 위한 필수조건과 전망은 건강부문 혼자의 노력으로는 확보할 수 없다. 정부, 건강 및 다른 사회경제 부문, 비정부 및 자원봉사기관, 지역보건당국, 산업과 대중매체 등 모든 관련된 부문의 통합적 활동이 필요하다. 전문가 단체, 사회단체, 그리고 건강전문가는 건강을 추구함에 있어 사회에 존재하는 다른 이해관계를 조정할 중요한 책임을 지닌다.

㉡ 건강증진의 활동

건강증진의 우선순위 활동영역은 다음과 같다.

ⓐ 국민건강을 보장하는 건강한 공공정책 수립(build healthy public policy)

건강증진은 단순한 보건의료 그 이상이다. 모든 부문, 모든 수준의 정책결정권자들이 건강을 그들의 의제로 채택하도록 함으로써 이들이 하는 정책결정의 건강결과를 인식하고 건강과 관련된 책임을 수용하도록 해야 한다. 건강정책은 다양하면서도 상호보완적인 접근법이 결합된 것으로 법률제정, 재정적 조치, 과세 및 조직변화를 포함한다. 이는 형평성을 향상하는 건강, 소득, 사회 정책들을 발생시키는 협력적 활동이다. 건강증진정책은 비 보건부문에서 건강한 공공정책의 채택을 방해하는 장애물을 파악하고, 이를 제거하는 방법 또한 파악할 것을 요구한다. 궁극적으로 정책결정권자들의 건강한 선택이 용이하도록 하는 목적을 지닌다.

ⓑ 정책수립과 실천을 뒷받침 할 수 있는 지지적인 사회환경 조성(create supportive environments)

사람과 이들의 환경은 서로 밀접하게 관련되어 있으므로 건강에 대한 사회생태학적인 접근이 필요하다. 전 세계, 국가, 지역, 지역사회 수준에서 상호보존을 위해 그리고 서로 돌보기 위한 노력이 필요하다. 전 세계의 천연자원의 보존은 전 세계의 책임임이 강조되어야 한다.

생활, 일, 여가 방식의 변화는 건강에 중요한 영향을 미친다. 일과 여가는 사람들의 건강이 발생되는 원천이어야 한다. 건강증진은 안전하고 활기를 주며, 만족스럽고 즐거운 생활 및 직업 환경을 제공한다.

급변하는 환경, 특히 기술, 직업, 에너지 창출, 도시화 영역에서의 환경변화가 건강에 미치는 영향에 대한 체계적인 진단이 반드시 이루어져야 하며, 이후에 대중의 건강에 긍정적 혜택을 주는 활동이 반드시 수반되어야 한다. 자연환경과 인위적 환경의 보호 및 천연자원의 보존은 모든 건강증진 전략에서 다루어져야 한다.

ⓒ 환경조성을 효과적으로 추진하기 위한 지역사회 활동강화(strengthen community action)

건강증진은 더 나은 건강을 성취하기 위해 우선순위를 정하고 의사결정하며 전략을 개발하고 이들을 수행하는데 있어 구체적이고 효과적인 지역사회 활동을 통해 진행된다. 이 과정의 중심에는 지역사회 역량함양, 주인의식, 그리고 자신의 노력과 운명에 대한 스스로의 통제가 있다.

지역사회 개발은 현존하는 지역사회의 인적, 물질 자원을 기반으로 완성되는데, 지역사회의 자조력과 사회적 지지를 강화하고 건강문제에 대한 대중의 참여와 관심을 강화하기 위한 융통성 있는 시스템을 개발한다. 이를 위해서는 재정적 지원 뿐 아니라 건강에 관한 충분하고 지속적인 정보와 학습기회가 보장되어야 한다.

ⓓ 건강 유지 및 증진을 위한 개인 건강기술 개발(develop personal skills)

건강증진은 건강에 대한 정보를 제공하고 교육을 하며 생활기술을 강화함으로써 개인적, 사회적 발달을 지원한다. 이렇게 함으로써 사람들이 자신의 건강을 더 관리할 수 있게 되며, 건강에 도움이 되는 선택을 할 가능성을 높여준다.

모든 생애주기의 생활에 대해 준비하도록 그리고 만성질환과 손상에 대처할 수 있도록 생활에서 배움이 가능하도록 하는 것은 중요하다. 이러한 과정은 학교, 가정, 직장, 그리고 지역사회세팅에서 촉진되어야 한다. 교육기관, 전문가 단체, 기업, 그리고 자원봉사단체 등의 활동이 필요하며, 기관과 단체 내부의 활동도 요청된다.

ⓔ 보건의료서비스의 방향 전환(reorient health services)

보건의료서비스에서 건강증진의 책임은 개인, 지역사회 집단, 보건의료전문가, 보건의료기관과 정부기관 모두에 있다. 이들은 건강향상에 기여하는 보건의료시스템을 형성하기 위해 협력해야 한다. 보건부문의 역할은 임상, 치료 서비스를 제공하는 책임을 넘어 건강증진의 방향으로 더 많이 변화되어야 한다. 보건서비스는 문화적 요구에 민감하게 반응하는 확장된 권한을 포용할 필요가 있다. 이와같은 권한은 더 건강한 삶을 위한 개인과 지역사회의 요구를 지원해야 한다. 그리고 보건부문과 더 광범위한 사회, 정치, 경제 그리고 물리적 환경 요소들 간의 소통경로를 개방해야 한다.

보건서비스의 방향전환을 위해서는 전문가 교육과 훈련의 변화 뿐 아니라 보건연구에 대한 더 많은 관심이 필요하다. 이는 보건의료서비스에 대한 태도와 조직변화로 이어져야 하는데, 전인적인 시각으로서 개인의 전체 요구에 초점을 두는 것이다.

② 방콕헌장(Bongkok Charter) : 글로벌 시대의 건강증진 전략

㉠ 인간의 기본권과 연대책임을 기본으로 한 건강옹호

㉡ 건강결정요인을 다루기 위한 정책, 구체적 활동, 하부구조에 대한 지속적 투자

㉢ 정책개발, 지도력, 건강증진의 실천, 지식확산 및 연구, 건강정보이해능력을 위한

역량강화

㉣ 건강유지 및 증진을 위한 기술개발

㉤ 모든 이에게 위험으로부터 보호 및 공평한 건강과 안녕의 기회보장을 위한 조정(규제)과 법령 제정

㉥ 지속적 건강증진활동을 위한 공공, 민간, 비정부단체, 시민사회의 연계와 협력

③ **헬싱키선언(Helsinki Statement) : 모든 정책에서 건강을(Health in All Policies, HiAP)**

㉠ "모든 정책에서 건강을(Health in All Policies)"은 모든 부문을 아우르는 통합적인 공공정책 접근방법을 의미

㉡ 체계적으로 정책 의사결정의 건강 및 보건의료체계 영향력을 고려하고 시너지 효과를 추구하며 건강에 대한 해로운 영향을 방지함으로써 국민의 건강과 건강형평성을 성취하고자 함

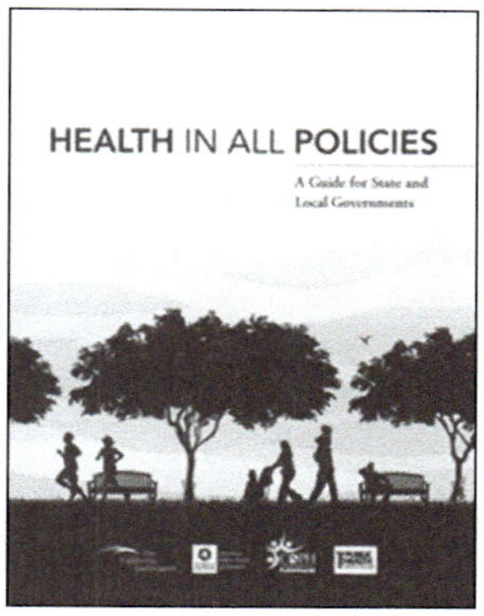


㉢ 국민의 건강권과 이를 위한 공공부문의 의무를 기초로 함

㉣ 공공정책이 건강 결정요인에 미치는 영향을 강조하고 모든 정책 결정과정에서 발생하게 되는 건강영향에 대한 정책결정권자들의 책임감을 강조하기 위함

## 4 국내외 건강증진 정책

### 1) 우리나라의 건강증진 정책과 사업

#### (1) 국민건강증진종합계획(Health Plan 2020)

국민건강증진종합계획(Health Plan 2020)은 국민건강증진법 제4조에 따라 국민 건강증진 및 질병예방을 위해 매 5년마다 수립하는 국가차원의 건강증진 로드맵이다. 2002년 제1차 계획(2002~2005)이 수립된 이래 2005년 제2차 계획(2006~2010)이 수립되었다. 2011년 제3차 계획부터는 2011~2020년에 이르는 10년 계획이 수립되었으며 2014~2015년 제4차 계획(2016~2020)은 제3차 HP2020의 중간 수정의 형태로 수립되었다.

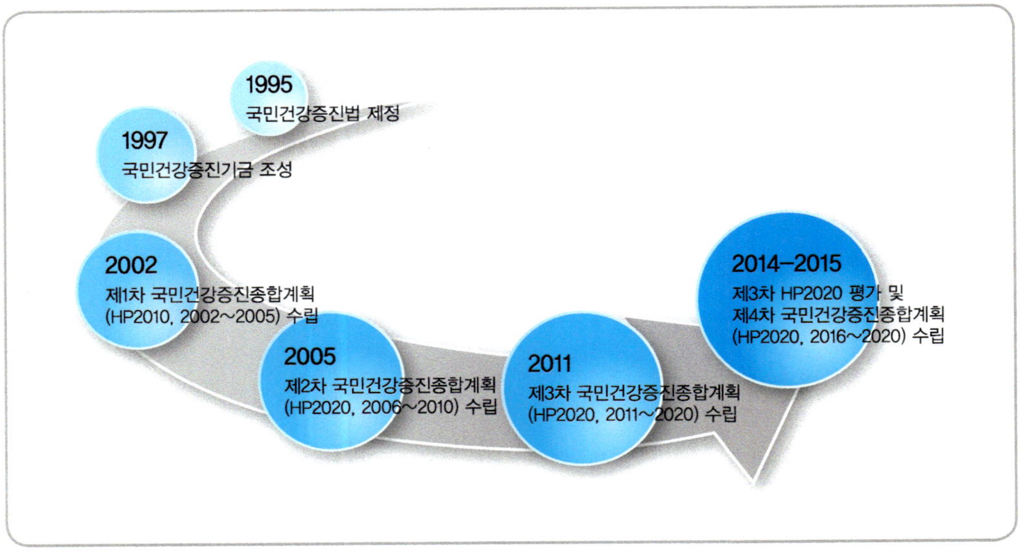


[그림 1-15] 국민건강증진종합계획 추진 경과

① HP 2020의 비전 : 온 국민이 함께 만들고 누리는 건강세상

국민건강증진종합계획 2020은 건강의 포괄적 개념인 신체, 정신, 사회적, 영적 건강개념을 추구하고, 국민의 적극적인 자기건강관리 기본권으로서의 건강개념을 받아들였다.

② HP2020의 목표 : 건강수명의 연장과 건강형평성의 제고

국민 모두가 활기찬 건강과 장수를 누리는 사회의 구축을 지향하고 있다.

**[표 1-7] 우리나라 환경변화 전망을 통한 국민건강증진종합계획 방향 설정**

| 환경변화 전망 | HP2020 적용 |
|---|---|
| 병약하고 경제적 자립도가 낮은 노인인구 집단의 증가 | 노인인구에 대한 효율적 건강관리대책포함(인구집단별 건강관리) |
| 소득양극화 심화로 인한 건강취약 가정 발생 | 취약가정에 대한 지자체 건강증진사업 실시(인구집단별 건강관리) |
| 기후변화, 국제화 등에 따른 신종 감염병 출현 및 해외유입 감염병 증가 | 신종 감염병 출현 등에 대한 비상방역대책 포함(감염질환관리 분야) |
| 건강 생활습관 등 건강결정요인의 악화 | 금연, 절주, 신체활동, 영양 등에 대한 지속적 집중(건강생활실천확산 분야) |

| 만성질환의 지속적 증가 | 암, 심뇌혈관질환, 비만 등 주요 만성질환 포함 (만성퇴행성 질환과 발병위험관리 분야) |
|---|---|
| 노령화와 고급서비스 욕구 증대에 따른 국민 의료비 증가 | 예방적 계획 수립 및 생애주기별 접근을 통한 국민 의료비 감소 노력 |
| 소득수준의 향상으로 보건의료 서비스 수요 변화 | 건강증진서비스 기능 강화(사업체계관리 과제) |

**[표 1-8] 건강수명 목표**

| 구분 | 건강수명 | | | 평균수명 |
|---|---|---|---|---|
| | HP2010목표 | 2014년 | HP2020목표 | 2014년 |
| 전체 | 72.0 | | 75.0 | |
| 남자 | 69.7 | 64.9 | 73.2 | 79.0 |
| 여자 | 74.2 | 65.9 | 76.6 | 85.5 |

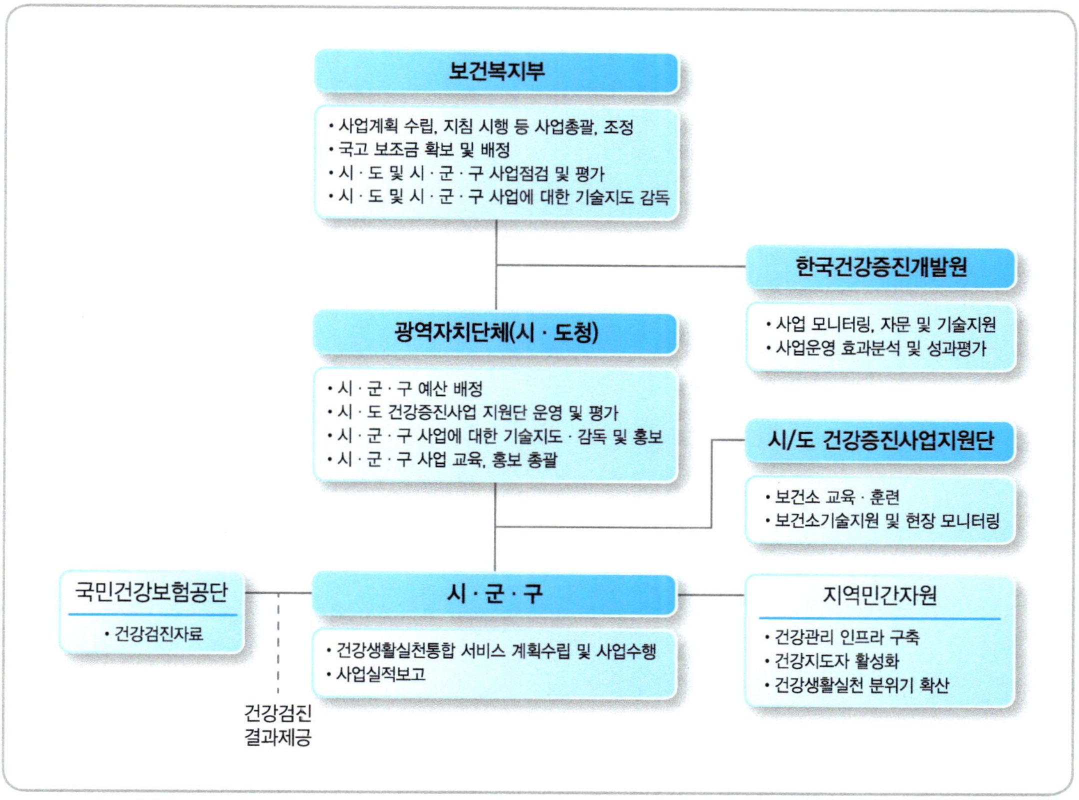


**[그림 1-16]** 국민건강증진종합계획 추진체계

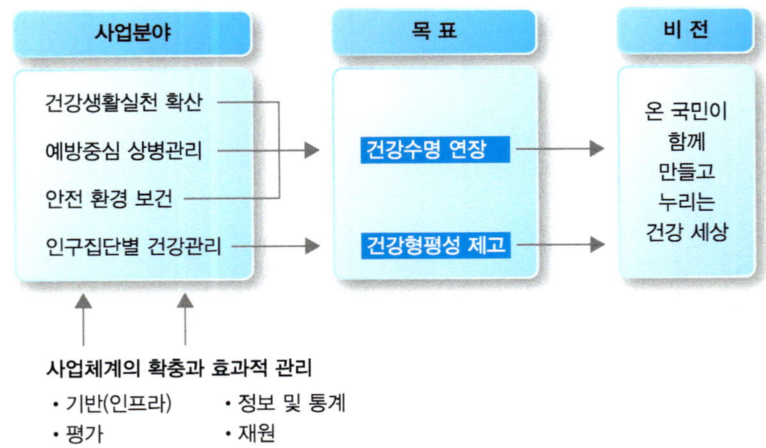


[그림 1-17] 국민건강증진종합계획의 기본 틀

③ 제4차 국민건강증진종합계획의 방향

㉠ 주요 개선 방안

ⓐ 적극적인 사전예방을 통한 건강수명 연장 달성

기대수명의 증가로 인한 노인인구 증가 및 저출산으로 인한 급속한 고령화 시대에 삶의 질을 높일 수 있도록 건강수명 연장에 집중하고자 하였다. 또한 건강친화적 환경 조성을 위한 다영역적 접근 및 건강습관 개선을 위한 공공-민간 파트너십을 활성화하고자 한다.

ⓑ 소비자 중심의 건강증진 서비스 제공 강화

물리적 접근성 등 양적·공급 위주로 맞춰왔던 건강증진정책을 질적·소비자 중심 정책으로 전환하고자 한다.

ⓒ 국민건강증진에 기여하는 실효성 있는 종합계획으로 관리

매년 주요 건강지표를 모니터링하고 그에 따라 사업의 세부계획을 조정하며, 다부처·다영역이 참여하는 종합계획으로 운영한다. 또한 건강증진서비스 전달체계 모니터링과 관리를 강화한다.

ⓓ 건강형평성 제고를 위한 건강격차 모니터링 지표 및 전략 강화

총괄목표인 건강형평성 제고의 평가를 위해 소득수준별·성별 기대수명 격차의 추이를 모니터링한다. 2020년 내에 기대수명 및 건강수명의 소득·계층 및 지역 간 격차를 조망할 수 있는 건강형평성 지표 개발을 착수하고 과제별 건강형평성 제고를 위한 전략 및 성과지표를 보완한다. 건강 취약지역 건강증진 활성화를 위한 인프라를 확대한다. 한편 건강생활지원센터를 확대하고('15. 56개소 → '20. 100개소), 지역특성을 반영한 건강프로그램 모형을 개발한다.

ⓔ 사전예방 중심 평생 건강관리 전략 강화

흡연, 음주, 나쁜 식습관, 신체활동 부족 등 생활습관 위험요인 개선전략을 추가하고 국가건강검진과 연계하여 건강보험공단(건강증진센터) 및 보건소에서 생활습관개선을 지원하는 건강관리서비스를 추진한다. 만성질환의 예방 및 치료를 연계하여 동네의원 중심 만성질환 관리를 위한 체계적 교육·상담 프로그램 모델을 마련하여 투약 위주에서 예방·관리를 강조하도록 한다. 생애주기별 건강프로그램을 확충하여 어린이, 노인 등 생애주기별 건강프로그램 확대 및 학교, 직장, 군부대 건강관리를 위한 부처 간 협력을 강화한다.

ⓕ 건강환경 조성 강화

대국민 건강캠페인, 건강정보 제공 등 국민들의 질병예방 활동 참여를 유도하고 향후 범부처-민간 연계를 확대한다. 건강위해요인 규제를 강화하여 흡연경고그림 표시, 금연구역 확대, 주류광고 제한 등 건강위해요인 관리를 강화한다. 건강도시를 활성화하여 지자체가 자율적으로 건강증진 인프라를 확대하고 다양한 사업을 발굴할 수 있도록 가이드라인을 제공하는 등 여건을 마련한다.

ⓖ 건강정책 추진체계 강화

대표성이 있고 측정가능한 지표 중심으로 성과지표를 조정하여 신뢰성을 제고한다. 대표지표는 투입보다 산출(결과) 지표 중심으로 개선하고 청소년 건강(흡연율)을 반영하는 지표를 추가한다. 객관적인 모니터링이 곤란하고 과제 성격과 불합치 또는 통계원 변경으로 산출이 곤란한 성과자료를 단계적으로 개선(제3차 종합계획 4C5개 지표 중 모니터링이 불가한 138개 지표를 개선하여 제4차 종합계획에서 총 357개 지표로 조정)하고 건강증진서비스 전달체계 모니터링 및 관리를 강화한다. 종합계획이 중장기적으로 건강성과로 연결되도록 HP2020 성과 모니터링을 상시화하는 시스템을 마련한다. 또한 건강보험 빅데이터 기반

으로 지역 및 사업장에서 필요한 맞춤형 건강정보 제공을 확대한다.

㉡ 과제별 건강형평성 추가전략

생애주기, 소득, 지역, 인권 등으로 인한 건강격차를 해소하기 위해 건강형평성 전략을 보완하고자 하였다. 추가전략의 내용은 다음의 표와 같다.

**[표 1-9] 제4차 국민건강증진종합계획 과제별 건강형평성 추가전략**

| 분야 | 과제명 | 방향 | 주요 전략 |
|---|---|---|---|
| 건강생활실천 확산 | 절주 | 생애주기(청소년) | 청소년 주류판매 금지 강화 |
| | 신체활동 | 소득 편차 | 취약계층 신체활동 프로그램 개발 및 보급 |
| 만성퇴행성질환과 발병위험요인관리 | 관절염 | 소득 편차 | 재가노인 관절염 프로그램 개발 및 보급 |
| | 비만 | 생애주기(아동청소년) | 교과과정 연계 비만예방프로그램 |
| 감염질환관리 | 예방접종 | 취약계층 전반(아동, 노인, 취약지역, 다문화가정 등) | 예방접종 지원범위 확대 |
| | 에이즈 | 감염인 인권 보호 | 국민 인식 개선, 의료인 태도수준 개선 |
| 안전환경보건 | 손상예방 | 생애주기 | 생애주기별 맞춤형 프로그램 개발 |
| 인구집단 건강관리 | 모성건강 | 생애주기(고령, 청소년) | 고위험 임산부 지원, 청소년 산모지원 |
| | 영유아건강 | 소득 편차 | 취약계층 영유아 건강증진 지원 |

출처 : 보건복지부, 한국건강증진개발원(2015) 제4차 국민건강증진종합계획 공청회 자료집

**[표 1-10] 국민건강증진종합계획 대표지표 현황**

| 과제 | | 대표지표 | 2008년 기준치 | 2013년 현황 | 2020년 목표치 |
|---|---|---|---|---|---|
| 1 | 금연 | 성인남성 현재흡연율 | 47.7% | 42.1% | 29.0% |
| | | 중고등학교 남학생 현재흡연율 | 16.8% | 14.4%<br>('15, 11.9%) | 9.0% |
| 2 | 절주 | 성인 연간음주자의 고위험 음주율 | 남자 28.4%<br>여자 8.4% | 남자 22.5%<br>여자 7.2% | 남자 19.0%<br>여자 5.1% |
| 3 | 신체활동 | 유산소 신체활동 실천율 | – | 57.1%<br>('14) | 62.8% |
| 4 | 영양 | 건강식생활 실천율(지방, 나트륨, 과일/채소, 영양 표시 4개 지표 중 2개 이상을 만족하는 인구 비율) | 30.2% | 35.6% | 48.6% |

| | | | | | |
|---|---|---|---|---|---|
| 5 | 암관리 | 암 사망률(인구10만명당) | 103.8명 | 90.4명 | 82.3명 ('19) |
| 6 | 건강검진 | 일반(생애) 건강검진 수검률 (건강보험적용자) | 64.3% | 72.2% | 80.0% |
| 7 | 심뇌혈관 질환 | 고혈압 유병률 | 26.9% | 27.3% | 23.0% |
| | | 당뇨병 유병률 | 9.7% | 11.0% | 11.0% |
| 8 | 비만 | 성인 비만유병률 | 남자 35.6% 여자 26.5% | 남자 37.6% 여자 27.5% | 남자≤37.0% 여자≤27.0% |
| 9 | 정신보건 | 자살 사망률 감소(인구10만명당) | 26명 | 28.5명 | 20명 |
| 10 | 구강보건 | 아동청소년 치아우식 경험률(영구치) | 61.1% ('06) | 57.3% ('12) | 45.0% |
| 11 | 결핵 | 신고 결핵 신환자율 (인구10만명당) | 78.9명 ('11) | 71.4명 | 39.5명 |
| 12 | 손상예방 | 인구10만명당 손상 사망률 | 61.7명 | 61.3명 | 56.0명 |
| 13 | 모성건강 | 모성사망비(출생10만명당) | 12명 | 11.5명 | 9명 |
| 14 | 영유아 | 영아사망률(출생아 천명당) | 3.4명 | 3.0명 | 2.8명 |
| 15 | 노인건강 | 노인 활동제한율 –일상생활 수행능력(ADL) 장애율 | 11.4% | 6.9% ('14) | 6.5% |

## 2) 외국의 건강증진 정책

### (1) 미국의 건강증진정책 : Healthy People 2020

"Healthy People 2020"은 모든 미국인들의 건강을 향상시키고자 하는 10년간의 포괄적인 국가수준의 목적과 목표를 설정하고 있다.

① 비전 : 모든 국민이 오래, 건강하게 사는 사회

② 미션 : Healthy People 2020은 다음과 같은 노력을 한다.

㉠ 범국가적 건강향상의 우선순위를 파악한다.

㉡ 건강, 질병 그리고 장애의 결정요인 및 개선을 위한 기회를 인식하고 이해한다.

㉢ 국가, 주, 그리고 지역 수준에 적용가능한 목적과 측정가능한 목표를 제공한다.
㉣ 정책을 강화하고 최선의 근거와 지식에 근거한 사업을 향상시키는 활동에 다양한 부문을 참여시킨다.
㉤ 중대한 연구, 평가, 그리고 자료수집 요구를 파악한다.

③ 총괄목적

㉠ 질환, 장애, 사고, 조기사망 예방을 통한 수명연장과 삶의 질 향상을 성취한다.
㉡ 건강형평성을 달성하고, 격차를 해소하며, 모든 인구집단의 건강을 향상시킨다.
㉢ 모든 생애주기의 삶의 질, 건강한 발달 그리고 건강한 행동을 촉진시킨다.

④ 대표 건강지표(Leading health indicators, LHIs)

Healthy People 2020은 42개의 주제영역과 1,200개의 목표로 구성되어 있다. 이 중

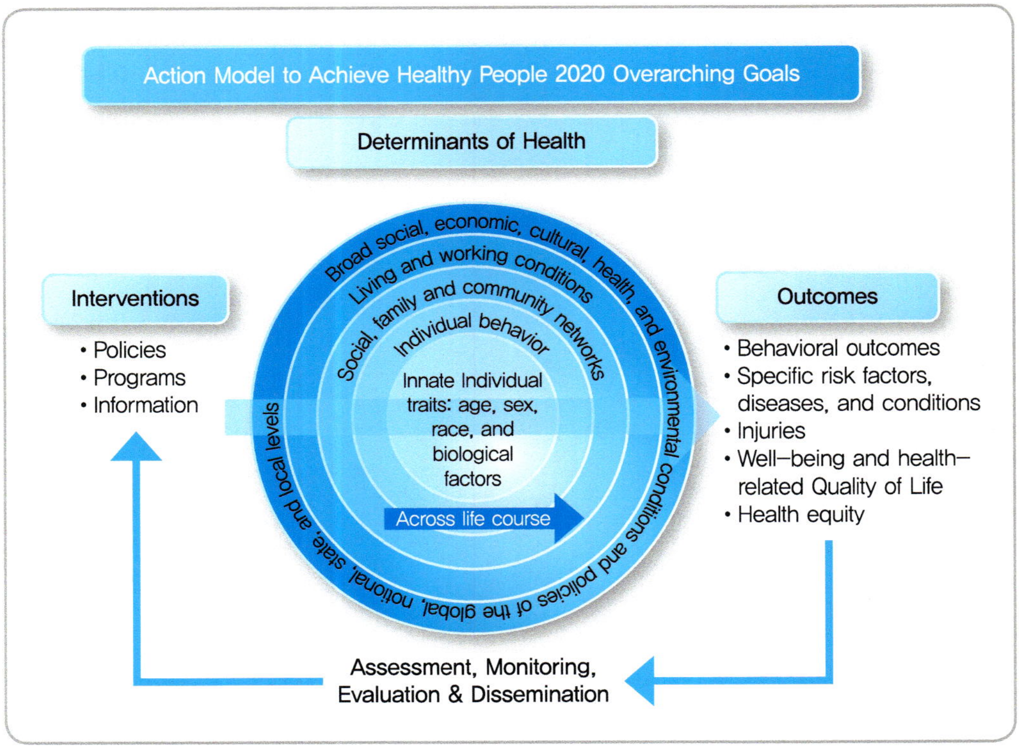


**[그림 1-18]** Healthy People 2020 목적달성을 위한 액션모형

출처 : https://www.health.ny.gov/statistics/chac/improvement/hp2020_action_model.htm

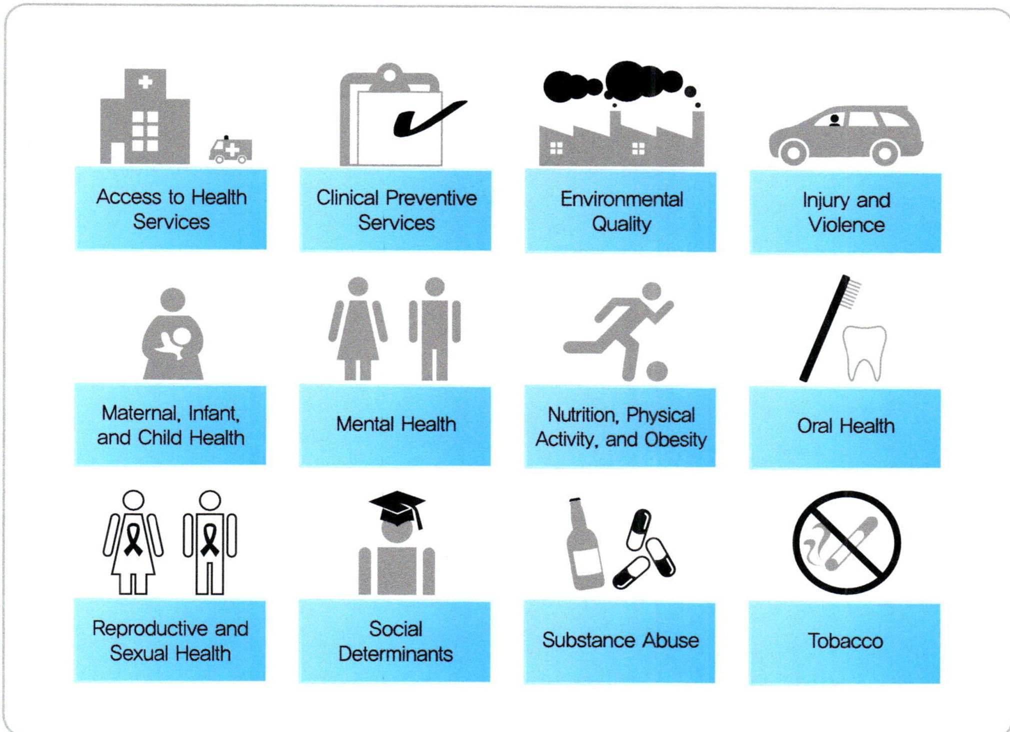


**[그림 1-19]** Healthy People 2020의 대표 건강지표

출처 : HealthyPeople.gov, LHI Progress Update. https://www.healthypeople.gov/2020/leading-health-indicators/Healthy-People-2020-Leading-Health-Indicators%3A-Progress-Update

우선순위 건강 이슈와 활동과 관련된 목표는 대표 건강지표(Leading health indicators, LHIs)로 선정하고 10년간 그 진행과정을 특별히 관리하고 있다.

### (2) 일본의 건강증진 정책 : 건강일본 21(Health Japan 21)

"건강일본 21"은 일본의 21세기 국가수준의 건강증진정책이다.

① 목적

"건강일본 21"은 모든 국민이 좋은 건강을 영위하고 행복한 삶을 살 수 있는 역동적인 사회로 발전할 수 있도록 하는데 목적을 둔다. 좋은 건강이란 각 개인이 자발적으로 성취하려고 노력해야 하는 과제이지만 사회가 이러한 개인의 자발적 건강증진활동을 지원해야 함을 또한 강조한다. 21세기 국가의 건강증진은 건강수명의 연장을 위한 구체적인 목표를 설정하고 있으며, 모든 건강관련 조직과 집단은 국민들과 협력하고 효과적인 건강증진을 위해 활동을 조직화하고 건강증진에 대한 인식을 강화하며 이는 사회의 모든 부문에서 개인의 선택과 의사결정에 기초해야 함을 전제로 하고 있다.

② 수행전략

㉠ 다양한 수단을 통하여 옹호하고 계몽한다.

㉡ 건강증진 체계를 수립하고 지역의 건강증진 계획을 지원한다.

㉢ 다양한 보건의료활동을 효과적으로 조화롭게 촉진시킨다.

㉣ 근거 기반 정책을 촉진한다.

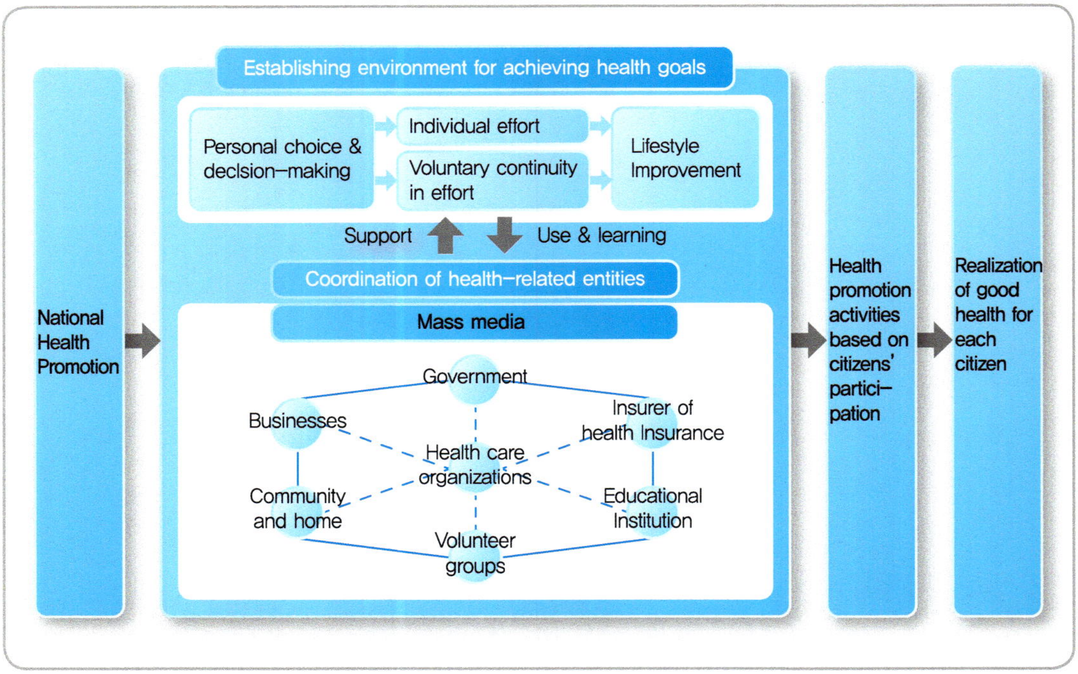


**[그림 1-20]** 건강일본 21"의 수행체계

출처 : Health Japan 21 : Let's start together
http://apps.who.int/fctc/reporting/Japan_reference_13.pdf

③ 주요 영역

국가수준의 건강증진활동을 9개 영역을 중심으로 70개의 목적을 설정하고 있다. 주요 9개 영역은 영양과 식생활, 신체활동과 운동, 휴식과 정신건강, 담배, 알코올, 구강보건, 당뇨병, 심혈관 질환, 암이다.

[표 1-11] "건강일본 21" 건강증진활동 주요 영역과 목적의 내용

| 영역 | 주요 목적 |
|---|---|
| 영양과 식생활 | 이상적인 영양섭취, 이상적 영양(식품)섭취를 위한 행동변화, 행동변화를 지원하는 환경구축 |
| 신체활동과 운동 | 신체활동에 대한 인식, 규칙적 운동실천 등 |
| 휴식과 정신건강 | 스트레스 감소, 충분한 수면, 자살감소 |
| 담배 | 적절한 지식 확산, 미성년 흡연예방, 간접흡연 제거와 감소를 위한 환경구축, 금연 시도자 지원 |
| 알코올 | 과음자 감소, 미성년음주 근절, 절주 인식 확산 |
| 구강보건 | 충치와 치주염 예방, 치아손실 예방 |
| 당뇨병 | 생활양식의 개선, 조기발견, 치료의 지속 |
| 심혈관 질환 | 생활양식의 개선, 조기발견 |
| 암 | 생활양식의 개선, 암검진 수검자 증가 |

# 제3절 보건교육건강증진 전문가의 책임과 역량

## 1 보건교육건강증진 전문가의 정의 : 보건교육사의 정의

보건교육사란 개인, 집단 및 지역사회가 건강상 바람직한 행동을 자발적으로 할 수 있도록 교육하고 환경을 조성하도록 돕는 전문직업인이다. 즉, 보건교육사는 개인, 집단, 지역사회를 대상으로 계획된/다양한 학습경험을 위해 교육과정을 제공하고 교육과정의 촉진을 위한 문화와 환경을 조성하여 건강에 대한 바람직한 사고방식과 태도의 형성, 정보에

입각한 올바른 의사결정과 행동의 자발적 실천을 유도하고 격려함으로써 건강의 회복, 유지, 최적의 건강 성취를 돕는 책임을 맡기 위해 보건교육의 이론(지식)과 실무능력(기술)을 갖춘 전문가를 의미한다.

국민건강증진법 제12조의2(보건교육사자격증의 교부 등) 1항에서 보건교육사는 국민건강증진 및 보건교육에 관한 전문지식을 가진 자로 정의하고 있으며, 국민건강증진법 시행령 제17조에서 보건교육의 내용을 다음과 같이 규정하고 있다.

1) 금연, 절주 등 건강생활의 실천에 관한 사항
2) 만성퇴행성질환 등 질병의 예방에 관한 사항
3) 영양 및 식생활에 관한 사항
4) 구강건강에 관한 사항
5) 공중위생에 관한 사항
6) 건강증진을 위한 체육활동에 관한 사항
7) 기타 건강증진사업에 관한 사항

## 2 보건교육건강증진 전문가의 책임과 능력

### 1) 미국, 일본, 호주 보건교육건강증진 전문가의 책임과 능력

보건교육사의 책임과 능력에 관해서는 각 나라별로 다르게 정의하고 있다. 미국에서는 개인과 지역사회 요구도 사정, 보건교육 전략·중재·프로그램 기획, 보건교육 전략·중재·프로그램 수행, 평가와 연구수행, 보건교육 전략·중재·프로그램 관리, 보건교육 인적 정보원으로서 활동, 건강과 보건교육 커뮤니케이션과 옹호활동으로 규정한다. 일본에서는 수요조사, 계획, 실시, 평가, 코디네이션, 자원, 커뮤니케이션, 연구성과의 적용, 건강교육 프로그램의 관리·운영, 건강교육직의 진보로 규정하고 있다. 호주에서는 요구도 진단과 결정요인에 대한 이해, 건강증진 프로그램 기획과 자문, 지역사회 역량 강화, 정책·애드보커시·환경, 파트너십 구축, 교육 및 매체를 통한 중재, 의사소통, 적절한 지식 활용, 건강증진 프로그램조직 및 관리, 건강증진 평가와 연구, 과학기술의 활용으로 정의한다.

[표 1-12] 국가별 보건교육건강증진 전문가의 책임과 능력

| 미국[1] | 일본[2] | 호주[3] |
|---|---|---|
| 1. 개인과 지역사회 요구도 진단<br>2. 보건교육 전략, 중재, 프로그램 기획<br>3. 보건교육 전략, 중재, 프로그램 수행<br>4. 평가와 연구수행<br>5. 보건교육 전략, 중재, 프로그램 관리<br>6. 보건교육 인적 정보원으로서 활동<br>7. 건강과 보건교육 커뮤니케이션과 옹호활동 | 1. 수요조사<br>2. 계획<br>3. 실시<br>4. 평가<br>5. 코디네이션<br>6. 자원<br>7. 커뮤니케이션<br>8. 연구성과의 적용<br>9. 건강교육 프로그램의 관리, 운영<br>10. 건강교육직의 진보 | 1. 요구도 진단과 결정요인에 대한 이해<br>2. 건강증진 프로그램 기획과 자문<br>3. 지역사회 역량강화<br>4. 정책, 애드보커시, 환경<br>5. 파트너십 구축<br>6. 교육 및 매체를 통한 중재<br>7. 의사소통<br>8. 적절한 지식 활용<br>9. 건강증진 프로그램 조직 및 관리<br>10. 건강증진 평가와 연구<br>11. 과학기술의 활용 |

출처 : 1) Gilmore, G.D., Olsen, L.K., Taub, A., Connell, D. (2005). Overview of the National Educator Competencies Update Project, 1998-2004. Health Education & Behavior, 32(6):725-737.
2) 남은우, 김혜경 (2005). 일본의 건강교육사 제도. 보건교육건강증진학회지, 22(4):257-273
3) Curtin Univ., National Heart Foundation of Australia(WA division), ACT Health Promotion Authority. Core Health Promotion Competencies for Australia 2005, 2007. APHA, PHAA HPSIG, IUHPE, 2005, 2007.

### 2) The CompHP(Competencies and professional standards for health promotion capacity building in Europe) : 유럽 건강증진인력의 역량 및 전문가 기준

유럽에서 실시된 CompHP 프로젝트의 목적은 유럽의 건강증진 종사자들의 직무 수행, 교육 및 훈련을 위한 역량 기준 및 자격 인증 제도를 개발하는 것이었다. CompHP 프로젝트는 건강증진과 관련된 직업개발, 정책, 현장실무 및 학계를 대표하는 24곳의 유럽 내 기관들이 함께 실시했으며 건강증진 역량 개발의 경험이 있는 건강증진·교육 국제연합(International Union for Health Promotion and Education, IUHPE) 산하의 '교육, 자격 인증 및 직업 기준에 관한 유럽 지역 소위원회가 수행한 연구를 참고했다.

건강증진을 위한 CompHP 핵심 역량 틀은 다음의 그림과 같이 11개 영역의 핵심역량으로 구성된다. 윤리적 가치(ethical values)는 건강증진 실무의 중심이 되며 다른 역량들이

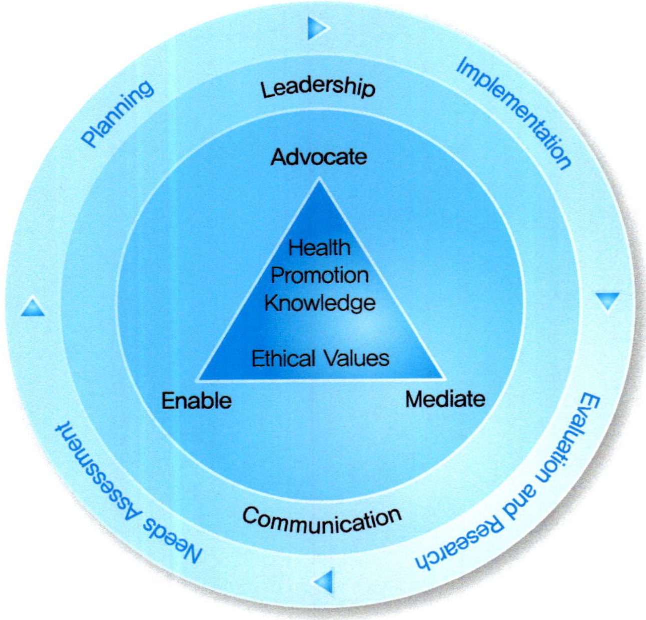


**[그림 1-21]** 건강증진을 위한 CompHP 핵심 역량 틀

출처 : Barry, M. M., Battel-Kirk, B., Davison, H., Dempsey, C., Parish, R., Schipperen, M., Speller, V., Zanden, van der, G., and Zilnyk, A. on behalf of the CompHP Partners (2012). The CompHP Project Handbooks. International Union for Health Promotion and Education (IUHPE), Paris.

실천되는 맥락에 대한 정보를 제공한다. 건강증진 지식(health promotion knowledge) 영역은 건강증진 업무가 차별화될 수 있는 핵심 개념과 원칙을 설명한다. 나머지 11개의 영역은 변화 가능화(enable change), 건강 옹호(advocate for health), 파트너십을 통한 중재(mediate through partnership), 커뮤니케이션(communication), 리더십(leadership), 진단(assessment), 기획(planning), 수행(implementation), 평가와 연구(evaluation and research)가 포함된다.

### (1) 건강증진 핵심 역량의 기초가 되는 윤리적 가치

건강증진을 위한 윤리적 가치 및 원칙에는 평등 및 사회 정의에 대한 신념, 자주성 및 개인과 단체의 선택의 자유 존중, 협력 및 협의를 통한 업무방식이 포함된다. 윤리적 건강증진 업무 수행은 아래와 같은 신념을 토대로 한다.

① 인간개발의 핵심이 되는, 인간의 권리로서의 건강
② 개인 및 단체의 권리, 존엄성, 비밀유지 및 가치에 대한 존중
③ 성별, 성적 취향, 종교, 장애, 인종 및 문화적 신념을 포함한 모든 다양성에 대한 존중
④ 건강의 불평등 및 사회적 불공정을 다루고 빈곤 및 사회적 소외를 겪는 사람들의 요구에 우선순위를 할당함
⑤ 건강과 안녕을 결정하는 정치, 경제, 사회, 문화, 환경 및 행동적, 생물학적 요인을 다룸
⑥ 건강증진활동은 모두에게 이로우며, 해로움의 원인이 되지 않음을 보장함
⑦ 건강증진이 무엇인지, 건강증진활동을 통해 실현가능한 것과 실현불가능한 것에 대해 정직함
⑧ 건강에 영향을 미치는 효과적인 정책 및 프로그램의 수행을 위해 현재 이용 가능한 최상의 정보 및 증거를 추구
⑨ 건강증진활동의 토대로서 협력과 파트너십 추구
⑩ 건강증진활동의 토대로서 자율성 및 자아존중감을 함양시킬 수 있도록 개인 및 단체의 역량강화
⑪ 지속 가능한 개발 및 지속 가능한 건강증진활동
⑫ 건강증진 종사자 각 개인은 업무의 품질에 대해 책임을 지며, 지식 및 기술을 유지하고 향상시킬 책임을 가짐

### (2) 건강증진 핵심 역량의 기초가 되는 지식기반

건강증진 종사자들이 건강증진의 핵심 역량을 갖추기 위해서는 건강증진의 핵심 개념, 원리, 이론과 연구 및 실무적용에 관한 다학제적 기반 지식을 갖추어야 한다. 건강증진 종사자는 아래와 같은 지식을 갖추어야 한다.

① 건강증진에 대한 오타와 헌장 및 후속 헌장 및 선언문에서 정의한 건강증진의 개념, 원칙, 윤리적 가치
② 건강증진활동의 기초가 되는 인간 권리로서의 건강형평성, 사회정의 및 건강의 개념
③ 건강의 결정요인과 이들이 건강증진활동에 대해 갖는 의미
④ 사회적 및 문화적 다양성이 건강 및 건강불평등에 미치는 영향, 이들이 건강증진활동에 대해 갖는 의미

⑤ 건강증진활동의 기초가 되는 역량강화(empowerment), 참여, 파트너십과 형평성을 지지하는 건강증진 모형과 접근법

⑥ 효과적인 리더십, 옹호활동, 파트너십 구축을 뒷받침하는 현행 이론 및 증거, 이들이 건강증진활동에 갖는 의미

⑦ 효과적인 프로젝트 및 프로그램 관리(요구-진단 파악, 계획 수립, 실행 및 평가 등)에 대한 현행 모형 및 접근법, 건강증진활동에서 이러한 모형 및 접근법의 적용

⑧ 건강증진활동의 정보제공 및 평가를 위해 필요한 증거기반 및 연구방법(정량적, 정성적 방법 포함)

⑨ 효과적 건강증진활동을 위한 커뮤니케이션 프로세스 및 최신의 정보기술

⑩ 건강에 영향을 미치는 제도, 정책 및 법안, 이들과 건강증진과의 관련성

### (3) 전문가 역량

윤리적 가치와 지식기반 외 9개 전문가 역량의 영역은 건강증진의 구체적 업무분야를 다루고 있으며 전문적 업무수행을 위해 필요한 구체적 기술들을 설명하고 있다.

**[표 1-13]** CompHP 건강증진 핵심 역량

| 영역 | 구체적 역량 |
|---|---|
| 1. 변화 가능화 | 개인, 단체, 지역사회 및 조직이 건강을 향상시키고 건강불평등을 감소시키는 건강증진 활동 역량을 갖출 수 있도록 한다.<br>1.1 건강에 긍정적인 영향을 미치고, 건강불평등을 줄이는 공공 정책 개발에 영향력을 행사하기 위해 다른 부문들과 협력한다.<br>1.2 건강증진을 도모하는 환경을 구축하기 위해 능력 강화, 참여, 파트너십 및 평등을 지지하는 건강증진 접근법을 사용한다.<br>1.3 지역사회의 참여 및 주인의식을 강화하고, 건강증진활동 역량을 함양시키기 위한 지역사회 개발 접근법을 사용한다.<br>1.4 건강을 유지 및 향상시키는 개인 기술의 개발을 촉진한다.<br>1.5 건강을 증진시키고 건강불평등을 감소하는 방향으로 건강 및 기타 서비스의 방향을 재설정하기 위해 주요 이해당사자들과 협력한다. |
| 2. 건강옹호활동 | 2.1 건강 및 안녕을 촉진하고 건강증진활동 역량을 함양시키기 위해 개인, 지역사회 및 조직과 함께, 그리고 그들을 대변하여 옹호 활동을 전개한다.<br>2.1 건강증진 원칙을 반영하는 옹호 전략 및 기술을 사용한다.<br>2.2 건강증진활동의 개발 및 유지를 위해 주요 이해당사자들에게 영향을 주고 참여를 유도한다. |

| | |
|---|---|
| | 2.3 건강 문제에 대한 경각심을 일깨우고, 대중 의견에 영향을 미친다.<br>2.4 건강에 긍정적인 영향을 미치고, 건강불평등을 감소시키는 정책, 지침 및 절차의 개발을 위해 다른 부문들과 협력하여 옹호 활동을 전개한다.<br>2.5 지역사회 및 단체에서 자신들의 요구를 명확히 알릴 수 있도록 도우며, 건강증진 활동에 필요한 자원 및 역량을 획득할 수 있도록 지원한다. |
| 3. 파트너십을 통한 중재 | 건강증진활동의 영향 및 지속가능성을 향상시키기 위해 다른 부문 및 파트너들과 협력관계를 구축한다.<br>3.1 건강증진활동에 적극적으로 기여하기 위해 다른 부문에 속한 파트너를 참여시킨다.<br>3.2 건강증진 가치 및 원칙을 반영하는 효과적인 파트너십 활동을 촉진시킨다.<br>3.3 협력적인 작업 및 다른 부문 간의 이해 조정을 통해 성공적인 파트너십을 구축한다.<br>3.4 건강증진활동을 위한 연대 및 네트워크의 개발 및 지속가능성을 촉진시킨다. |
| 4. 커뮤니케이션 | 적절한 기법 및 기술을 사용하여 다양한 청중에게 건강증진활동을 효과적으로 전달한다.<br>4.1 쓰기, 경청, 언어적 및 비언어적 기술을 포함하여 효과적인 커뮤니케이션 기술을 사용한다.<br>4.2 건강증진 정보를 수신 및 전파하기 위해 정보 기술 및 기타 미디어를 이용한다.<br>4.3 특정 단체 및 환경과 의사소통하기 위해 문화적으로 적절한 커뮤니케이션 방법 및 기법을 사용한다.<br>4.4 건강증진 및 건강불평등 감소를 위해 개인, 단체, 지역사회 및 조직과 의사소통하기 위해 대인 커뮤니케이션 및 집단 커뮤니케이션 기술을 사용한다. |
| 5. 리더십 | 건강증진활동을 위해 동일한 비전 및 전략적 방향의 개발에 기여한다.<br>5.1 건강증진활동에 대해 동일한 비전 및 전략적 방향을 공유하기 위해 이해당사자들과 협력한다.<br>5.2 능력 강화 및 참여를 촉진하는 리더쉽 기술을 사용한다(팀워크, 협상, 동기부여, 분쟁해결, 의사결정 및 문제해결 포함).<br>5.3 건강증진 및 불평등 감소를 위한 변화를 선도하는 과정에서 이해당사자들과 네트워크를 구축하고 동기 부여한다.<br>5.4 업무 수행을 개선하고, 건강증진 분야에서 새로 부상하는 문제들에 대응하기 위하여 새로운 지식을 통합시킨다.<br>5.5 건강증진활동을 위한 자원의 동원 및 관리에 기여한다.<br>5.6 건강증진활동을 발전시키기 위해 팀과 조직의 학습에 기여한다. |
| 6. 진단 | 이해당사자들과 파트너십을 구축하여, 건강을 증진 혹은 위협하는 정치, 경제, 사회, 문화, 환경, 행동적 및 생물학적 결정요인들의 맥락 안에서 요구 및 자원을 분석한다.<br>6.1 참여 방법을 사용하여 진단 프로세스에 이해당사자들을 참여시킨다.<br>6.2 정량적 및 정성적 연구방법을 포함하여 다양한 진단방법을 사용한다. |

| | |
|---|---|
| | 6.3 건강증진활동 수립에 지침이 될 수 있는 관련 데이터, 정보 및 문헌을 수집, 검토 및 평가한다.<br>6.4 건강증진활동에 영향을 끼칠 수 있는 건강의 결정요인들을 확인한다.<br>6.5 건강증진활동과 관련한 건강 요구, 기존의 자산 및 자원을 확인한다.<br>6.6 문화적으로 그리고 윤리적으로 적절한 진단 접근법을 사용한다.<br>6.7 현재 이용 가능한 최상의 증거 및 윤리적 가치를 토대로, 이해당사자들과 협력하여 건강증진활동의 우선순위를 설정한다. |
| 7. 기획 | 이해당사자들과 협력하여 요구 및 자원의 진단 결과를 토대로 측정 가능한 건강증진 목적과 목표를 설정한다.<br>7.1 건강증진활동에 대한 계획 수립 과정에 이해당사자들의 지지를 획득하고 참여시킨다.<br>7.2 건강증진활동에 대한 계획 수립 과정에 현행 모형 및 체계적인 접근법을 사용한다.<br>7.3 한정된 자원 안에서 기존의 요구 및 자원을 참고하여 실현 가능한 행동 계획을 수립한다.<br>7.4 건강증진활동에 대한 적절하고, 현실적이며, 측정 가능한 목표 및 목적을 설정하고 알린다.<br>7.5 합의된 목표 및 목적의 달성을 위해 적절한 건강증진 전략을 확인한다. |
| 8. 수행 | 이해당사자들과 협력하여 효과적, 효율적, 윤리적, 문화적으로 적절한 건강증진활동 을 수행한다.<br>8.1 건강증진활동을 실행하기 위해 당사자들의 역량을 강화시키고, 참여를 유도하는, 윤리적이고, 문화적으로 적절한 프로세스를 사용한다.<br>8.2 자원 및 자료를 개발, 사전 테스트 및 사용한다.<br>8.3 계획한 행동의 효과적인 수행을 위해 필요한 자원을 관리한다.<br>8.4 지속적인 협의 및 협력을 통해 프로그램의 지속가능성과 건강증진활동에 대한 이해당사자들의 주인의식을 촉진한다.<br>8.5 건강증진활동의 합의된 목표 및 목적과 대조하여 실행 프로세스의 질을 점검한다. |
| 9. 평가 및 연구 | 건강증진활동의 영향력 범위, 영향 및 효과를 확인하기 위해 이해당사자들과 협력하여 적절한 평가 및 연구방법을 사용한다.<br>9.1 적절한 건강증진 평가 도구 및 연구방법을 식별 및 사용한다.<br>9.2 평가를 모든 건강증진활동의 기획 및 실행에 통합시킨다.<br>9.3 평가 결과를 사용하여 건강증진활동을 다듬고 개선시킨다.<br>9.4 실제 업무 수행의 지침이 되도록 연구결과 및 증거에 기초한 전략을 사용한다.<br>9.5 건강증진 평가 및 연구 프로세스를 개발 및 전파하는 데에 기여한다. |

## 3) 우리나라 보건교육사의 책임과 역량

이상에서 제시된 보건교육건강증진 전문가의 역할을 종합해보면, 우리나라의 보건교육사는 체계적인 진단, 기획, 수행, 관리, 연구, 평가, 애드보커시 전문가로서 체계적으로 건강한 생활양식과 환경의 변화를 유도하는 역할에 책임을 가지며, 이와 같은 책임을 다하기 위한 전문역량을 갖추어야 한다.

### (1) 요구도 진단

개인, 집단, 지역사회의 건강관련 자료를 수집하여, 건강문제와 건강위험요인을 파악하며 보건교육건강증진을 위한 우선순위 요구도를 진단한다. 요구도 진단 과정은 지역주민들이 경험하고 있는 다양한 건강문제 중에서 중요하면서도 가장 시급하게 해결되어야 하는 우선순위 건강문제를 파악하고, 우선순위 건강문제와 관련된 행동요인과 환경요인을 파악하며, 행동과 환경의 결정요인을 파악하여 사업기획의 근거자료를 제공하는 것이다. 요구도 진단의 수행을 위해서는 적절한 자료가 어떠한 자료인지를 판단하고, 올바른 자료수집 방법을 활용하는 서베이 기술을 요구한다. 또한 자료분석을 위한 통계 지식과 기술, 우선순위를 선정하는 능력이 요구된다.

### (2) 보건교육건강증진 프로그램 기획

요구도 진단결과를 바탕으로 보건교육건강증진 프로그램의 목표를 설정하고, 적절한 이론을 적용하여 프로그램의 내용과 중재전략을 개발하고, 수행과 평가계획을 포함하여 프로그램을 기획한다. 보건교육사는 영양, 운동, 흡연, 음주 등 건강생활실천 영역별로 각기 제공되는 보건교육을 통합하여 대상자에 대한 포괄적 접근이 가능한 보건교육 프로그램을 기획한다. 영양, 운동, 흡연, 음주 등의 건강생활 실천은 상호 연관된 생활양식이다. 상호연관된 건강행동의 변화는 multiple behavior intervention의 형태로 기획되고 수행될 때 건강생활실천이나 건강증진의 효과는 배가되며, 자원의 효율적 사용도 가능하게 된다.

### (3) 보건교육방법 및 교육자료 개발

프로그램의 목표와 개인, 집단, 지역사회 수준에 적절한 교육방법과 매체, 교육자료를 개발한다. 보건교육방법과 교육매체에 관한 이론적 지식 및 활용방법을 바탕으로, 보건교육 프로그램의 대상과 특성, 교육환경을 고려한 보건교육방법 및 교육매체를 선정하고,

통합적으로 활용한다. 기존 보건교육 자료의 활용을 위한 평가방안 및 효과적인 교육자료 개발을 위한 지식과 기술, 시각자료의 정교화를 위한 디자인 원리, 효과적인 활용방안을 제안한다.

### (4) 보건교육건강증진 프로그램 수행

보건교육의 내용영역별, 인구집단별 보건교육건강증진 프로그램을 수행한다.

### (5) 보건교육건강증진 프로그램 평가

수행된 보건교육건강증진 프로그램의 이론평가, 과정평가, 단·중·장기적 효과평가, 경제성 평가를 수행하고 그 결과를 활용한다. 보건프로그램의 효과성 여부 및 수행과정의 적절성을 평가하기 위해 활용되는 주요 평가모형과 평가체계를 검토하여, 평가의 기본원리를 이해하고, 평가문제의 구성, 평가연구의 설계, 평가결과의 내·외적 타당도 검토, 정량·정성적 분석기법 등을 적용한 전문 평가자의 역할을 수행한다.

### (6) 보건교육건강증진 프로그램 관리

예산과 자원을 관리하고 관련된 건강서비스를 연계·조정하며 모니터링하는 등 프로그램을 관리한다.

### (7) 건강증진환경 조성

개인 간, 조직, 지역사회, 국가 수준의 건강증진환경을 포함하는 다수준 접근을 통한 건강증진사업을 수행한다. 건강생활실천의 시작을 용이하게 하고 지속성을 갖게 하기 위해서는 이를 지원하는 환경조성이 중요하다. 환경조성은 건강생활실천을 지원하는 물리적 환경개선 뿐 아니라 주위사람들의 사회적 지원 강화, 소속된 학교나 직장 등의 조직문화 개선, 지역사회 및 국가 차원의 제도개선 등을 포함한다. 개인 간, 조직, 지역사회, 국가 차원 별 중재의 목표, 대상, 방법들을 구체적으로 기획하고, 수행, 평가하는 역할을 전문적으로 수행할 전문능력이 요청된다.

개인이나 집단의 행동변화를 위한 교육과 환경조성은 건강생활실천의 촉진이라는 같은 목표 아래 통합적으로 수행되도록 기획되어야 한다. 왜냐하면 건강증진사업에서의 환경조성은 건강한 환경의 존재 자체에 의미가 있는 것이 아니라 건강생활실천을 촉진시키는 역할을 하는데 더 큰 가치가 존재하기 때문이다.

### (8) 의사소통 및 애드보커시

건강과 보건교육에 관한 의사소통방법과 메시지를 개발하고 고취활동에 중추적 역할을 수행한다.

커뮤니케이션에 관한 기초 이론을 바탕으로 건강메시지를 효과적으로 전달하기 위한 대상별 의사소통방법 및 기술을 선정하고, 건강정보의 특성을 고려한 메시지 개발과 의사소통 경로를 선정한다. 또한 다양한 이론과 기술을 적용한 인구집단별 건강정보 및 확산전략을 개발하고 효과적으로 미디어를 활용한다.

건강 및 보건교육의 중요성을 널리 알리는데 개인적 또는 집단적 노력을 수행하여, 다양한 셋팅에서 수행되는 보건교육의 의미 및 중요성에 대해 의사소통한다.

### (9) 건강정보 생성과 확산

건강과 보건교육 관련 정보를 생성하고 활용한다. 대상별 맞춤형 건강정보를 생성하고, 프로그램의 기획, 과정, 평가 과정에 대한 정보들을 체계적으로 정리한다. 또한 생성된 건강정보를 효과적으로 활용할 수 있도록 건강정보원을 운영하고, 정보 확산에 적극적 역할을 수행한다.

### (10) 연구수행

보건교육건강증진에 관한 과학적 연구를 수행하고 그 결과를 활용한다. 보건교육사는 문헌고찰을 통해 의미있는 연구결과를 찾고, 적용하는 역할을 수행한다. 필요에 따라 연구수행 계획서를 작성하고, 건강결정요인 및 과학적 근거확보를 위한 연구를 직접 계획하고 수행한다.

### (11) 보건교육의 전문성 향상

보건교육의 전문성 향상을 위한 인력양성을 지원하고, 자신의 전문성 발달을 위한 노력을 지속한다.

보건교육사는 건강행동의 시작과 유지를 위해 필수적인 행동변화 전략을 개발하고 적용하는 능력과 행동변화의 촉진을 위한 환경조성능력을 갖춘 전문가가 되어야 한다. 즉, 건강지식과 정보전달에 중점을 두는 현행 보건교육의 한계를 극복하여 건강생활실천이라는 목표달성을 효과적으로 유도해야 한다. 이를 위한 보건교육사의 역량은 다음과 같다.

① 양적, 질적 데이터를 수집하고 분석
② 과학적이고 다학제적 이론을 활용하여 건강증진 프로그램 기획
③ 과학적 연구를 실제 건강증진 프로그램으로 전환
④ 헬스커뮤니케이션 캠페인을 기획하고 수행
⑤ 프로그램 수행
⑥ 연구수행 및 전문가 훈련
⑦ 건강증진 프로그램 평가

## 3 보건교육사의 윤리

직업분야에서 개인은 전문가 윤리의 지침을 따라야 하는데, 전문가 윤리란 직업현장에서의 옳은 행동과 잘못된 행동에 초점을 둔 전문가가 무엇을 해야 하는지, 무엇을 해서는 안 되는 지에 대한 진술문이다. 보건교육사의 윤리적 책임은 다음과 같이 기술될 수 있다.

### 1) 대상에 따른 윤리적 책임

#### (1) 대중에 대한 책임

개인, 집단, 조직 등에 갈등의 문제 발생 시 보건교육사는 모든 문제들을 검토하고, 개인의 자기결정권 및 자유의지 원칙에 입각하여 안녕과 삶의 질 향상에 우선순위를 두어야 한다.

#### (2) 전문가로서의 책임

보건교육사는 전문가로서 자신의 행동, 전문분야의 명성, 동료들의 윤리적 실천행동 촉진에 책임을 진다.

#### (3) 고용주에 대한 책임

보건교육사는 자신의 전문적 능력의 한계를 인식하고 전문적 활동과 행동에 대해 책임을 진다.

## 2) 보건교육 수행과정에 따른 윤리적 책임

### (1) 보건교육의 수행에서의 책임

보건교육의 수행에서 진실성을 추구해야 한다. 다양한 인구집단과 커뮤니티의 요구에 맞는 방법과 전략을 활용하여 모든 사람의 권리, 존엄성, 기밀성, 가치를 존중한다.

### (2) 연구와 평가에서의 책임

연구를 수행하고 평가를 실시할 때 정부 또는 지역 소속기관의 법, 규정, 규칙, 전문가적 기준을 준수해야 한다.

### (3) 전문가 과정에서의 책임

보건교육사의 준비 또는 훈련과정에 참여할 때 학습자를 존중하는 태도로 질 높은 교육을 실시하여 궁극적으로 전문분야의 발전과 공공의 혜택에 기여해야 한다.

## 요 약

건강의 개념은 과거로부터 현재까지 시대적 변화에 따라 변화되어 왔다. 초기의 건강개념은 신체개념이었고 이후에 심신의 개념으로 변화되었으며, WHO 건강의 정의는 사회적 건강의 개념을 추가하여 건강에 핵심적인 요소들을 파악하였다. 현대적 의미의 건강이란 적극적 건강을 의미하는 것으로 충분한 여력과 저항력을 구비한 상태를 말한다. 건강이란 본질적으로 다차원적(신체적, 정서적, 사회적, 지적, 영적 차원 등)인 인간의 역동적인 상태이며, 생활을 위한 자원이고 환경과의 상호작용 및 환경에 대한 적응의 결과로 본다.

인구집단의 건강수준을 평가하고 이를 기초로 향후 보건정책 및 사업의 방향을 설정하기 위한 건강수명의 중요성이 강조되고 있다. 건강수명은 전체 평균 수명에서 질병이나 손상으로 고통받은 기간을 제외한 건강한 삶을 유지한 기간을 의미하므로, 건강수명이 연장될수록 삶의 질은 증가하게 된다. 비슷한 맥락에서 라론드 보고서는 건강증진의 개념을 개발하고 발전시켰다는 평가를 받고 있는데, 건강을 향상시키기 위해서는 각 개인이 행동

변화에 책임을 질 필요가 있으며 동시에 건강한 지역사회와 환경 또한 건강에 기여함을 강조하였다. 건강결정요인의 네 가지 범주로서 생물학적 요인, 생활양식, 환경, 보건의료조직을 제시하였다.

건강행동은 보건교육의 주요 관심사이며, 바람직한 건강행동의 변화는 보건교육이 추구하는 목표이다. 생활양식(life style)은 오래도록 일관성 있게 나타나는 개인 또는 집단의 행동패턴이므로 건강행동의 패턴은 장기적으로 건강관련 생활양식의 특성을 결정하며, 생활양식은 건강상태를 결정하는데 큰 영향력을 행사하게 된다. 건강행동은 개인의 내, 외적 조건에 의하여 형성된다.

보건교육은 개인, 집단 또는 지역사회가 건강에 도움이 되는 행동을 자발적으로 실천할 수 있도록 동기를 유발하고, 실천 가능하게 하며, 강화하도록 계획된 학습경험의 조합으로 정의된다. 반면 건강증진은 개인, 집단, 지역사회의 건강에 유익한 행동을 지원하고 생활환경을 조성하기 위한 교육적, 정책적, 제도적, 조직적 지원의 계획된 조합으로 정의할 수 있다. 건강증진이란 사람의 행동이 지식, 태도, 기대감 등 개인적 요인에 의해 영향을 받을 뿐 아니라 환경의 구조적 측면의 영향을 동시에 받는다는 점을 강조하고 있다.

WHO의 건강증진국제회의는 건강증진의 개념, 원칙, 활동영역을 설정하고 세계화 맥락에서 건강증진의 위치를 정립하였다. 이를 바탕으로 국내외 건강증진 정책과 사업이 실시되고 있다. 보건교육건강증진 전문가는 미국, 유럽, 일본 등지에서 양성하기 시작하였으며 우리나라도 보건교육사 제도의 시행으로 보건교육건강증진 전문가의 역할과 책임에 대한 논의가 시작되었다. 우리나라의 보건교육사는 체계적인 진단, 기획, 수행, 관리, 연구, 평가, 애드보커시 전문가로서 체계적으로 건강한 생활양식과 환경의 변화를 유도하는 역할에 책임을 가지며, 이와 같은 책임을 다하기 위한 전문역량을 갖추어야 한다.

## 참고문헌

김명, 고승덕, 김영복, 김혜경, 손애리, 유승현, 이자경, 황명희송. (2014). 보건교육 · 건강증진 이론. 서울: 계축문화사.

김명, 서미경, 서혜경, 김영복. (2004). 보건교육 이론과 적용. 서울: 계축문화사.

김혜경. (2010). 건강행동 변화를 위한 보건 커뮤니케이션 전략 개발 : 금연을 위한 생태학적 접근전략의 적용. 보건교육건강증진학회지, 27(4):177-188.

남은우, 김혜경. (2005). 일본의 건강교육사 제도. 보건교육 · 건강증진학회지, 22(4):257-273.

보건복지부. 한국건강증진개발원. (2015). 제4차 국민건강증진종합계획.

보건복지부. 한국건강증진개발원. (2015). 제4차 국민건강증진종합계획 공청회 자료집

통계청. (2015). 2014년 사망원인통계. 통계청

통계청. (2015). 2014년 생명표(전국 및 시도). 통계청

Barry, M. M., Battel-Kirk, B., Davison, H., Dempsey, C., Parish, R., Schipperen, M., Speller, V., Zanden, van der, G., & Zilnyk, A. on behalf of the CompHP Partners (2012). The compHP project handbooks. International Union for Health Promotion and Education (IUHPE), Paris.

Brown, K. M., Torabi, M. R., Anglin, T. M., Goekler, S., Hormel, C., McKenzie, J. F., Sutton, D. L., Thomas, S. B., Wilbur, K., & Wiley, D. (2012). Report of the 2011 joint committee on health education and promotion terminology, American Journal of Health Education, 43:sup2. 1-19.

Cottrell, R., Girvan, J., & McKenzie, J. (2009). Principals and Foundations of Health Promotion and Education. San Fransisco: Benjamin Cummings.

Curtin Univ., National Heart Foundation of Australia(WA division), ACT Health Promotion Authority. Core Health Promotion Competencies for Australia 2005, 2007. APHA, PHAA HPSIG, IUHPE, 2005, 2007.

Denver, G. E. Alan. (1980). Community health analysis: A holistic approach. Lippincott Williams and Wilkins.

Downie RS., Fyfe C, & Tannahill A. (1991). Health promotion: Models and values. Oxford Medical Publications.

Gilmore, G.D., Olsen, L.K., Taub, A., & Connell, D. (2005). Overview of the national educator competencies update project, 1998-2004. Health Education & Behavior, 32(6):725-737.

Gochman, D. S. (1997). Handbook of Health Behavior Research. New York: Plenum.

Gochman, D. S. (1982). Labels, Systems, and Motives: Some Perspectives on Future Research. Health Education Quarterly 9:167-174.

Green, J., & Tones, K. (2010). Health promotion: Planning and strategies (2nd.ed).

London, UK: SAGE.

Green, L. W. & Kreuter, M. W. (2005). Health promotion planning: An educational and ecological approach. Toronto: McGraw-Hill.

Hanlon, J. J. (1974). Public health. Administration and practice. CV Mosby Company, Saint Louis, Missouri, USA.

Health Japan 21: Let's start together,

HealthyPeople.gov, LHI Progress Update.

http://apps.who.int/fctc/reporting/Japan_reference_13.pdf

https://www.healthypeople.gov/2020/leading-health-indicators/Healthy-People-2020-Leading-Health-Indicators%3A-Progress-Update

Kasl, S. V., & Cobb, S. (1966). Health behavior, illness behavior and sick role behavior: I. Health and illness behavior. Archives of Environmental Health: An International Journal, 12(2), 246-266.

McKenzie, J. F., Neiger, B. L., & Thackeray, R. (2012). Planning, implementing & evaluating health promotion programs (6th revised ed). Glenview, IL: Pearson Education, Inc.

Parkerson Jr, G. R., Connis, R. T., Broadhead, W. E., Patrick, D. L., Taylor, T. R., & Chu-Kit, J. T. (1993). Disease-specific versus generic measurement of health-related quality of life in insulin-dependent diabetic patients. Medical care, 31(7), 629-639.

Parsons, T. (1975). The sick role and the role of the physician reconsidered. The Milbank Memorial Fund Quarterly. Health and Society, 257-278.

Windsor, R. A., Baranowski, T., Clark, N. & Cutter, G. (1984). Evaluation of health promotion and education program. Mayfield Publishing Company.

# 제2장

# 보건교육건강증진 이론

# 제2장

# 보건교육건강증진 이론

## 제1절 보건교육건강증진에서 이론의 역할

### 1 이론의 중요성

질병예방과 관리, 적극적 건강 성취를 위한 건강증진의 핵심은 개인과 집단의 건강행동 실천에 있다. 개인과 집단의 바람직한 건강행동 실천을 위해 보건교육건강증진 전문가는 건강상 바람직한 행동을 채택하고 유지할 수 있도록 체계적으로 도와줄 책임이 있다. 건강행동이론은 바람직한 행동의 채택, 변화, 유지 전략에 대한 방향을 제시해주는 역할을 하므로 전문가는 이론을 철저하게 이해해야 하며, 프로그램에 적용할 수 있어야 한다.

보건교육건강증진 분야에서 이론(theory)과 현장업무(practice)는 매우 밀접한 관련성이 있기 때문이다. 훌륭한 이론은 현장업무로부터 발생되는 정보를 근거로 개발, 발전하며, 현장의 업무는 이론에 근거해서 실시된다. Lewin은 "훌륭한 이론보다 더 실용적인 것은 없다(There is nothing more practical than a good theory)"라고 하며, 이론의 중요성을 강조한 바 있다.

보건교육건강증진 분야에서 이론의 역할은 다음과 같이 정리될 수 있다 :

사람들이 건강행동을 실천하는 이유 또는 실천하지 않는 이유를 이해하도록 도와준다.

효과적인 프로그램 전략을 설계하기 위해 필요한 정보를 파악하도록 도와준다.

성공적인 프로그램을 설계하기 위해 필요한 통찰력을 제공한다.

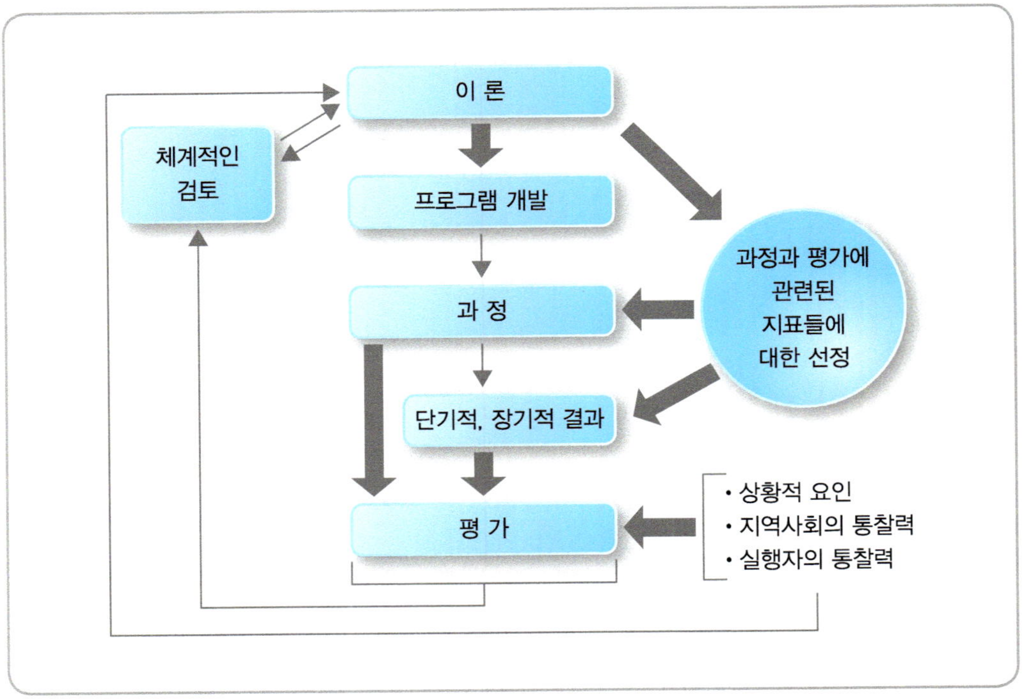


**[그림 2-1]** 이론과 현장업무와의 관련성

출처 : Green, J. (2000). The role of theory in evidence-based health promotion practice. Health Education Research, 15, 125-129.

이론과 모형은 행동을 설명하는데 도움을 줄 뿐 아니라 행동에 영향을 주고 변화시키는 효과적인 방안도 설명한다. 따라서 이론은 설명이론(explanatory theory)과 변화이론(change theory)으로 유형을 구분하기도 한다. 두 유형의 이론은 강조하는 부분이 다르며, 서로 보완적인 특성을 보인다. 예를 들어 한 흡연자의 흡연 이유를 이해하는 것은 금연을 유도하기 위한 첫 단계이다. 그러나 흡연행동을 아무리 잘 설명하는 이론이라도 금연을 유도하기 위해서는 충분하지 않을 수 있어 다른 형태의 변화이론이 필요하게 된다. 대부분의 이론은 설명이론과 변화이론의 역할을 모두 수행하지만 몇 이론들은 둘 중 하나의 역할에 더 유용한 것으로 알려져 있다. 예를들면 건강신념모형은 설명이론으로 개발되었으며, 반면 범이론적 모형은 행동변화를 안내하는 변화이론으로 여겨지고 있다.

## 2 이론 관련 용어

이론을 이해하기 위해서는 이론, 모형, 구성요소, 변수와 같은 주요 용어를 이해할 필요가 있다.

### 1) 이론(theory)

이론은 어떠한 현상, 행동, 그리고/또는 상황을 이해하는 체계적인 방식을 제시한다. 이론은 일련의 상호 연관되어 있는 개념, 정의, 그리고 명제들로 구성되어 있으며, 변수들 간의 관계를 구체화하면서 사건이나 상황을 설명하거나 예측한다. 일반화 또는 폭 넓은 적용 가능성은 이론의 매우 중요한 특성이다.

### 2) 모형(model)

특정상황에서의 특정문제에 대한 이해를 돕기 위해 여러 개의 이론들을 모아 놓은 형태를 모형이라 한다.

### 3) 구성요소(constructs)

특정이론에서 개발된 개념. 이론적 맥락에서 명확하게 정의된다.

### 4) 변수(variables)

구성요소의 조작적 형태이다. 구성요소가 구체적 상황에서 어떻게 측정될 수 있는지를 명시한다.

# 제2절 개인수준의 이론

## 1 건강상담이론 : 인지조화론과 동기강화상담

### 1) 인지조화론(Cognitive Consistency Theory)

인간은 자신이 갖고 있는 지식, 태도 및 행동이 서로 조화를 이루고 있는 상태를 선호함을 주장하는 이론이다. 이 이론에 따르면 사람이 새로운 지식을 습득하면 기존의 지식, 태도 및 행동 간에 부조화(dissonance)가 발생하여 새로운 지식과 일관되도록 태도와 행동을 변화시키려고 한다는 것이다.

그러나 지식의 증가가 태도와 행동의 변화로 이어지지 않을 수 있으며 어느 정도의 부조화는 유지될 수 있다는 점이 다양한 연구사례에서 밝혀졌다. 또한 기존의 태도와 행동에 맞는 지식만 선택적으로 습득하는 경우도 파악되었다. 지식이 태도와 행동 변화를 유도하는 것과 같이 태도와 행동이 지식에 영향을 주기도 한다는 것이다. 이와 같은 제한점에도 불구하고, 인지조화론은 현대의 동기강화상담의 기본이 되는 이론으로 널리 적용되고 있다.

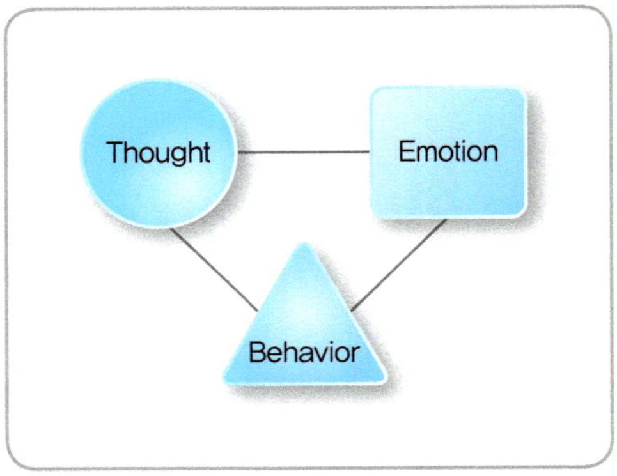


### 2) 동기강화상담(Motivational Interviewing)

#### (1) 동기강화상담의 특성

동기강화상담은 Miller와 Rollnick(1991)에 의해 본격적으로 소개되었다. 고객 중심(client-centered)의 상담기법으로 내담자의 행동변화에 대한 양가감정(ambivalence)을 탐색, 해결함으로써 내면의 변화동기를 강화하는 상담기법이다. 상담은 일방적 판단을 하지 않으며(non-judgemental), 공감적(empathetic)이고, 격려(encouraging)하는 분위기 속에서 진행된다.

양가감정(ambivalence)은 동기강화상담에서 매우 중요한 개념인데, 특정 행동과 관련된 긍정적 측면의 인식과 부정적 측면의 인식이 공존함을 의미한다. 사람들이 행동변화를 원하지만, 행동을 변화시키지 못하는 주된 이유로 예를 들면, 흡연은 건강을 악화시키지만, 스트레스 해소 수단이 되는 것이다.

따라서 상담의 목적은 다음의 과정이 원활히 수행되도록 돕는 것이다.

① 대상자가 행동변화에 찬성/반대하는 이유를 생각하고 말로 표현하도록 한다.
② 현재의 행동이 나의 건강목적(health goal)과 어떻게 갈등을 유발하는지를 생각하고 표현하도록 한다.
③ 현재의 행동이 인생의 목적을 달성하는데 필요한 자신의 능력에 어떠한 영향을 주는지 생각하고 표현하도록 한다.

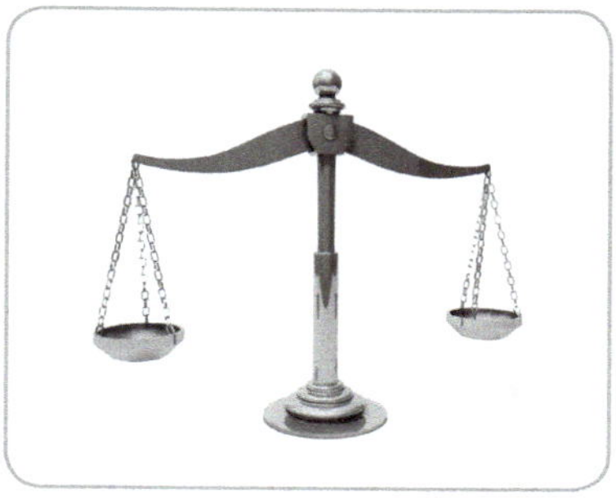

### (2) 상담의 일반원리

동기강화상담의 일반원리는 다음과 같다.

- 공감 표현하기(express empathy)
- 모순 도출하기(develop discrepancy)
- 저항 유연하게 다루기(roll with resistance)
- 자기효능감 지지하기(support self-efficacy)

#### ① 공감 표현하기(Express Empathy)

양가감정을 느끼는 것은 정상이며, 양가감정에 대한 수용(acceptance)은 변화를 촉진한다. 그러므로 숙련된 반영적 경청이 필수적이다. 반영적 경청(reflective listening)은 상대방이 보낸 메시지의 의미를 새로운 표현으로 되돌려 보냄으로써 정말로 상대방의 말을 이해(공감)하고 있고 또 경청하고 있음을 적극적으로 표현하는 방법이다.

#### ② 모순 도출하기(Develop Discrepancy)

상담자가 아닌 내담자가 변화에 대한 주장을 표현해야 하므로 현재 행동과 중요한 개인적 목적 또는 가치 간의 모순을 인식함으로써 변화에 대한 동기를 유발한다.

③ 저항 유연하게 다루기(Roll with Resistance)

변화에 대한 논쟁을 피하고 저항에 직접적으로 맞서지 않는다. 새로운 시각(관점)을 제시하나 강요하지 않는다. 내담자는 정답과 해결책의 주요 자원이 되며 저항은 반응을 다르게 하라는 신호로 해석한다.

④ 자기효능감 지지하기(Support Self-efficacy)

변화 가능성에 대한 내담자의 믿음은 중요한 동기유발 요인이다. 상담자가 아닌 내담자에 변화를 선택하고 수행하는 책임이 있음을 확인한다. 변화 능력에 대한 내담자의 믿음이 자기충족적 예언이 된다.

### (3) 상담의 기본기술

동기강화상담의 기본기술은 다음과 같다.

- 열린 질문하기(ask open-ended questions)
- 반영하기(listening reflectively)
- 인정하기(affirm)
- 요약하기(summarize)
- 변화 대화 이끌어내기(elicit change talk)

① 열린 질문하기(Ask Open-ended Questions)

열린 질문은 "예", "아니오" 와 같이 단답형으로 대답할 수 없는 질문이다. 내담자의 생각, 특히 양가감정을 이끌어내기 위해 활용하며, 정반응을 요구하지 않기 때문에 대화를 촉진하게 한다. 예를 들면 "오늘 여기 오신 것을 보니 저와 함께 얘기하고 싶은 게 있으신 것 같네요. 무슨 얘기를 같이 할까요?" "흡연에 대해 듣고 싶은데요. 흡연을 하면 무엇이 좋습니까? 그러면 흡연에 대해 걱정하는 부분은 무엇입니까?" 같은 열린 질문을 하게 된다.

② 반영하기(Listening Reflectively)

반영하기는 가장 중요한 동기강화상담의 기술이다. 내담자가 말한 내용을 정확하게 듣고, 이해하며, 그 내용을 재 진술한다. 상담사는 자신의 관점을 배제하고 내담자의 관점을 이해하려고 노력한다. 또한 공감을 표현하고, 내담자의 생각과 감정을 인정하며,

내담자가 자신을 발견하는 과정을 지속적으로 할 수 있도록 지원한다. 내담자가 "불편하다 생각하고 계신가요?"보다는 "불편하다고 생각하시네요."라고 진술한다.

③ 인정하기(Affirm)

내담자에 대한 인정은 내담자를 격려하고 지지하는 효과를 나타낸다. 타인의 인정을 받는 것은 일종의 보상(rewarding)을 받는 결과를 보인다. "오늘 와 주셔서 감사합니다." "오랫동안 어려운 일들에 잘 대처하셨습니다." "선생님과 오늘 얘기하면서 참 좋았어요. 선생님에 대해 좀 더 잘 알게 된 것도 좋았구요."와 같은 인정을 표현하는 상담을 실시한다.

④ 요약하기(Summarize)

내담자가 얘기한 내용을 정리하여 다시 전달하는 과정이다. 요약한 내용을 강조함으로써 본인의 상황을 더 잘 이해하도록 도와준다.

⑤ 변화 대화 이끌어내기(Elicit Change Talk)

변화 대화 이끌어내기는 동기강화상담의 핵심적 기술이다. 자신이 말로써 표현한 사항에 대해서는 수용하고 실천할 가능성이 높아진다. 이후에 다음과 같은 두 번째 단계의 질문을 하면서 내담자의 상태를 평가한다.

❶ 행동변화에 대해 얼마만큼의 관심이 있는지 또는 중요하다고 생각하는지?(0–10점)
❷ 행동변화를 원한다고 가정한다면 행동변화에 대한 자신감은 어느 정도 있는지?(0–10점)
❸ 여러 가지 중 본인이 큰 가치를 두는 것을 선택하도록 요청한 후, 현재 행동과 내담자의 가치를 두는 것 간의 불일치를 찾고 이를 강조한다.

## 2 건강신념모형(Health Belief Model, HBM)

건강신념모형은 1950년대 Becker, Rosenstock 등에 의해 건강행동을 예측하기 위한 모형으로 개발되었다. 인간이 무증상 상태에서 건강행동을 취하도록 하는 데는 몇 가지 신념(belief)이 중요하게 작용한다고 주장하면서 개인의 인식이 어떻게 건강행동을 유발하는가를 설명한다.

## 1) 구성요소

### (1) 인지된 감수성(Perceived susceptibility)

특정한 질병 또는 건강문제의 발생가능성에 대한 인식을 의미한다. 이러한 위험발생 가능성에 대한 인식이 예방행동 또는 관련 건강행동의 실천가능성에 영향을 준다고 설명하고 있다. 예를 들어 유행성 독감 바이러스에 노출되어 있기 때문에 유행성 감기에 걸릴 것이라고 생각하는 사람은 예방접종을 할 확률이 높다는 것이다.

### (2) 인지된 심각성(Perceived severity)

질병에 걸렸을 때의 결과가 얼마나 심각할 것인가에 대한 인식을 의미한다. 의학적/임상적 결과의 평가(죽음, 불구, 통증)와 사회적 결과(직장생활, 가족생활, 가족관계)를 포함한다. 예를 들어 유행성 독감을 심각한 병으로 생각하는 사람은 예방접종을 할 확률이 높다는 설명이다.

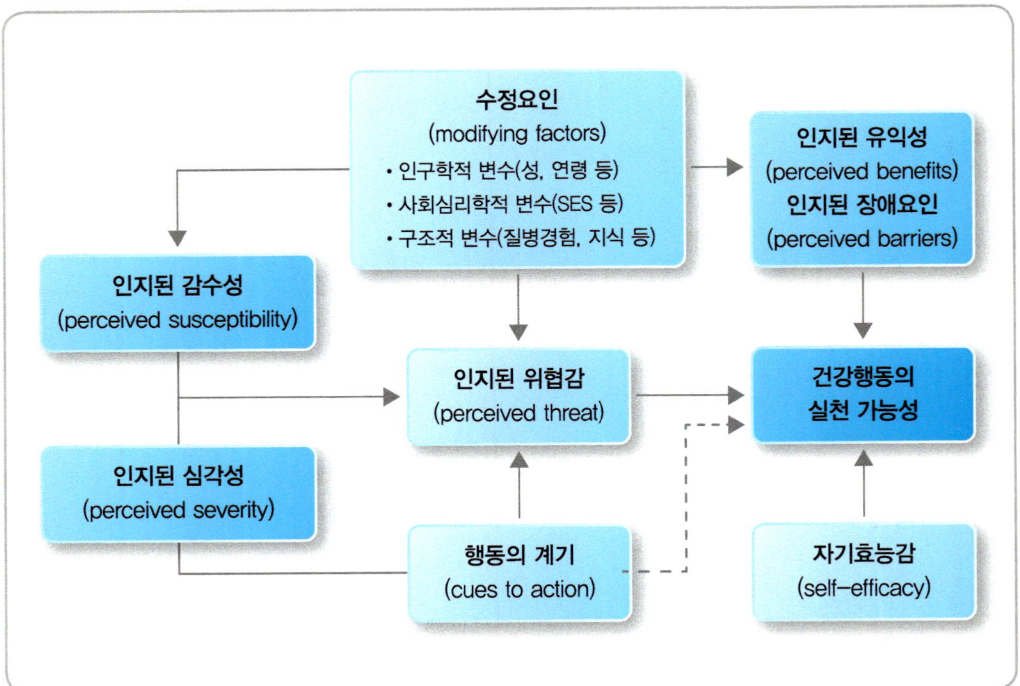


**[그림 2-2]** 건강신념모형

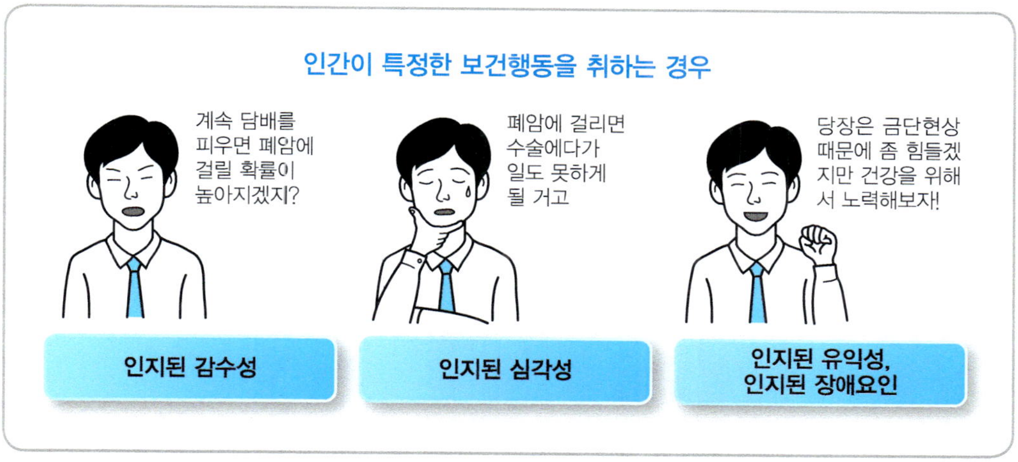
인간이 특정한 보건행동을 취하는 경우
계속 담배를 피우면 폐암에 걸릴 확률이 높아지겠지?
폐암에 걸리면 수술에다가 일도 못하게 될 거고
당장은 금단현상 때문에 좀 힘들겠지만 건강을 위해서 노력해보자!
인지된 감수성
인지된 심각성
인지된 유익성, 인지된 장애요인

**[그림 2-3]** 건강신념모형의 주요 구성요소

출처 : 한국보건복지인력개발원. 보건교육사를 위한 보건 프로그램 개발 및 평가
http://58.232.221.124:9027/04_cyber_kohi_part3/02/NFS/01/index.htm

### (3) 인지된 유익성(Perceived benefits)

제안된 건강행동의 예상되는 가치에 대한 인식을 의미한다. 건강행동이 실행가능하고 효과가 있다고 인식하는 정도에 따라 건강행동을 실천하게 된다는 설명이다. 독감백신의 효과에 대한 믿음이 클수록 예방접종의 가능성은 증가한다.

### (4) 인지된 장애요인(Perceived barriers)

제안된 건강행동의 부정적 측면에 대한 인식, 즉 특정한 건강행동에 필요한 비용, 수반되는 위험, 불쾌감, 통증, 시간낭비 등을 의미한다. 독감예방주사를 맞기 위해 시간을 내기 어렵거나 예방주사의 비용이 비싸거나 아프다고 지각하고 있는 경우에 예방접종의 가능성은 감소한다.

### (5) 행동의 계기(Cues to action)

교육대상자의 인식 속에 적절한 신념을 불러일으킴으로써 건강에 관한 의사결정 시 도움을 주는 것이다. 흡연자인 친척이 폐암으로 갑작스럽게 죽음을 맞게 되는 '우발적인 사건'으로 인해 흡연자가 금연을 실천하게 될 수도 있고, 금연공익광고, 금연교육 등 '계획적으로 제공되는 메시지'를 통해 금연을 시작할 수도 있다. 이와 같이 행동변화를 촉발시키

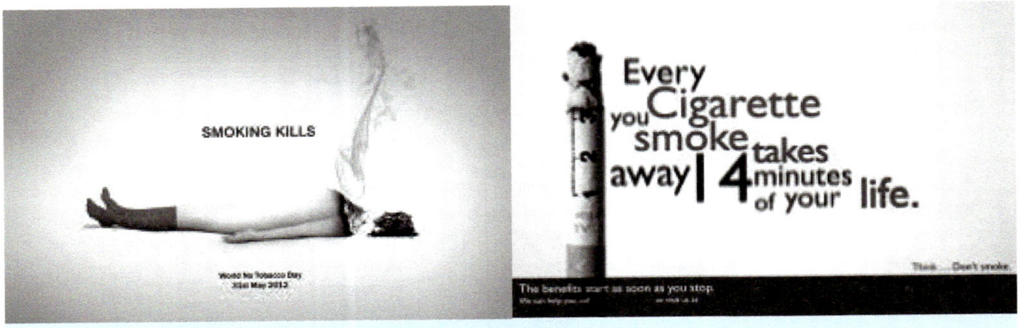


[그림 2-4] 금연 캠페인

게 되는 어떤 사건을 경험하는 것이 건강행동실천 가능성에 영향을 준다.

#### (6) 자기효능감(self-efficacy)

특정 결과를 생산하기 위해 요구되는 행동을 성공적으로 수행할 수 있다는 확신을 자기효능감이라 한다. 자기효능감은 초기의 모형에는 없었으나 1988년 건강신념모형의 구성요소로 포함되었다.

### 2) 적용

건강신념모형에 따른 건강행동의 실천 가능성이 증가되는 상황은 다음과 같다.

(1) 특정 질병의 발생가능성이 높고, 그 질병의 결과가 심각하다고 인식할 때
(2) 건강행동 실천의 장애요인 보다 유익성에 대한 인식이 클 때
(3) 행동실천을 촉진시키는 사건을 경험할 때
(4) 행동실천 능력에 대한 확신이 있을 때
(행동실천과 관련된 장애요인을 극복할 수 있다는 자신감이 있을 때)

개인이 이상과 같이 인식할 때 개인은 특정 건강행동을 실천하게 된다. 따라서 건강신념모형을 적용할 때는 다음과 같은 기준으로 교육 메시지를 개발하여 제공하는 것이 건강행동실천의 가능성을 높인다.

건강신념모형을 적용한 아동 비만관리프로그램의 사례는 다음의 그림과 같다.

| 구성요소 | 프로그램 내용 |
|---|---|
| 인지된 감수성 | • 비만아동이 정상아동에 비하여 각종 성인병에 걸릴 확률이 높다는 정보를 제공함<br>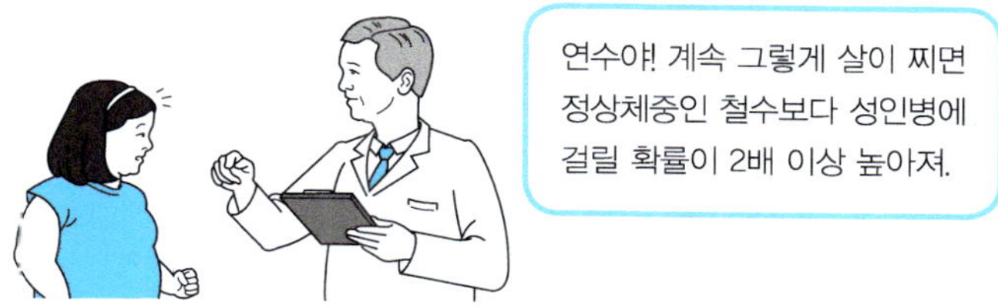<br> |
| 인지된 심각성 | • 비만아동이 성인병에 걸렸을 때의 결과 등에 대한 정보를 제공함<br>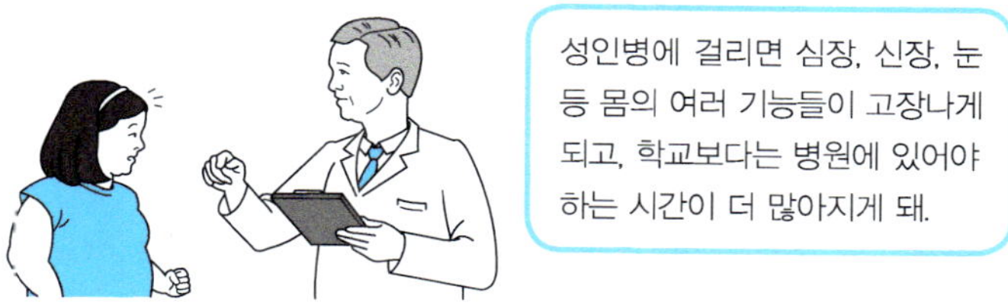<br> |
| 인지된 유익성 | • 체중관리 행위를 했을 때의 긍정적인 결과에 대한 정보를 제공함<br>• 최근 비만치료법의 효과성에 대한 정보를 제공함<br>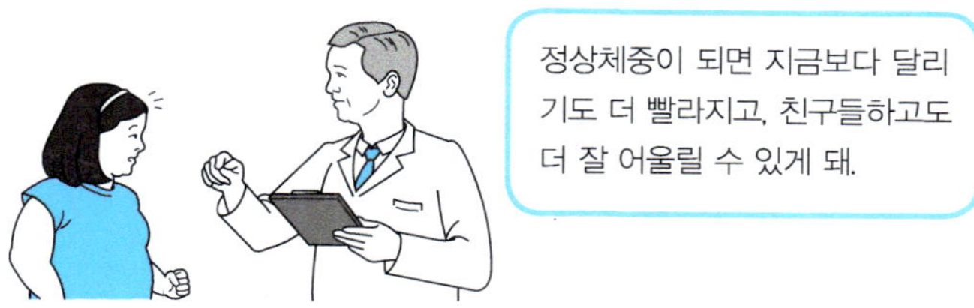<br> |
| 인지된 장애요인 | • 체중관리 프로그램을 학교 내에서 실시함으로써 학생들이 간편하게 이용할 수 있도록 함<br>• 식사량을 줄이지 않고도 열량섭취를 줄일 수 있는 방법을 제공함<br>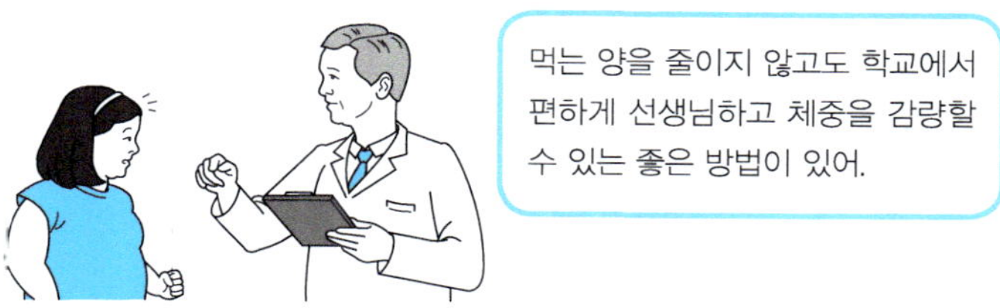<br> |

**[그림 2-5]** 건건강신념모형을 적용한 아동비만관리프로그램의 내용

출처 : 한국보건복지인력개발원. 보건교육사를 위한 보건 프로그램 개발 및 평가
http://58.232.221.124:9027/04_cyber_kohi_part3/02/NFS/01/index.htm

**[표 2-1] 건강신념모형의 구성요소별 행동변화 전략 개발 방안**

| 구성요소 | 행동변화 전략 |
|---|---|
| 인지된 감수성 | 개인적 특성과 연관하여 건강문제 발생 가능성에 대한 구체적 정보제공 |
| 인지된 심각성 | 건강문제의 심각한 결과에 대한 구체적 정보제공 |
| 인지된 유익성 | 실천해야 할 건강행동을 구체적으로 설명 |
| | 바람직한 건강행동을 실천했을 때의 긍정적인 결과 제시 |
| 인지된 장애요인 | 인지된 장애요인 파악 후 장애요인 극복전략 개발 |
| 행동의 계기 | 기술적 정보 제공, Reminder system활용 |
| 자기효능감 | 제안된 활동수행과 관련된 훈련과 지도 실시, 점진적인 목적설정, 언어적 강화제공, 바람직한 행동에 대한 시범, 불안감소 |

## 3 계획된 행동론(Theory of Planned Behavior : TPB)[1]

계획된 행동론은 합리적 행동론(Theory of Reasoned Action: TRA)에서 시작되었다. 합리적 행동론에 '지각된 행동통제'라는 변인이 추가하여 개념이 확장되면서 계획된 행동론으로 하였다. 그러므로 합리적 행동론과 계획된 행동론을 같은 이론이라고 할 수 있으며 두 명칭 모두 혼용에서 사용된다. 합리적 행동론은 Fishbein과 Ajzen에 의해서 개발된 사회심리적 이론이다. 합리적 행동론은 '인간은 기본적으로 합리적이며, 자신이 이용할 수 있는 정보를 활용하여 합리적인 행동을 결정한다는 것"을 기본 전제로 하고 있다. 인간은 특정한 행동을 선택할 때 좋은 점과 나쁜 점, 혹은 자신이 선택한 행동의 결과로 인한 위험이나 보상 등을 예측한다. 자신의 행동에 대한 결과를 예측할 때 좋은 것이 더 많고, 나쁜 것은 상대적으로 적을 경우 그 행동을 합리적으로 선택한다는 이론이다. 그래서 처음에 이론의 명칭이 합리적 행동론이라고 한 것도 그러한 연유에서 비롯된다.

인간이 어떤 특정한 행동을 하는 데는 개인의 "의도(intension)"가 크게 관여하며, 이 의도는 행동을 하게 하는데 결정적인 역할을 한다. 즉 특정 행동을 실천하는 것은 개인의 실행의지와 강도에 의해 결정된다고 보고 있다. 그리고 이러한 의도에 영향을 주는 요인은 ① 행동에 대한 태도, ② 주관적 규범, ③ 인지된 행동통제이다. 이 세 가지 요인은 그림에서 보는 바와 같이 의도에 영향을 미치고, 의도는 다시 행동에 영향을 미친다. 즉 특정행

1) 손애리, 이혜규, 최명일, 오영아(2016). 헬스커뮤니케이션-이해편(보건복지인력개발원)의 내용을 수정·보완한 내용임

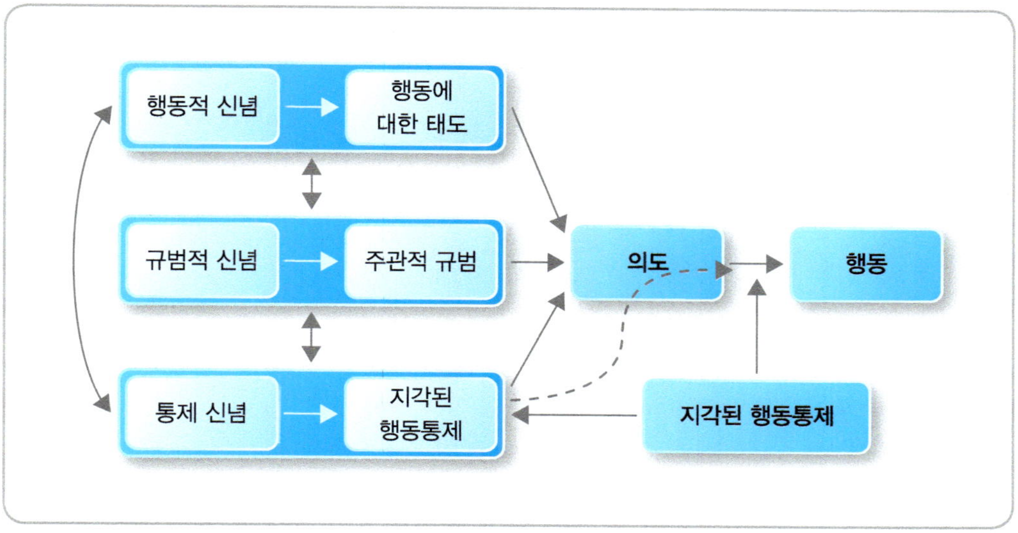


**[그림 2-6]** 계획된 행동론

동을 하면 좋은 결과가 있을 것이라고 생각할 때, 그 행동을 하도록 하는 사회적 압력이 있다고 인식할 때, 그리고 그 행동을 실천하는 것이 쉽다고 인식할 때 특정 행동을 해야겠다는 동기(의도)가 생기며, 그 동기는 궁극적으로 행동을 하게 한다. 개인이 의도된 행위를 수행하려면 많은 내적·외적 요인에 의해 영향을 받게 된다.

(1) **행동에 대한 태도** : 특정 행동을 했을 때 예측되는 장점이나 단점 혹은 위험이나 보상, 행동에 대한 신념이 행동에 대한 태도를 형성함

(2) **주관적 규범** : 자신에게 중요한 사람, 예를 들면 애인, 친구나 부모님 등이 생각하는 의견이나 판단, 동료나 미디어, 가족의 사회적 압력. 다른 사람의 생각에 대한 규범적 신념이 주관적 신념을 형성함

(3) **지각된 행동통제** : 행동을 스스로 통제할 수 있다는 주관적인 신념. 행동을 통제할 수 있다는 신념이 지각된 행동통제가 됨

계획된 행동론은 앞에서 살펴본 바와 같이 특정 행동에 대한 태도는 그 행동의 결과에 대한 신념과 관련이 있다. 그러나 신념이나 태도가 항상 행동으로 연결되는 것은 아니다. 예를 들면 "운동을 하지 않으면 살이 찔 것이다"라는 신념으로 인하여 운동에 대한 태도가 긍정적이라고 가정을 해보자. 이러한 태도를 가진 사람은 운동할 가능성이 다른 사람

보다는 높을지라도 항상 운동실천으로 이어지지는 않는다. 왜냐하면 행동은 환경적, 상황적 요인에 영향을 받기 때문이다. 계획된 행동론은 행동보다는 중간단계의 결과인 행동의 의도에 초점을 둠으로써 내적인 동기유발과 외적인 환경의 영향을 구분하였다. 내적 동기 형성에 대한 태도의 역할을 환경적, 상황적인 영향으로부터 분리하여 행동을 이해하고자 하였다. 또한 태도는 신념으로부터 형성된다고 정의를 하였는데, 이는 태도를 쉽게 측정할 수 있도록 하는 데 기여를 했다.

'주관적 규범'은 개인이 사회적으로 만들어진 규범을 중요하게 생각하고 지켜야겠다고 생각하는 심리적 압력 혹은 상황적 압력으로 정의할 수 있다. 즉 주관적 규범은 내게 중요한 타인(의미 있는 타인, 예를 들어 부모나 친구)이 자신의 특정 행동을 얼마나 지지해 줄 것이냐는 믿음이다. 1990년대 이전에는 공공장소에서 흡연하는 것에 대해서 사람들이 크게 개의치 않았던 적이 있었다. 과거에는 공원이나 화장실과 같은 공공장소에서 담배를 피거나 심지어는 버스나 학교에서 담배를 피우는 사람들이 많았다. 당시만 해도 공공장소에서 흡연을 하면 안 된다는 사회적 규범이 강하게 형성되어 있지 않았기 때문에 흡연자 스스로가 공공장소에서 흡연하면 안 된다는 심리적 압박이 지금보다 훨씬 약했다. 이처럼 약한 심리적인 부담감은 공공장소에서 거리낌 없이 담배를 피우는 행동으로 자연스럽게

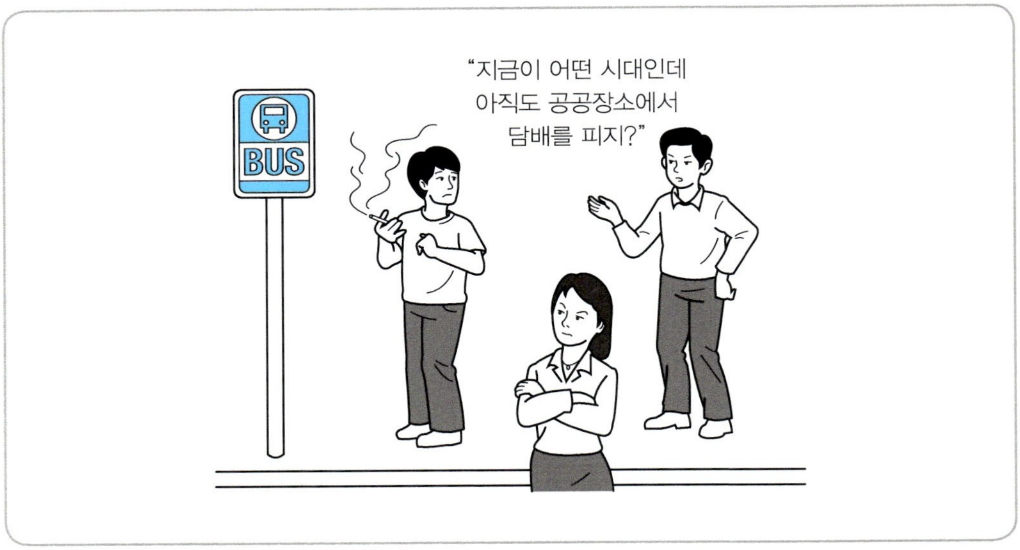
"지금이 어떤 시대인데
아직도 공공장소에서
담배를 피지?"
BUS

**[그림 2-7]** 주관적 개념의 의미

출처 : 손애리, 이혜규, 최명일, 오영아. (2016). 헬스커뮤니케이션-이해편(보건복지인력개발원)

이어질 것이다. 그러나 지금은 흡연자가 공공장소에서 담배를 피우려고 할 경우 다른 사람의 따가운 시선을 의식해야 하므로 과거와 달리 공공장소에서의 흡연은 상당한 용기가 없으면 할 수 없는 행동이다.

마지막으로 '지각된 행동통제'는 자신이 그 행동을 하는 것이 얼마나 쉬운지 혹은 어려운지에 대한 개인의 인식이다. 계획된 행동론은 합리적 행동론에서 간과하고 있는 개인의 행동수행능력에 대한 인식을 고려하였다. 동기유발은 특정 행동을 잘 할 수 있다는 자신감이 클수록 증가될 것이고, 반면에 자신감이 낮을수록 그 행동을 할 가능성은 감소할 것이다. 자기효능감을 높이려면 반복되는 학습을 통해서 특정 행동을 할 수 있는 기술을 향상시키거나 성공적인 행등실천의 기회를 많이 제공해서 성취감을 맛보게 하는 것이 필요하다.

이상에서 살펴본 바와 같이 계획된 행동론은 인간의 행동이나 의도를 설명하기 위하여 개발된 이론으로 매우 광범위하게 활용되고 있고, 유용하다는 평가를 받고 있다.

## 4 범이론적 모형(Transtheoretical Model, TTM)

범이론적 모형은 개인이 건강행동을 시작하고, 유지하는가에 대한 원칙과 과정을 설명하는 통합적 모형으로 1980년대 Prochaska와 DiClemente에 의해 개발되었다. 이 모형의 기본전제는 건강행동 변화를 성공과 실패의 이분된 범주로 볼 것이 아니라 점차로 일어나는 역동적인 과정으로 이해해야 함을 제안하는 모형으로 예를 들면 흡연자가 갑자기 담배를 끊게 되는 것이 아니라 일련의 단계(행동변화단계)를 거쳐 금연에 성공하게 된다는 것이다. 따라서 범이론적 모형은 각 대상자의 행동변화단계를 검토하여 각 단계에 맞는 교육을 제공해야 한다고 강조한다.

### 1) 구성요소

범이론적 모형은 변화단계, 변화과정, 자기효능감, 의사결정균형의 구성요소로 이루어져 있다.

#### (1) 변화단계(Stages of change)

변화단계는 시간의 흐름에 따라 행동변화가 발생되는 단계를 설명한다. 즉, 문제행동에서 건강행동으로 변화할 때 개인이 거치게 되는 일련의 단계를 나타낸다. 변화의 단계는 일반적으로 계획전단계, 계획단계, 준비단계, 행동단계, 유지단계의 다섯 단계로 구성된다.

① 계획전단계(Precontemplation stage)

계획전단계는 행동변화에 대해 관심을 보이지 않는 단계로, 일반적으로 향후 6개월 이내에 행동변화의 시작을 고려하지 않는 사람들이 속하는 단계이다.

② 계획단계(Contemplation stage)

계획단계는 행동의 문제를 인식하고 행동변화를 고려하는 단계이다. 대체로 다음 6개월 이내에 행동변화를 시작하고자 하는 의향을 보이는 단계다.

③ 준비단계(Preparation stage)

준비단계는 구체적인 행동변화 계획이 설정되어 있는 사람들에게 해당하는 단계이다. 일반적으로 1개월 이내에 행동변화를 실천하고자 계획하고 있다.

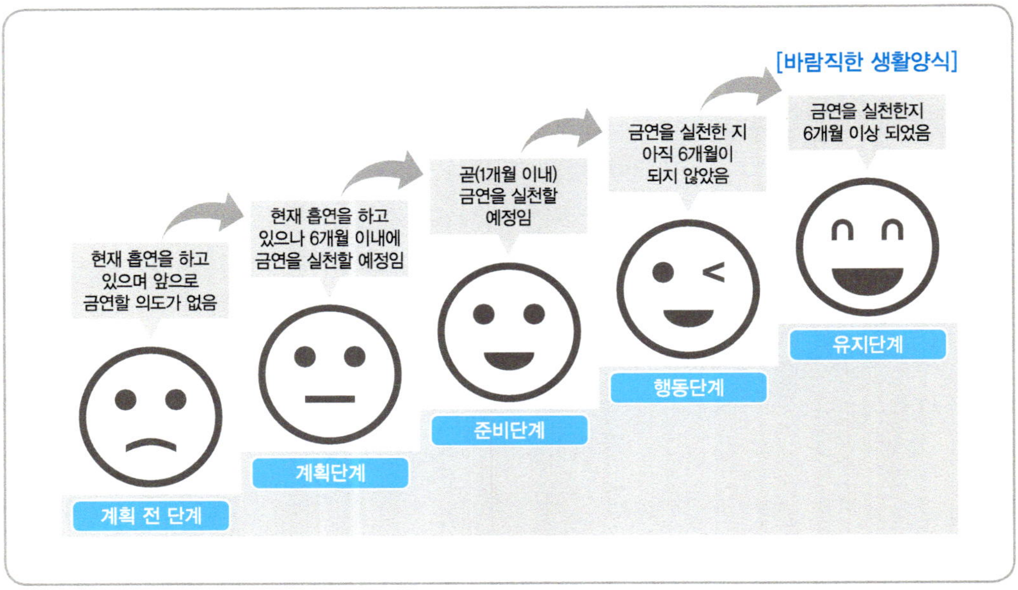


[그림 2-8] 금연 행동변화단계

출처 : 한국보건복지인력개발원. 보건교육사를 위한 보건 프로그램 개발 및 평가
http://58.232.221.124:9027/04_cyber_kohi_part3/02/NFS/01/index.htm

④ 행동단계(Action stage)

행동단계는 구체적인 행동변화를 실천한 지 6개월 미만인 사람들이 속하는 단계이다.

⑤ 유지단계(Maintenance stage)

유지단계는 변화된 행동이 6개월 이상 지속된 경우를 의미한다.

### (2) 변화과정(Processes of change)

개인이 행동을 변화시킬 때 경험(활용)하게 되는 인지적 과정(인지기술)과 행동적 과정(행동기술)을 변화과정이라 한다.

① 인지적 과정(Cognitive process)

인지적 과정은 개인이 행동을 변화시킬 때 사용하게 되는 5개의 인지관련 기술을 말하며, 인식 제고, 극적 안도, 환경 재평가, 자아 재평가, 사회적 해방이 포함된다.

㉠ **인식 제고**(consciousness raising) : 특정 문제행동의 원인, 결과, 관리에 대한 인식

예) 흡연의 원인, 결과, 금연법에 대한 새로운 정보와 이해력을 얻기 위한 노력

㉡ **극적 안도, 정서적 각성**(dramatic relief, emotional arousal) : 문제행동의 결과에 대한 두려움 경험, 이후 바람직한 행동조치 후의 안도감 경험 등 행동에 대한 정서적 경험

예) 흡연으로 인한 두려움 증가, 금연으로 인한 안도감 경험

㉢ **환경 재평가**(environmental reevaluation) : 문제행동이 물리적, 사회적 환경에 미치는 영향에 대한 인식

예) 자신의 흡연이 환경에 미치는 영향에 대한 인식

㉣ **자아 재평가**(self reevaluation) : 문제행동이 자신에게 미치는 영향에 대한 정서적, 인지적 재평가

예) 흡연이 자신에게 미치는 영향에 대한 인식, 나쁜 습관을 가진 자신의 모습에 대해 인지적, 정서적으로 평가

㉤ **사회적 해방**(social liberation) : 사회가 건강행동을 지지하는 방향으로 변하고 있음을 인식

예) 사회자체가 금연을 장려하는 방향으로 변하고 있다는 인식

② 행동적 과정(Behavioral processes)

행동적 과정은 다섯 개의 행동관련 기술이 포함되는데, 대체행동형성, 지원관계형성, 강화관리, 자아해방, 그리고 자극조절이 해당된다.

㉠ **대체행동형성**(counterconditioning) : 문제행동을 대안적인 건강행동으로 대치
 예) 흡연습관을 운동 등 대안적 행위로 대치

㉡ **지원관계형성**(helping relationship) : 문제행동 변화를 위한 노력 과정에서 타인으로부터 받은 신뢰와 지원
 예) 금연을 위한 노력과정에서 타인으로부터 받은 지원

㉢ **강화관리**(reinforcement management) : 문제행동 변화로 인하여 얻게 된 보상
 예) 금연을 통하여 얻게 된 보상

㉣ **자아해방**(self liberation) : 문제행동 변화를 위한 자신의 선택과 노력
 예) 금연을 실천하고자 하는 자신의 선택과 노력

㉤ **자극조절**(stimulus control) : 문제행동의 촉진 또는 방해 요인에 대한 통제, 건강행동의 촉진 또는 방해 요인에 대한 통제
 예) 금연을 촉진 또는 방해하는 요인에 대한 통제

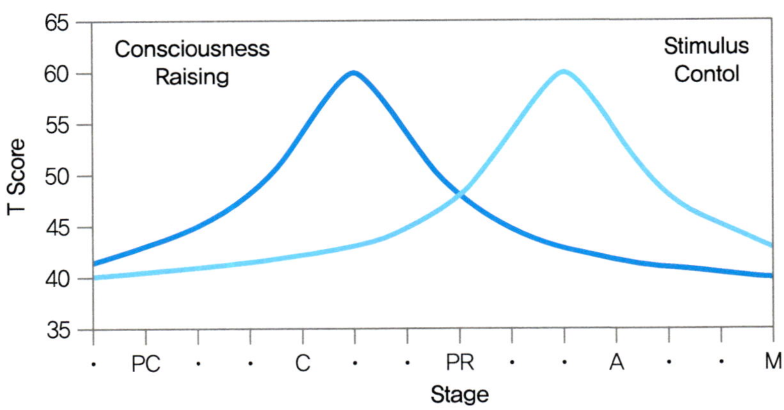


[그림 2-9] 변화단계와 변화과정(인식제고와 자극조절)의 관련성

출처 : Cancer Prevention Research Center at the University of Rhode Island. Transtheoretical Model. Retrieved from http://www.uri.edu/research/cprc/TTM/detailedoverview.htm

**[표 2-2] 변화단계별 적용가능한 변화과정의 요소**

<table>
<tr><th rowspan="2">구분</th><th colspan="5">변화단계</th></tr>
<tr><th>계획전단계</th><th>계획단계</th><th>준비단계</th><th>행동단계</th><th>유지단계</th></tr>
<tr><td rowspan="9">변화과정</td><td colspan="2">인식 제고</td><td></td><td></td><td></td></tr>
<tr><td colspan="2">극적 안도</td><td></td><td></td><td></td></tr>
<tr><td colspan="2">환경 재평가</td><td></td><td></td><td></td></tr>
<tr><td></td><td>자아 재평가</td><td></td><td></td><td></td></tr>
<tr><td></td><td></td><td>자아해방</td><td></td><td></td></tr>
<tr><td></td><td></td><td></td><td colspan="2">강화관리</td></tr>
<tr><td></td><td></td><td></td><td colspan="2">조력관계형성</td></tr>
<tr><td></td><td></td><td></td><td colspan="2">대체행동형성</td></tr>
<tr><td></td><td></td><td></td><td colspan="2">자극조절</td></tr>
</table>

출처 : Prochaska, J. O., DiClemente, C. C. & Narcross, J. C. (1992). In search of how people change: Applications to addictive behavior. American Psychologist, 47(9), 1112–1114.

범이론적 모형에서는 특정 문제행동과 관련한 대상자의 변화단계를 파악하고, 현 단계에서 진보된 단계로의 진행을 촉진시키기 위해 단계에 적절한 전략을 적용하는 것이 필요하다고 하였다. 이러한 전략에 해당하는 것이 변화과정으로, 변화단계 중 계획전단계, 계획단계, 준비단계에는 인지적 과정이 행동변화를 촉진시키는데 유용한 방법이 되며, 행동적 과정은 준비단계부터 유지단계까지의 이행을 설명하고 예측하는데 매우 중요하다고 제시한 바 있다.

### (3) 의사결정균형(Decisional balance)

개인의 행동변화에 대한 의사결정은 변화된 행동의 긍정적인 측면(pros)과 부정적인 측면(cons)에 대한 인식의 상대적인 비중이 어떤가에 따라 정해진다. 개인이 특정 행동을 변화시킬 때 자신에게 생기는 긍정적인 측면과 부정적인 측면에 대하여 비교, 평가한다는 것이다. 예를 들어, 금연실천을 결심하기 위해서는 금연이 주는 긍정적 측면에 대한 인식 수준이 부정적 측면에 대한 인식수준 보다 높아야 한다는 것이다(그림 2-10). 따라서 금연이 주는 긍정적인 측면에 대한 인식수준이 부정적인 측면에 대한 인지수준을 초과하기 전까지는 금연을 시작하지 않게 되는 것이다.

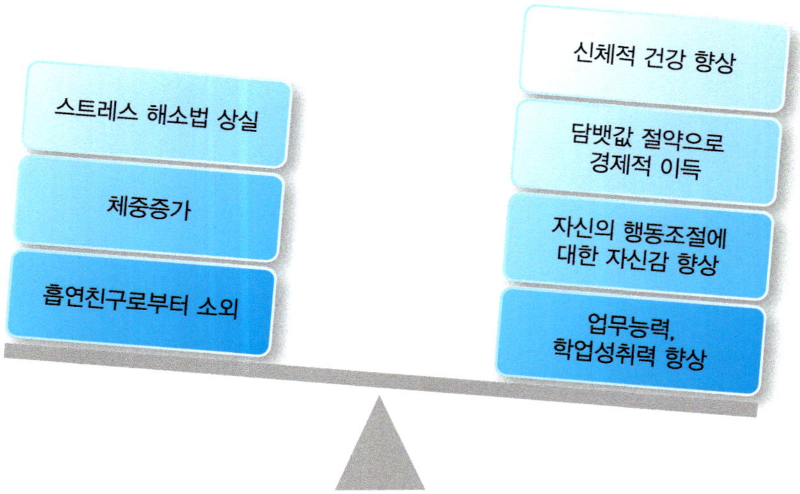


[그림 2-10] 금연의 긍정적 측면(pros)과 부정적 측면(cons)에 대한 의사결정균형

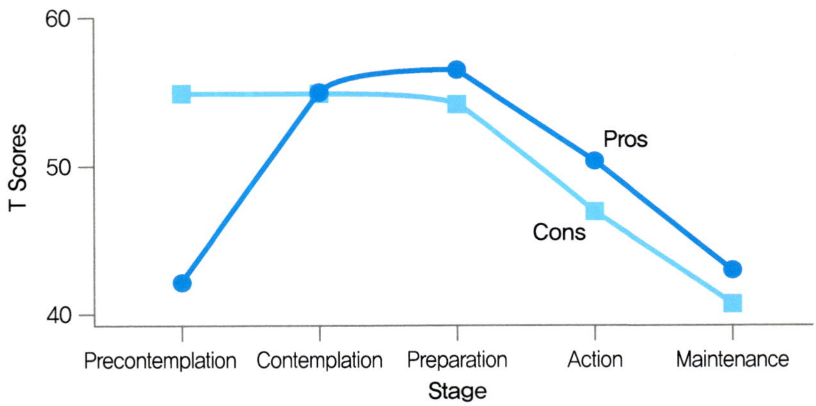


[그림 2-11] 불건강 행동의 변화단계와 의사결정균형의 관련성

출처 : Cancer Prevention Research Center at the University of Rhode Island. Transtheoretical Model. Retrieved from http://www.uri.edu/research/cprc/TTM/detailedoverview.htm

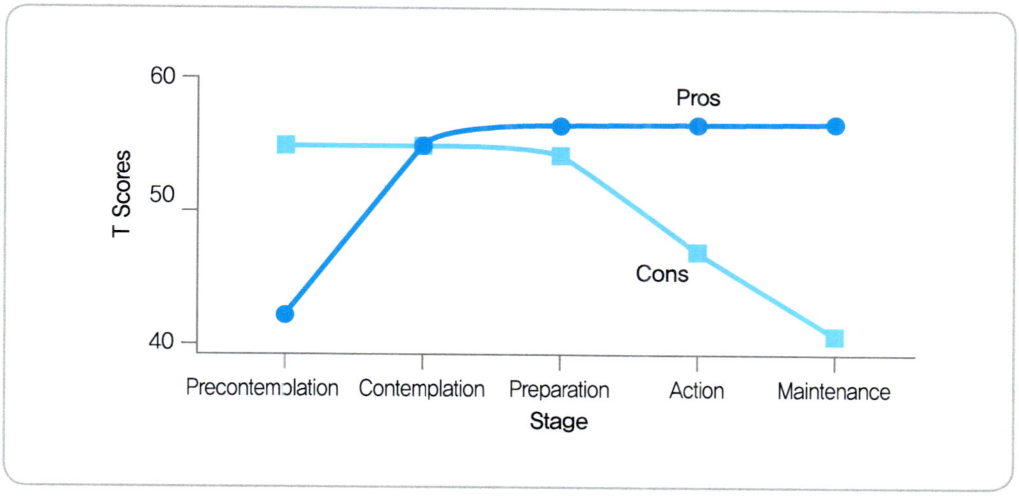


**[그림 2-12]** 건강 행동의 변화단계와 의사결정균형의 관련성

출처 : Cancer Prevention Research Center at the University of Rhode Island. Transtheoretical Model. Retrieved from http://www.uri.edu/research/cprc/TTM/detailedoverview.htm

### (4) 자기효능감(Self-Efficacy)

자기효능감은 직면한 상황에서 필요한 행동을 성공적으로 수행할 수 있다는 개인의 신

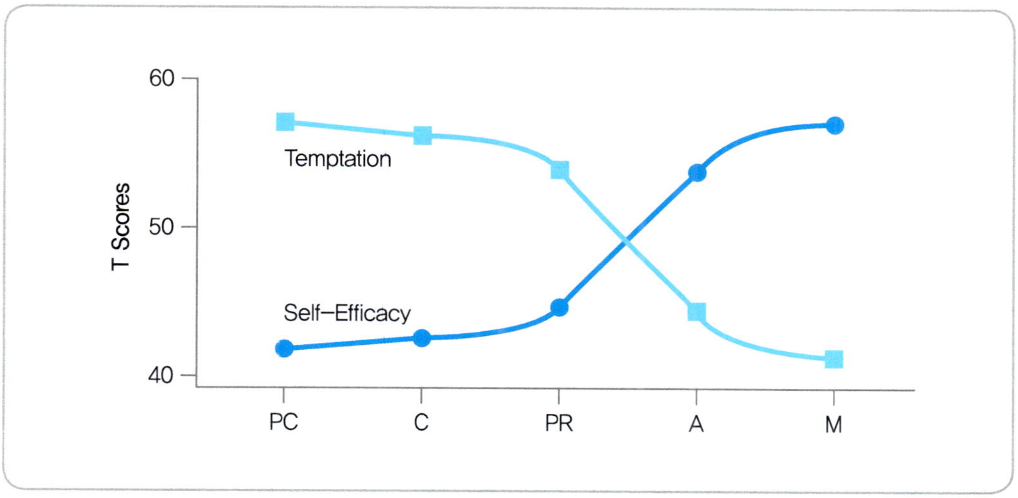


**[그림 2-13]** 변화단계와 자기효능감 및 충동의 관련성

출처 : Cancer Prevention Research Center at the University of Rhode Island. Transtheoretical Model. Retrieved from http://www.uri.edu/research/cprc/TTM/detailedoverview.htm

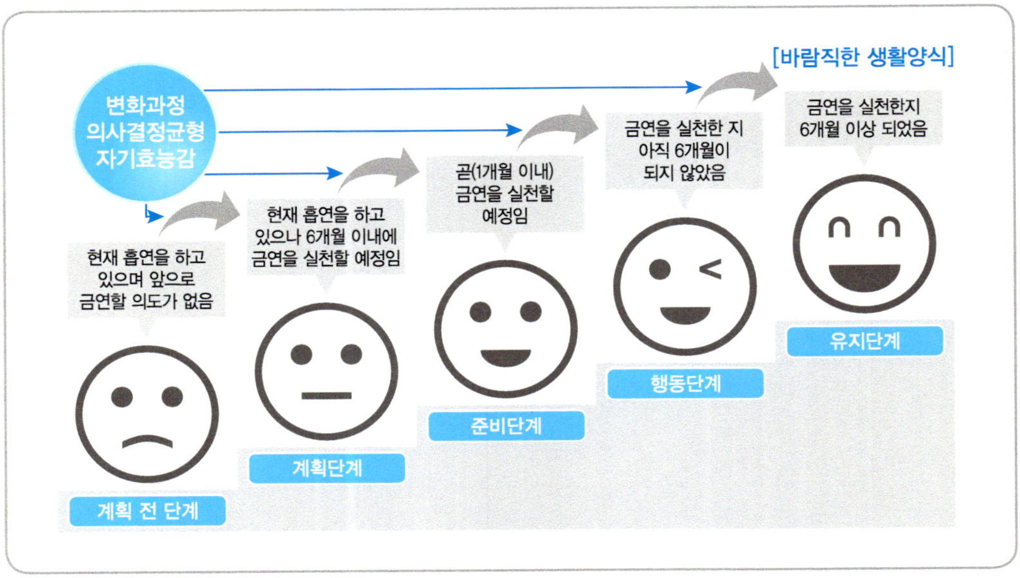


**[그림 2-14]** 금연 행동변화단계의 진행을 위한 변화과정, 의사결정균형, 자기효능감의 역할

출처 : 한국보건복지인력개발원. 보건교육사를 위한 보건 프로그램 개발 및 평가
http://58.232.221.124:9027/04_cyber_kohi_part3/02/NFS/01/index.htm

념을 의미한다. 범이론적 모형에서는 고위험 상황에서도 건강행동을 실천할 수 있다는 개인의 능력에 대한 확신 정도로 자기효능감 수준을 평가하며, 자기효능감의 수준이 높을수록 건강행동 실천의 가능성이 높아진다고 설명한다. 예를 들어, 금연실천에 대한 자기효능감은 여러 가지 상황에서도(예를 들어, 스트레스 상황, 주변 친구들이 모두 흡연하는 상황, 음주 시 등) 금연을 실천할 수 있다는 확신의 정도를 의미한다. 따라서 단계의 진행을 위해서는 자기효능감의 강화가 필수적 요소가 된다.

## 2) 적용

범이론적 모형에 따른 건강행동의 실천 가능성은 다음의 상황에서 증가한다.

① 건강행동 실천을 위한 자기효능감이 높고

② 건강행동 실천으로 인한 긍정적 결과가 부정적 결과보다 크게 인식될 때

③ 건강행동의 중요성에 대한 인식, 질병에 관한 정서적 경험이 있을 때, 질병의 개인적·사회적 결과를 인식할 때, 건강행동을 강조하는 사회분위기를 인식할 때(인지적 경험

이 있을 때)

④ 불건강행동을 건강행동으로 대체할 때, 건강행동 실천을 주변인들이 지지할 때, 건강행동 실천으로 인한 보상을 경험할 때, 건강행동 실천을 방해하는 요인들은 멀리하고, 촉진시키는 요인들을 활용할 때(행동적 경험이 있을 때)

### (1) 변화단계의 측정

범이론적 모형을 적용하는 첫 단계는 구체적인 건강행동 실천과 관련해서 대상자가 처한 현재의 단계를 측정하는 것이다.

자신의 현재 상태를 가장 잘 설명하고 있는 항목에 V표시를 하시오.

☐ 현재 흡연하고 있으며 향후 6개월 안에 금연할 생각이 없다 → 계획전 단계
☐ 현재 흡연하고 있으나 향후 6개월 안에 금연을 실천할 생각이다 → 계획단계
☐ 현재 흡연하고 있으나 1개월 내 금연을 실천하려고 한다 → 준비단계
☐ 지난 몇 개월 간(6거월 이내) 금연을 실천하고 있다 → 행동단계
☐ 6개월 이상 금연을 실천하고 있다 → 유지단계

**[그림 2-15]** 금연 행동변화단계 측정 문항

### (2) 변화단계에 따른 교육 목표와 내용 개발

건강행동 실천에 관한 변화단계가 파악되면, 각 단계에 적절한 보건교육의 목표와 내용을 개발한다. 단계별 행동변화 동기유발의 정도, 행동변화 시도의 정도에 따라 교육의 목표를 설정한다. 예를 들어 금연에 대한 의도가 전혀 없는 흡연자의 경우 금연에 대한 동기유발을 교육목표로 설정하게 되며, 반면에 금연에 대해 이미 의사결정을 한 준비단계의 경우 구체적인 향후 금연실천 계획을 할 수 있도록 교육하게 된다.

변화단계에 따라 교육목표가 설정되면, 교육목표를 달성할 수 있는 교육전략과 내용을 개발한다. 금연교육을 예로 한 행동변화단계별 차별화된 보건교육의 내용은 다음과 같다.

**[표 2-3] 변화단계별 동기유발, 행동수준 및 교육목표 설정**

| 단계 | 동기유발 수준 | 행동수준 | 교육목표 |
|---|---|---|---|
| 계획전 | 변화 의도 없음 | 하지 않음 | 행동변화에 대한 동기유발 |
| 계획 | 의도가 생기고 있음 | 하지 않음 | 행동변화에 대한 의사결정 |
| 준비 | 변화에 대한 의도가 강함 | 가끔 시도함 | 행동변화를 위한 구체적 계획설정 |
| 행동 | 행동 | 최근에 규칙적으로 시작함 | 변화된 행동지속 |
| 유지 | 행동 | 습관적 행동으로 정착함 | 변화된 행동의 습관화 |

**[표 2-4] 행동변화단계별 금연교육 특성**

| 변화단계 | 금연교육 특성 | |
|---|---|---|
| 계획전 단계 | 행동변화에 대한 준비도 | • 금연을 위한 준비가 되어있지 않은 단계 |
| | 행동에 대한 장애요인 | • 금연이 건강에 미치는 영향에 대한 인식부족<br>• 금연을 방해하는 요인 존재<br>• 과거의 금연시도 실패로 인한 좌절감 경험 |
| | 교육의 목표 | • 대상자가 금연에 대해 관심을 갖도록 하기<br>• 금연이 필요한 이유 이해하기<br>• 과거 금연 실패의 원인 이해하기 |
| | 전략과 중재 | • 자신의 흡연습관을 파악하는 계기 마련<br>• 과거의 금연시도 검토<br>• 흡연의 위험과 금연의 혜택에 대한 맞춤식 교육 |
| 계획 단계 | 행동변화에 대한 준비도 | • 금연이 바람직하다고 생각하고 있으나 곧 시작할 준비가 부족한 상태 |
| | 행동에 대한 장애요인 | • 금연의 장점과 단점을 동등하게 인식<br>• 금연을 불가능하게 하는 개인적, 환경적 요인의 존재 |
| | 교육의 목표 | • 금연이 개인에게 가져다 줄 수 있는 장점을 극대화하고 단점을 최소화하여 의사결정을 가능하게 함 |
| | 전략과 중재 | • 금연이 주는 혜택에 대한 강화<br>• 금연에 수반되는 단점에 대한 효과적 대응 방안 파악<br>• 금연 장애요인 극복을 위한 전략<br>• 긍정적인 역할모델 제시를 통한 행동의 계기 마련 |
| 준비 단계 | 행동변화에 대한 준비도 | • 가까운 시일 내 금연을 시작할 준비가 되어 있는 단계 |
| | 행동에 대한 장애요인 | • 금연에 필요한 지원/자원에 대한 접근성 제한<br>• 개인에게 적절한 금연방법에 대한 지식과 기술부족 |

| | | |
|---|---|---|
| | 교육의 목표 | • 금연시작을 위한 구체적인 계획설정<br>• 개인에 적절한 금연법에 대한 지식과 기술부족 |
| | 전략과 중재 | • 금연 실천 시작일 설정<br>• 과거 금연시도의 문제점 및 문제해결 전략 파악<br>• 구체적인 자원/지원 파악<br>• 목적설정<br>• 금연의 구체적인 방법에 대한 정보와 기술 개발<br>• 행동계약<br>• 참여를 위한 기회제공 |
| 행동<br>단계 | 행동변화에 대한 준비도 | • 금연을 실천한 지 6개월이 되지 않은 상태 |
| | 행동에 대한 장애요인 | • 금연에 대한 동기 감소<br>• 과거 흡연습관으로 돌아갈 수 있는 위험상황 발생 |
| | 교육의 목표 | • 금연지속을 위한 전략설정 |
| | 전략과 중재 | • 자기감시<br>• 고위험 상황에 처했을 때의 대처방안<br>• 금연 결과의 긍정적 경험 강조<br>• 실패경험에 대한 부적절한 귀인 교정<br>• 사회적 지원 강화<br>• 자극조절<br>• 강화(보상제공)<br>• 장기적 계획설정 |
| 유지<br>단계 | 행동변화에 대한 준비도 | • 금연을 실천한 지 6개월 이상이 된 단계 |
| | 행동에 대한 장어요인 | • 금연에 대한 동기감소<br>• 과거 흡연습관으로 돌아갈 수 있는 위험상황 발생 |
| | 교육의 목표 | • 금연 지속을 위한 전략 설정 |
| | 전략과 중재 | • 자기감시<br>• 고위험 상황에 처했을 때의 대처방안<br>• 금연결과의 긍정적 경험 강조<br>• 실패경험에 대한 부적절한 귀인 교정<br>• 사회적 지원 강화<br>• 자극조절<br>• 강화(보상제공)<br>• 다른 사람의 역할모델 되기<br>• 목적의 검토와 수정<br>• 정기적인 건강검진 |

## 5 확장병행과정모델(Extended Parallel Process Model : EPPM)

확장병행과정모델은 인지적인 것(생각)과 감정(주로 공포감)이 함께 작용하여 행동에 영향을 준다고 설명하는 이론이다. 과거에는 "공포(혹은 위협) 소구이론(Fear Appeal theory)"이라고 불려졌다. 이는 메시지가 권고하는 내용을 따르지 않았을 경우 신체가 보기 싫은 모습으로 변화거나 사회적으로 무시나 비난을 받는 것 같은 부정적인 결과를 강조하여 사람들이 공포감을 느끼게 하여 사람들이 좋지 못한 행동을 하지 않거나 감소시킨다고 설명하였기 때문이다.

두려움이나 공포감은 내가 시대에 뒤쳐져있는 느낌을 받거나, 잘 모르는 상황에 처해있을 때, 다른 사람에게 무시당하고 있다고 느껴지거나 새로운 기술을 모르고 있을 때 등의 상황에서 발생되는 감정이다(Witte, 1998a). 확장병행과정모델은 공포감이나 두려움이라는 감정을 유발하는 공포소구 메시지를 보다 효과적으로 개발하는 데 유용하다. 음주운전의 위험성, 안전벨트 하지 않았을 때 매기는 벌금, 에이즈에 대한 경각심, 금연 캠페인, 약물 오남용 등에서 사용되는 공포소구 메시지는 보건 분야에서 자주 사용되고 있다 (Perloff, 2003).

다음 그림은 공포소구를 이용한 메시지 설득과정을 설명한 확장병행과정모델(EPPM)이

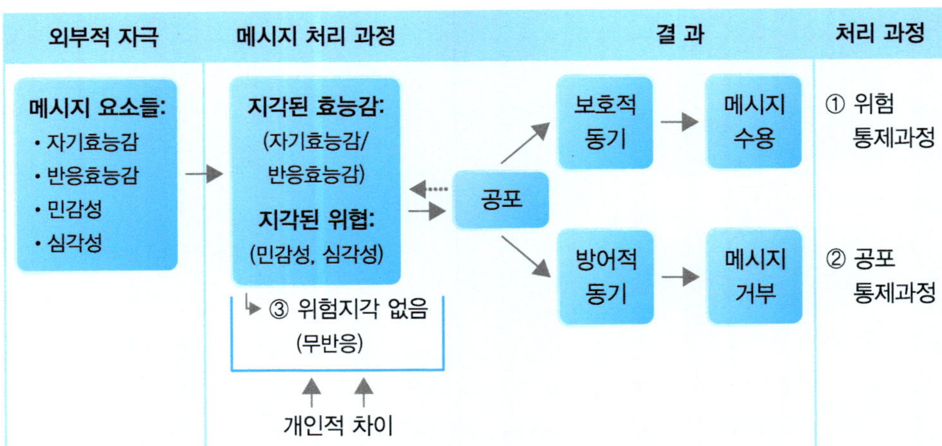


**[그림 2-16]** 확장병행과정모델

출처 : 손애리, 이혜규, 최명일, 오영아. (2016). 헬스커뮤니케이션–이해편(보건복지인력개발원)

다. 개인이 공포소구를 이용한 메시지에 어떻게 반응하고 처리하는지를 설명하고 있다(Witte, 1992, 1994, 1998b; Witte & Allen, 2000). 즉 공포소구 메시지에 사람들은 위험이나 위협을 어떻게 통제(danger control)하는지 혹은 공포를 어떻게 통제(fear control)하는지를 이해하는 데 도움을 준다.

공포소구의 메시지는 크게 두 가지 요소인 "지각된 위협"과 "지각된 효능감"으로 구성된다. 그리고 공포소구 메시지에 대하여 사람들은 두 가지의 인지적 사정(cognitive appraisal)을 한다. 첫 번째는 "위협에 대한 사정"이며, 두 번째는 "권고하는 반응에 대한 효능감에 대한 사정"이다. "위협(threat)"은 지각된 심각성과 지각된 민감성(개연성)으로 나뉜다. 가령, '담배를 피우면 폐암이나 후두암에 걸릴 위험이 높다'라는 메시지는 사람들로 하여금 흡연의 심각성을 지각시키기 위한 것이다. 한편, 이러한 위협 메시지에 대하여 '나는 아직 젊어서 암이 걸릴 확률은 거의 없는데 설마……'라고 생각한다면 위협에 대한 민감성(개연성)이 낮기 때문에 메시지가 나와 무관하다고 여겨져 마음에 와 닿지 않을 것

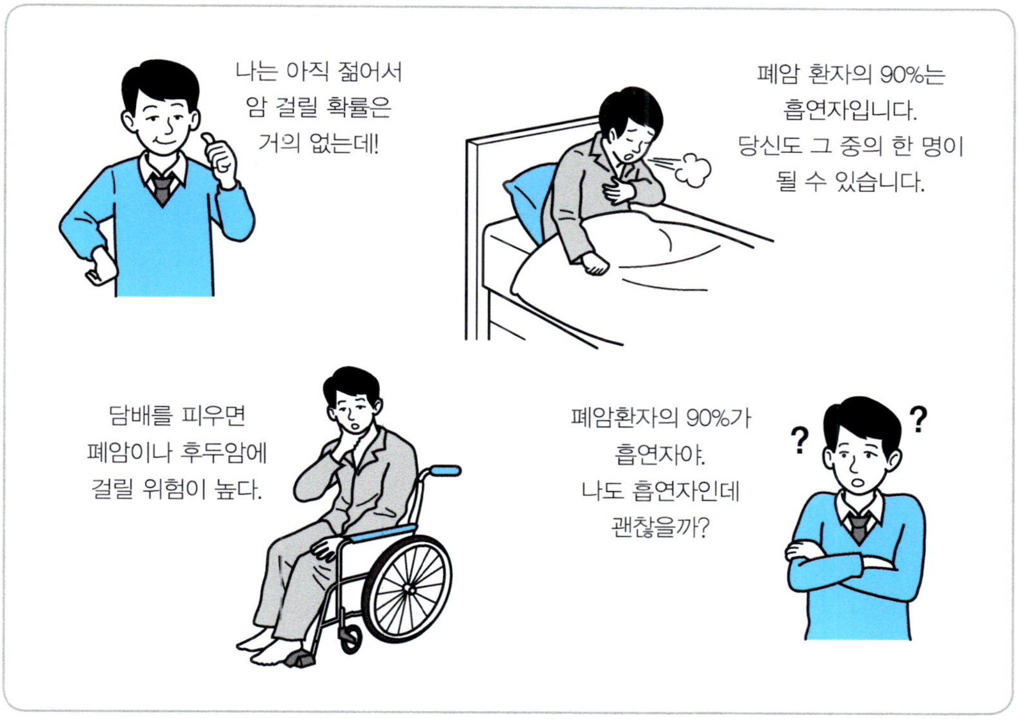
나는 아직 젊어서
암 걸릴 확률은
거의 없는데!
폐암 환자의 90%는
흡연자입니다.
당신도 그 중의 한 명이
될 수 있습니다.
담배를 피우면
폐암이나 후두암에
걸릴 위험이 높다.
폐암환자의 90%가
흡연자야.
나도 흡연자인데
괜찮을까?
?
?

**[그림 2-17]** 공포소구 메시지의 지각된 위협 요소

출처 : 손애리, 이혜규, 최명일, 오영아. (2016). 헬스커뮤니케이션–이해편(보건복지인력개발원)

이다. 따라서 공포소구 메시지를 접하였을 때 자신이 그러한 위험에 걸릴 수도 있다는 메시지를 전달하여야 한다. 가령 메시지를 "폐암 환자의 90%는 흡연자입니다. 당신도 그 중의 한 명이 될 수 있습니다"와 같이 민감성이 높은 메시지로 바꾼다면 메시지를 읽는 사람들은 자신 또한 그러한 위험에 처하게 될 가능성이 있다고 생각할 수 있을 것이다. 이처럼 공포감을 유발하기 위해서는 바람직하지 않은 행동의 결과의 심각성과 그러한 결과가 자신과 관련이 있을 수 있고, 심각한 해를 입을 수 있음을 인식하게 해야 한다.

"효능감(efficacy)"은 확장병행과정모델에서는 두 가지인 자기효능감과 반응효능감으로 구분하여 설명한다. 반응효능감(response efficacy)은 권유하는 행동 자체가 위협을 통제하는 데 효과가 있다고 믿는 정도이며, 자기효능감(self-efficacy)은 위협을 피하기 위해 권고 행동을 쉽게 따라 할 수 있다고 믿는 정도이다. 예를 들어 독감 백신을 맞으면 나는 독감에 걸릴 위험이 줄어들 것이라고 믿는 것은 반응효능감이며, 독감백신을 맞으러 병원이나 보건소에 갈 수 있다고 하는 것은 자기효능감이다.

공포소구 메시지는 위협과 효능감 메시지를 함께 포함할 때 효과적으로 의도한 효과를 유도할 수 있다. 예를 들어, 10대 청소년 임신예방 캠페인을 통하여 콘돔사용을 권장한다면, 목표수용자인 10대 청소년이 콘돔이 임신을 예방하는데 효과적이며(반응효능감), 콘돔을 사용하는 것이 어려운 것이 아니라고 인식(자기효능감)할 수 있도록 메시지를 만들어야 한다.

확장병행과정모델의 공포소구 메시지는 위협과 효능감의 크기에 따라 사람들의 반응이 세 가지로 나타날 수 있다고 설명한다. 즉 두 가지 사정에 의해 다음의 세 가지 결과(① 메시지 수용, ② 메시지에 대한 거부, ③ 무반응) 중 하나를 결정하게 된다. 첫째, 메시지 수용은 위험통제과정(danger control process)에서 일어나는 처리결과이다. 사람들이 위협을 느끼고, 권고 반응은 그러한 위협을 피하는 데 효과적이며, 그들 스스로가 권고반응을 이행할 수 있다고 믿고 있으며, 위험으로부터 자신들을 통제하기 위해 메시지가 제시하는 권고사항을 이행하는 경우에 메시지를 수용하게 된다. 둘째, 메시지 거부는 공포통제과정(fear control process)에서 일어나는 결과이다. 수용자들이 위협을 지각하여 공포심을 느꼈을 때, 권고 반응이 자신들의 위험을 제거하는 데 효과가 없다고 지각하거나, 혹은 자신들이 그러한 권고 반응을 따를 수 없다고 지각하는 경우에 메시지를 거부하게 된다. 이와 같은 경우, 사람들은 위험을 통제할 수 없다고 믿게 되는 대신, 공포감을 줄이기 위하여 심리적 방어를 하게 됨으로써 공포소구 메시지를 의도적으로 피하거나 거부 또는 반발할 수 있다. 즉 공포에 대해서 부정, 저항, 기피 등을 통하여 위협에 부적절한 대처 반응

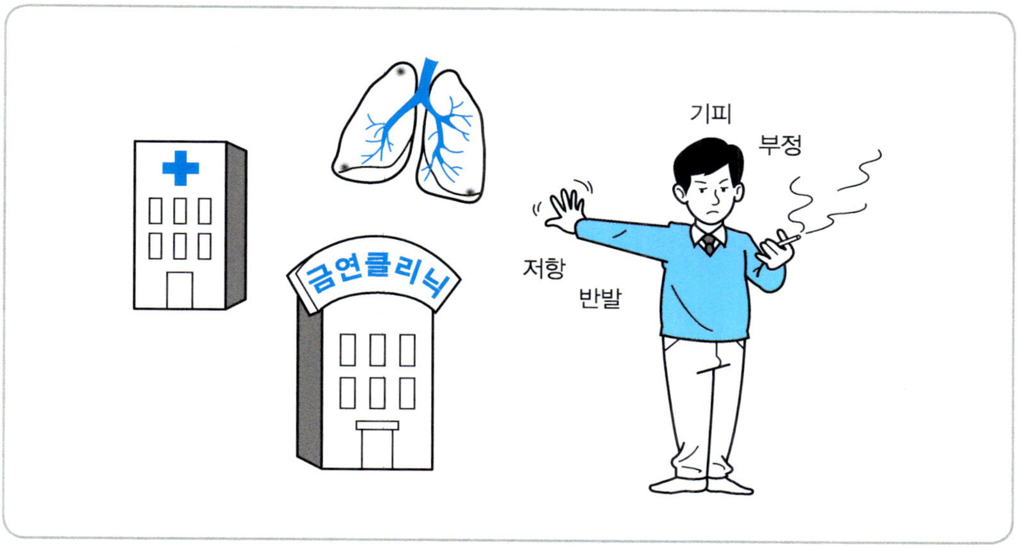


**[그림 2-18]** 공포소구 메시지에 대한 반응

출처 : 손애리, 이혜규, 최명일, 오영아. (2016). 헬스커뮤니케이션–이해편(보건복지인력개발원)

을 거치게 되는 과정을 말한다. 예를 들면 담배의 유해성을 지각하지만 담배를 끊는 것이 거의 불가능하다고 생각하는 흡연자는 공포소구에 대하여 다음과 같이 반응할 수 있다.

"이렇게 끔찍한 결과는 아예 생각조차 하지 말아야지(기피)."

"암 걸리는 사람은 따로 있어. 나는 괜찮아(부정)."

"담배 피우는 건 내 자유이니까 이런 것에 신경 쓸 필요 없어(저항/반발)."

마지막은 공포소구 메시지를 접하더라도 그 메시지가 위협이 약해서 공포감을 유발하지 않을 경우 메시지에 반응하지 않는 결과(무반응)가 나온다.

결과적으로 확장병행과정모델에 의하면, 위협이 낮은 경우 사람들은 반응을 하지 않아 공포소구의 메시지 효과가 낮다. 또한 위협이 높다고 하더라도 효능감이 낮으면 메시지를 거부하여 오히려 역효과가 나타날 수 있다. 공포소구 메시지가 효과적이고 설득적 메시지가 되려면 목표수용자가 위협과 효능감 모두 높다고 인식해야 한다. 성공적인 공포소구 메시지가 되려면 메시지 처리과정은 위험통제과정이 되도록 기획하여야 한다. 공포소구는 개인의 두려운 감정에 너무 휩쓸리지 않게 작성하고, 효능감을 높일 수 있는 메시지로 작성되어야 한다. 이 이론에서 중요한 점 중 하나는 공포소구 메시지의 위협이 효능감보다 더 크게 표현되면 개인이 인지적 사정을 할 때 위험통제과정에서 공포통제과정으로 전환

되므로 주의해야 함을 강조하고 있다. 다시 말하면 이러한 전환점은 개인이 현재 일어나고 있는 위협을 피할 수 없다고 믿는 순간 위협을 통제하려는 시도를 포기하고 공포를 대처하려는 기전으로 돌입할 수 있다. 담배를 오랫동안 피어온 사람의 경우 금연을 한다는 것은 거의 불가능하다고 생각할 수 있다. 즉 위험을 통제하는 것이 불가능하다고 느끼기 때문에 이런 사람의 경우 공포를 통제하는 과정을 한다. 즉 흡연에 대한 안 좋은 점이나 결과에 대한 것들에 대해서 귀담아 들으려고 하지도 않고 보지도 않고 회피를 함으로써 흡연의 결과로 발생될 수 있는 공포를 회피하고자 하는 심리적 기전이 작동한다.

## 제3절 개인 간 수준의 이론

### 1 사회인지이론

#### 1) 상호결정론

사회인지이론은 Bandura의 사회학습이론에서 발전된 이론이며, 사회학습이론 중 인지적·정서적인 측면이 강조되면서 자신의 이론의 명칭을 사회인지이론으로 명명하였다. 인간의 행동은 ① 인지요인 혹은 개인요인(cognitive factors or personal factors), ② 행동 요인(behavioral factors), ③ 환경요인(environmental factors)이 서로 상호 작용하여 결정된다고 하였으며, 반두라는 이를 상호결정주의라고 하였다. 이들 요인들은 상호작용을 하므로 이 중 한 요인이 변하면 나머지 요인들의 변화가 기대된다.[2)]

사회인지이론은 외부 환경을 강조하고 있는데, 이는 관찰학습의 원천이 된다. 학습은 반드시 직접 해보는 것뿐만 아니라 다른 사람의 행동을 관찰하는 대리학습을 통해서도 가능하다. 즉 다른 사람의 행동결과를 관찰하고, 그 결과를 평가하여 그 행동을 할 것인지 혹은 하지 않을 것인지를 결정한다. 그러므로 바람직한 행동을 하고 있는 롤모델(role model)이 매우 중요하다.

이 이론은 개인은 환경에 영향을 받기도 하지만 또한 자신의 행동을 통해서 환경을 통

2) 손애리, 이혜규, 최명일, 오영아(2016). 헬스커뮤니케이션-이해편(보건복지인력개발원)의 내용을 수정·보완한 내용임

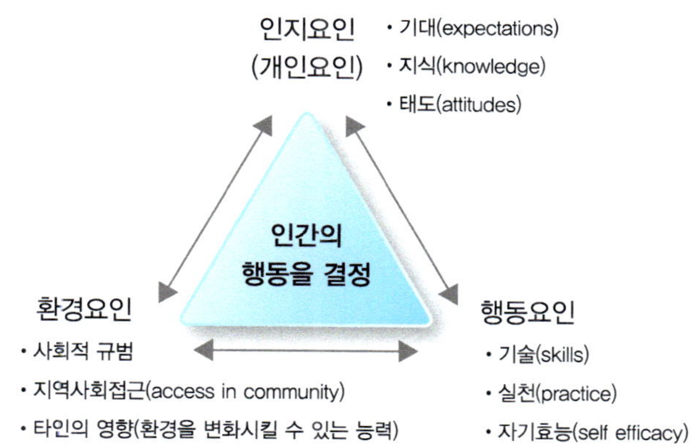


**[그림 2-19]** 사회인지이론

제할 수 있다고 여긴다. 인간은 자신의 선택과 노력을 통해서 주어진 환경을 자신의 여건에 맞는 상황으로 바꿀 수 있다. 즉 인간은 주어진 환경에 자신을 맞추기 보다는 자신에게 유리하고 편리한 상황을 만들어 그 안에서 행동을 하는데, 이러한 것이 인간이 환경을 통제하는 예라 할 수 있다. 여기에서 개인적인 요인은 다른 사람의 행동을 관찰하여 학습하는 능력, 행동에 대하여 의미를 부여하여 상징화하는 능력, 강화를 예측할 수 있는 능력, 자기 스스로 행동할 수 있는 기술 및 통제력 등을 의미한다.

이 이론과 관련된 주요 요인으로는 첫째, 개인적인 인지적 요인인 주의(자각), 기억력, 지식, 기대, 태도, 동기화 둘째, 환경요인인 사회 규범, 지역사회 접근, 타인의 영향(자신의 환경을 변화시킬 수 있는 능력), 셋째, 행동요인인 기술, 재현(시도), 실천, 규칙적 실행, 자기효능감 등이 있다. 사회인지이론은 관찰된 행동에 대한 기억력, 재현, 동기화에 영향을 미칠 수 있는 메커니즘과 요인들에 대한 이해를 가능하게 한다는 점이 보건교육 프로그램의 개발에 기여하고 있다.

## 2) 자기효능감(Self-Efficacy) 이론

자기효능감이란 특정상황에서 특정 과제를 수행할 수 있다는 자기능력에 대한 개인의 믿음 혹은 자신감이며, 이는 건강행동을 예측하는 매우 중요한 요인으로 연구되고 있다.

스트레쳐 등(Strecher, 1986)은 자기효능이 금연, 금주, 운동, 체중조절, 피임 등의 행위를 수행하는데 중요한 예측요인임을 밝히고 있다.

자기효능감과 결과기대감은 어떤 행동을 수행하는데 중요한 역할을 한다. 사회인지이론에 의하면 자신이 어떤 행동을 할 수 있는 능력이 있다고 자신감을 갖고, 이 행동이 긍정적인 결과를 가져올 것이라는 믿음이 있을 때 그 행동을 한다는 것이다. 어떠한 유형의 활동에서든지 확신(혹은 자신감)과 수행 간에는 인과관계가 있다고 주장한다. 어떤 행동을 할 수 있다는 자신감을 자기효능감(self-efficacy)이라 하며 이 개념은 개인의 행동이 어떤 결과를 초래할 것인지에 대한 개인적 확신, 즉 결과기대의 개념과는 구별되며, 자기효능감은 상황에 따라 달라질 수 있다(Strecher 등, 1986). 또한 자기효능감은 새로운 행위의 습득, 습관적 행위의 중단, 중단한 행위를 다시 시작하는 것 등에 영향을 준다. 자기효능감이 높을수록 성공기대감이 커져 대처능력이 증가할 수 있으나, 자기효능감 자체만으로 바람직한 행위가 일어나는 것은 아니다. 건강행위에 중요한 결정요인으로는 적절한 동기와 기술도 관련이 있다(Bandura, 1977). 하지만 자기효능감은 건강행위를 설명함에 있어서 중요한 변수임에는 틀림없다. 자기효능감이 높은 사람은 어려운 상황에서 이를 극복하기 위해 많은 노력을 할 것이며, 자기효능감이 낮은 사람은 쉽게 포기하기 때문이다(Bandura, 1986). 자기효능감이 높을수록 자신의 건강을 위한 건강향상 행위를 더 많이 하는 것으로 나타나므로 청소년에게 자기효능감을 높일 수 있는 프로그램은 매우 중요하며 이러한 프로그램의 개발이 필요하다(손애리, 조원웅, 천성수, 2002).

### (1) 효능기대와 결과기대

행동에 영향을 미치는 가장 중요한 개인의 인지활동은 자기효능감(self-efficacy)과 결과에 대한 기대(outcome expectations)이다. 효능기대는 개인이 어떤 결과를 성공적으로 수행해 낼 수 있다는 것이며, 결과기대는 자신의 행동이 어떤 결과를 가져다 줄 것이라는 개념이다. 다음 그림에서 보는 바와 같이 자기효능감은 효능기대(personal efficacy expectation)와 결과기대(outcome expectation)로 구분된다(그림 2-20). 특정 행동에 대한 자기효능감이 높을수록 그 행동에 대한 결과가 긍정적일수록 특정행동을 할 가능성은 높아진다.

효능기대가 어떠한 과업을 성취할 수 있다는 개인의 능력에 대한 판단이라면, 결과기대는 그 행동에 의해 예상되는 결과에 대한 판단이다. 이 두 가지는 서로 상반된 것이 아니고 서로 밀접한 연관이 있다(Bandura, 1977). 예를 들면 이성교제 시 상대방이 성관계를

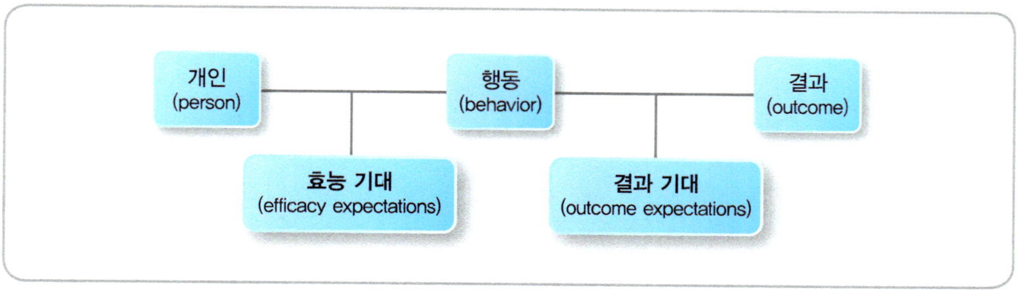


**[그림 2-20]** 자기효능이론

요구할 경우 "싫다(No)"라고 말했을 때 상대방이 싫어하거나 나와 결별을 선언하면 어떡하나 하는 생각(결과기대)을 할 경우 부정적 결과기대를 하므로 "싫다(No)"라고 말할 수 있는 자신감(효능기대)은 당연히 떨어지게 된다.

### (2) 자기효능감의 증진

자기효능은 효능기대를 증가시키는 자원 즉, 성취완성, 대리경험, 언어적 설득, 정서적 각성을 통해 증가될 수 있다(Bandura, 1977, Strecher 등, 1986; 손애리, 조원웅, 천성수, 2002).

① 수행경험(Performance Accomplishments)

성공적으로 수행해 본 경험은 자기효능감을 발달시킬 수 있는 가장 효과적인 방법이다. 직접적인 수행을 통해서 갖는 성공경험은 자기효능감을 증가시키는 반면에 반복적인 실패경험은 자기효능감을 감소시키게 된다. 직접적인 수행의 결과가 성공적이었다면 자신이 어떤 과업을 잘 할 수 있다는 자신감이 커져서 가끔 실패를 한다고 하더라도 별로 개의치 않고 계속 행동을 할 것이다. 그러므로 자기효능감을 늘리기 위해서는 목표가 되는 행동을 성공적으로 수행해 보게 하는 것이 중요하다. 그러므로 우선은 잘할 수 있는 행동부터 하게 하여 성취감을 맛보게 하는 것이 필요하다. 몸무게를 줄이기 위해서 한 공기 먹던 공기밥을 반공기로 밥양을 줄였더니 체중이 현저히 감소한 것을 눈으로 확인할 수 있다면 이게 자극이 되어 더 많이 노력할 것이다. 그러나 아무 효과가 없었다면 체중을 줄이고자 하는 노력을 포기할 것이다. 이처럼 성공이 성공을 낳는 결과를 가져오므로 보건교육 프로그램의 적용 시 무리한 목표를 세우기보다는 작은 목표를 설정하

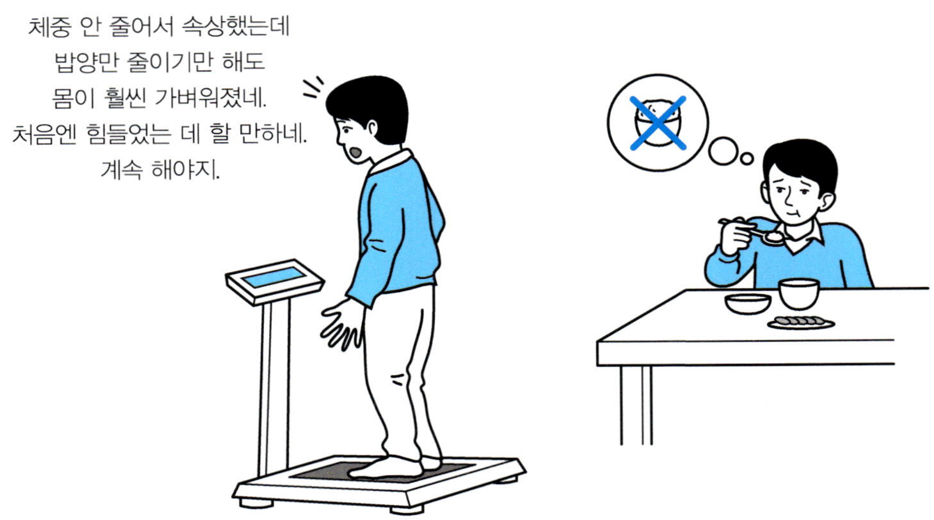


**[그림 2-21]** 성공적 수행경험을 통한 자기효능감 증진

출처 : 손애리, 이혜규, 최명일, 오영아. (2016). 헬스커뮤니케이션–이해편(보건복지인력개발원)

여 성공경험을 많이 갖게 하는 것이 중요하다.

② 대리경험(Vicarious Experience)

인간의 행동은 직접적인 경험에 의해서만 이루어지는 것이 아니라 자신과 비슷한 능력을 가진 타인의 행동을 관찰함으로써 자기효능감을 발달시킬 수 있다. 인간은 타인의 행동과 행동으로 인한 결과를 관찰한 후에 내가 어떤 행동을 어떻게 해야 하는지를 판단한다. 어떤 행동을 하면 보상을 받고 혹은 벌을 받을 것인지도 다른 사람의 행동을 관찰함으로써 학습한다. 보통 자녀 중 둘째 아이가 첫째 아이보다 부모에게 혼나지 않고 크는 것을 많이 볼 수 있다. 둘째는 첫째 아이가 행동하는 것을 관찰하여 어떻게 행동을 하는 것이 부모를 기쁘게 하거나 화나게 하는지를 학습하므로 둘째가 첫째보다 대처 능력이 더 나은 경우가 많다. 담배를 끊고자 하는 남성이 도저히 금연을 할 수 없을 것이라고 여겼던 친구가 어려운 상황을 잘 극복하여 금연에 성공하는 모습을 관찰하였다면 이 남성은 친구도 하는데 나도 할 수 있다는 자신감이 커질 수 있다. 관찰자의 자기효능감에 긍정적인 영향을 주기 위해서는 그 모델이 쉽게 그 상황을 극복하는 모습보다는 여러 가지 노력을 통해서 그 상황을 극복하는 모습을 보여주는 것이 중요하다. 그리고 그 모델은 자신과 비슷한 사람, 예를 들면 나이가 비슷하거나 같은 성별이라든지 등과 같은 사람이 더 효과적이다. 모델링은 실제모델을 사용하는 방법과 상징적 모델로 구분할 수 있다. 이때 관찰자가 모델의 행동뿐만 아니라 그 행동으로 인한 분명한 보상적 결과가 주어질 때가 그렇지 않은 경우보다 더 효과적이다.

③ 언어적 설득(Verbal Persuasion)

어떤 특정한 목표행동을 수행할 수 있는 능력에 대한 자신감은 타인, 특히 그 타인이 다른 사람으로부터 존경받는 사람일 경우 그 사람의 말이나 비판에 더 영향을 받는다. 과거에 실패한 상황에 대해서도 여러 차례의 설득을 통해서 성공할 수 있다는 기대감을 높일 수 있다. 그러나 언어적 설득에 의해 변화된 기대는 쉽게 약화되고 오래 지속되지 못한다. 왜냐하면 실제적인 경험이 없기 때문이다. 그러므로 이러한 언어적 설득의 방법을 사용하려면 언어적 설득 후 곧바로 행동 변화라는 실제적인 성공적 경험을 할 수 있게 하는 것이 필요하다. 이러한 언어적 설득은 제안(suggestion), 권고(exhortation)와 같은 직접적인 방법이나 자기지시(self-instruction)와 같이 자신의 지시에 의하여 스스로 설득되는 방법, 잘못된 상황을 설명하고 이제부터 바람직한 행동을 해 나가려면 어떤 방도를 강구하는 것이 좋은지에 대하여 스스로 결정하게 하는 해석적 처치법(interpretive treatment)을 사용할 수 있다.

④ 생리적 상태(Physiological State)

마지막으로 개인의 생리적 상태는 자기효능감에 영향을 준다. Bandura는 높은 생리적 각성(high physiological arousal)은 일반적으로 수행을 제대로 하지 못하게 한다고 하였다. 매우 불안하고 초조해하고 긴장할 경우 어떤 수행을 제대로 하지 못할 가능성이 크다. 실제적인 생리적 상태뿐 만 아니라 자신의 생리적 상태에 대한 인식도 자기효능감에 직접적인 영향을 준다. 예를 들면, 운동을 한 후 땀이 심하게 나고 맥박이 빠르게 뛰고, 무릎이 후들거리는 생리적 경험은 자기효능감을 떨어뜨리게 된다. 운동을 처음 시작하는 사람에게는 피로나 가벼운 통증일 수 있는데, 자신은 그 운동에 적합하지 않은 사람이라고 잘못 해석하는 경우가 많다. 예를 들어 노인을 대상으로 운동프로그램에 참여시키고자 하는 노력의 성공여부는 노인들의 실제 신체상태 뿐만 아니라 노인들이 자신의 일반적인 신체능력에 대한 인식정도에 따라서도 달라질 수 있다.

## 2 사회적 관계망과 사회적 지지(Social Network and Social Support)

사회적 관계망과 사회적 지지는 개인이 속한 사회적 관계의 특성과 그 관계 속에서 주고받는 지지적 행동들이 개인의 건강에 영향을 미치게 된다는 이론이다.

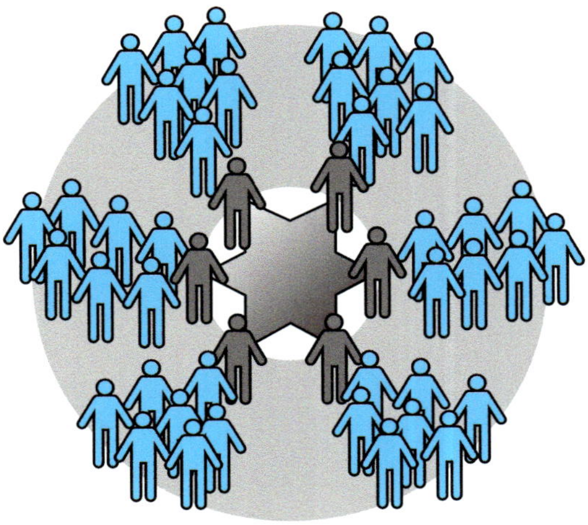

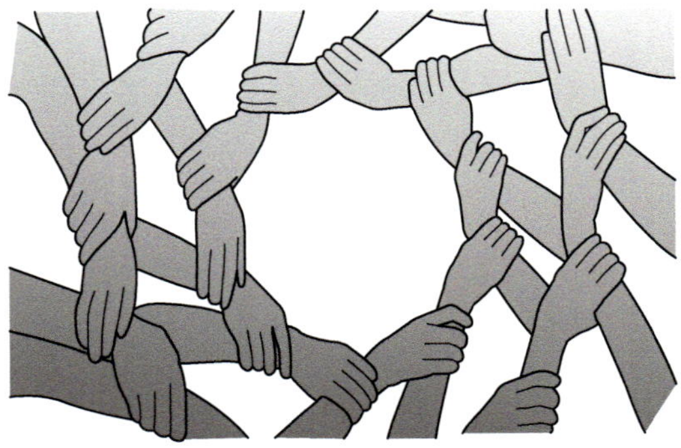

### 1) 사회적 관계망(Social network)

사회적 관계망은 개인을 둘러싸고 있는 사회관계의 망상조직을 의미한다.

#### (1) 사회적 관계망의 특성

사회적 관계망은 다음과 같은 특성을 갖는다.

① 사회적 지지의 원천

② 넓은 사회경제문화 시스템 속에 존재하고, 이들의 영향을 받는다.

③ 개인들의 사회화 과정을 촉진한다.

④ 개인을 이해하는데 도움을 준다.

### (2) 사회적 관계망의 구조적 특성

① 상호작용(Reciprocity) : 사회적 관계 속에서 지지가 오고가는 정도
② 동질성(Homogeneity) : 인구학적 특성이 비슷한 정도
③ 강도(Intensity or strength) : 정서적 친밀감의 정도
④ 지리적 분포(Geographic dispersion) : 구성원들이 근접하게 생활하는 정도
⑤ 복잡성(Complexity) : 사회적인 관계가 다양한 기능을 하는 정도
⑥ 조밀도(Density) : 구성원들이 서로 잘 알고 상호작용을 하는 정도
⑦ 지시성(Directionality) : 관계망의 구성원들이 동등한 영향, 권력 보유 여부
⑧ 공식성(Formality) : 조직, 기관 내 역할, 맥락에서 사회적 관계가 구성 되었는지 여부

### (3) 사회적 관계망의 기능

사회적 관계망은 다음과 같은 긍정적, 부정적 기능을 한다.

① 사회적 자본(Social capital) : 신뢰, 규범, 네트워크 등 행동의 변화를 촉진하는 것으로써 사회 능률을 높일 수 있는 사회구조
② 사회적 영향(Social influence) : 생각이나 행동이 다른 사람의 영향을 받는 것
③ 사회적 훼방행동(Social undermining) : 타인이 특정한 개인에게 부정적 감정, 비판을 표출하여 개인의 목적 성취를 방해하는 행위
④ 동료애(Companionship) : 관계망의 구성원들이 특정 행동을 함께 하는 것. 소속감을 느끼게 하는 것
⑤ 사회적 지지(Social support) : 사회적 관계망 기능 중 가장 긍정적 측면. 사회구성원들이 다양한 도움을 주는 것

## 2) 사회적 지지(Social support)

어려움에 처했을 때 가족, 친구, 이웃 등 사회적 관계망에 있는 구성원들이 심리적, 물질적 등의 도움을 제공하는 것을 사회적 지지라 한다.

### (1) 사회적 지지의 특성

사회적 지지는 사회적 관계망의 산출물(outputs)이며, 긍정적인 의미를 지닌다. 그러나 사회적 지지는 개인중심의 용어로 객관적인 특성보다 주관적인 특성을 갖는다.

### (2) 사회적 지지의 유형

① **정서적 지지**(Emotional support) : 공감, 사랑, 신뢰, 결속력, 보살핌 등을 의미한다. 언어적, 비언어적 소통을 통해 지지, 관심을 표현하는 정서적 지지를 통해 스트레스가 감소하고 자아존중감이 강화된다.

② **물질적 지지**(Instrumental support) : 물질적 도움이나 서비스를 제공하는 지지이다. 관계망에 있는 구성원이 자신의 책임을 수행할 수 있도록 물건이나 서비스를 제공하거나, 업무과정에 실질적 도움을 제공하는 것이다.

③ **정보적 지지**(Informational support) : 타인이 현 상황을 향상시킬 수 있는 능력을 기르고 어려움을 극복할 수 있도록 전략, 충고, 제안 등과 같은 정보를 제공하는 것이다. 정보와 지식 제공, 옹호적 지지, 교육적 지지, 기술발달 및 강화 기회 제공, 실제적 도움이 되는 서비스 관련 정보 전달 등이 포함된다.

④ **평가적 지지**(Appraisal support) : 자기평가과정, 의사결정과정에 유용하게 활용할 수 있는 피드백을 제공하는 것이다.

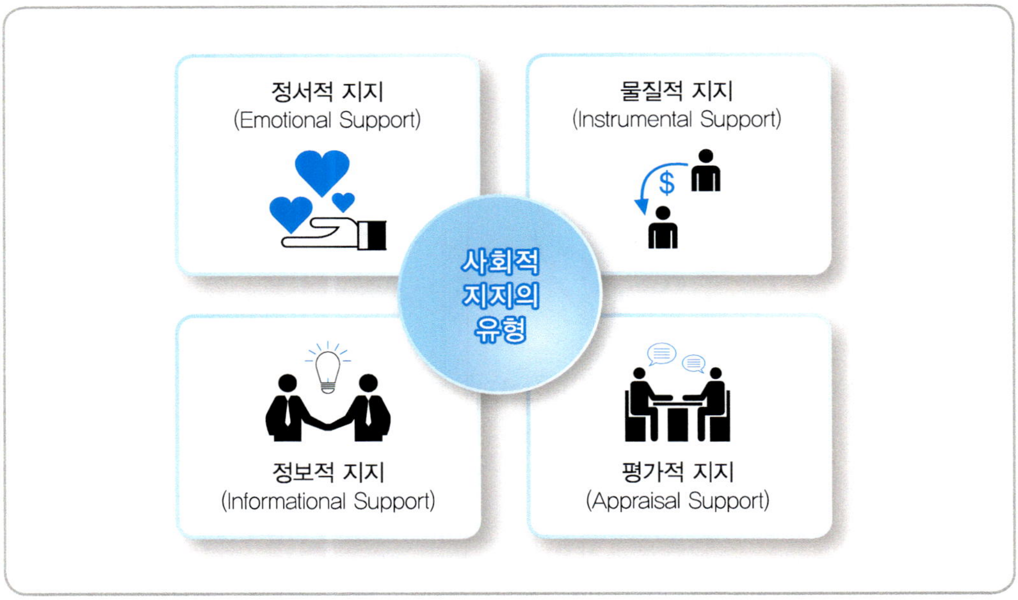


**[그림 2-22]** 사회적 지지의 유형

출처 : 한국보건복지인력개발원. 보건교육사를 위한 보건 프로그램 개발 및 평가
http://58.232.221.124:9027/04_cyber_kohi_part3/02/NFS/01/index.htm

### 3) 적용

건강행동 변화에 대한 사회적 지원의 중요성이 최근 강조되고 있다. 행동변화를 시도하는 개인 주위에 이를 지원해주는 사람이 있다든지 행동변화 과정에 파트너로 동참하는 사람이 있다면 행동변화 과정은 촉진될 수 있다. 사회적 관계망(사회활동)을 형성하면 사회적 지지가 강화되고 건강행동 변화가 촉진된다고 할 수 있다.

멘토링(mentoring), 버디 시스템(buddy system)과 지지그룹(support group)의 형성은 대표적인 사회적 관계망 형성 사례이다. 멘토링과 버디 시스템은 두 명으로 구성된 지지그룹인데, 멘토링은 한명이 다른 한명의 모범이 되어 지지를 주로 제공하는 역할을 하며, 버디 시스템의 경우는 두 명이 동등한 위치에서 지지를 주고 받는다는 특성이 있다. 지지그룹은 행동변화를 이루고자 하는 사람들이 함께 모여서 경험을 나누고 함께 노력하는 그룹을 형성하는 것이다. 자조그룹(self-help group)도 지지그룹의 한 유형이다. 문제해결에 직접적인 목적은 없으나 같은 문제를 가진 사람들이 함께 모여서 사회적 상호작용을 할 수 있도록 하는 사회활동도 간접적으로 문제해결에 도움을 주고 받을 수 있다.

사회적 관계망 형성에 경쟁(competition)과 계약(contract)의 요소를 더하면 그 효과를 강화시킬 수 있다. 사회적 관계망 형성은 개인 간 뿐 아니라 집단 간에도 형성될 수 있다.

**[표 2-5] 유형별 사회적 지지 사례**

| 유형 | 정의 | 적용(유방암 환자의 사례) |
|---|---|---|
| 정서적 지지 | 공감, 사랑, 신뢰, 돌봄의 표현 | 친한 친구나 가족 구성원이 희망을 주고 언제든지 얘기를 들어주며 돌봐주는 태도를 보임 |
| 물질적 지지 | 실용적인 도움 | 남편이 일주일에 2일 간 재택근무를 하면서 아이들을 돌봐주고 그 동안 엄마는 치료를 받도록 계획함 |
| 정보적 지지 | 충고, 제안, 정보 제공 | 의사가 유방암 및 치료과정에 대해 설명함. 안내함. 어머니가 이전에 본인이 받았던 방사선 치료경험에 대한 정보를 제공함 |
| 평가적 지지 | 자기평가에 도움이 되는 피드백 | 절친한 친구가 그녀가 유방암을 극복할 수 있는 얼마나 훌륭한 능력을 갖고 있는지 인식시켜줌(자신의 능력을 제대로 파악하도록 격려해줌) |

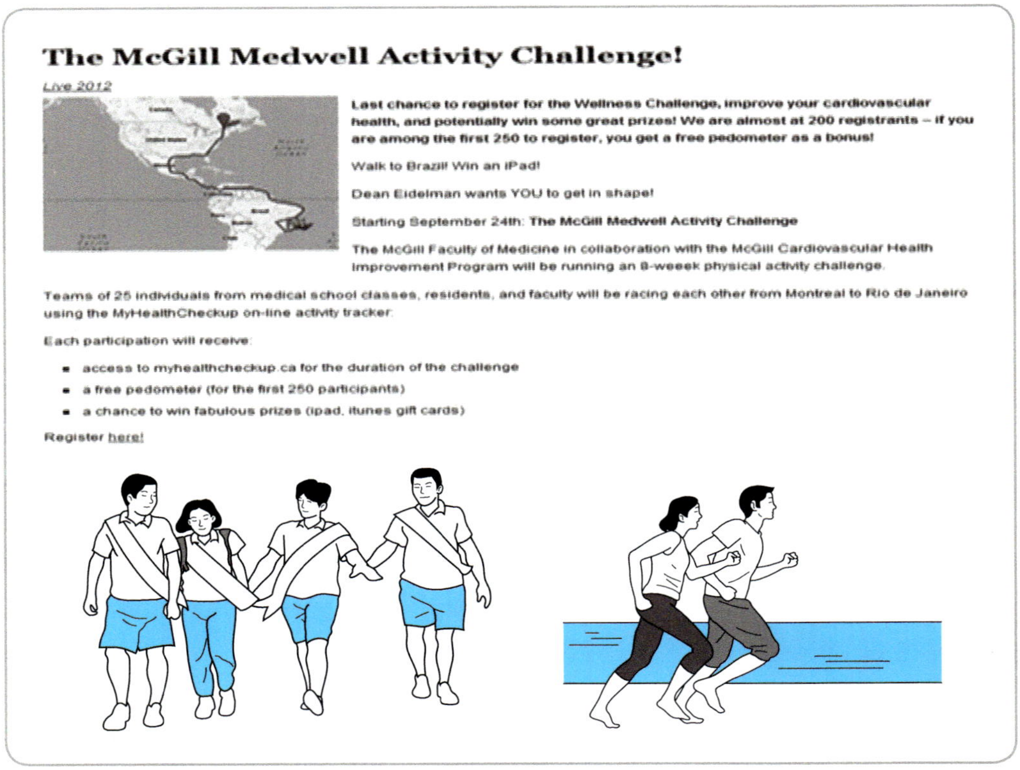


**[그림 2-23]** 건강행동 변화를 촉진하기 위한 다양한 사회적 지지 강화 전략

출처 : https://publications.mcgill.ca/medenews/2012/09/10/the-mcgill-medwell-activity-challenge/

# 제4절 집단 및 지역사회 수준의 이론

## 1 혁신의 확산 이론

### 1) 용어 정의

혁신(innovations)이란 새롭고 독창적인 생각, 태도, 행동, 정책이나 프로그램, 상품, 서비스 등을 의미한다. 혁신이란 기존의 없던 새로운 형태(여성용 콘돔이나 비아그라)이거나, 이전의 단점을 보완한 업그레이드 된 형태(인삼이나 홍삼 캔디)일 수 있다.

한편 혁신의 확산(diffusion of innovations)이란 혁신이 특정 경로를 통한 의사소통으로 인해 시간이 흐름에 따라 특정 사회의 구성원들에게 점차적으로 알려지는 과정으로 정의할 수 있다.

## 2) 혁신-의사결정 모형(Innovation-Decision Process)

Rogers가 만든 혁신-의사결정 모형을 중심으로 살펴보면 혁신의 확산은 일시적으로 일어나는 것이 아니라 시간을 거치며 다양한 행위가 혼합되어 진행되는 일종의 과정이다. 이 과정은 아래의 5단계로 구분된다.

### (1) 지식(Awareness, knowledge)

혁신의 존재에 대한 인식, 또는 지식이 있는지가 첫 단계이다. 실용적 지식(practical knowledge or how to knowledge) 즉, 혁신이 어떻게 효과를 발휘하는지에 대한 그리고 어떻게 활용될 수 있는지를 잘 알수록 혁신을 채택할 가능성은 높아진다. 지식은 자기효능감을 증가시킴으로써 채택의 가능성을 높인다. 원리에 관한 지식(principle knowledge) 즉, 혁신의 근거가 되는 원리를 안다면 채택의 가능성은 촉진되는데, 특히 확정이나 유지

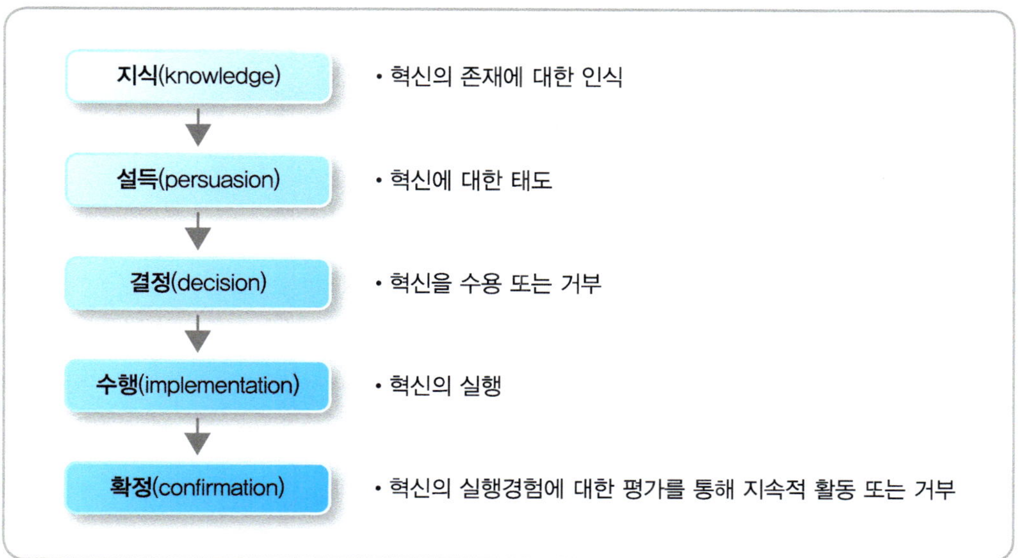
지식(knowledge)
• 혁신의 존재에 대한 인식
설득(persuasion)
• 혁신에 대한 태도
결정(decision)
• 혁신을 수용 또는 거부
수행(implementation)
• 혁신의 실행
확정(confirmation)
• 혁신의 실행경험에 대한 평가를 통해 지속적 활동 또는 거부

**[그림 2-24]** 혁신-의사결정 모형

단계에서 중요한 역할을 한다.

#### (2) 설득(Persuasion)

채택을 위해서는 혁신에 대한 강한 긍정적 태도형성이 중요하다. 상대적 유용성, 인지된 사회규범, 예상된 결과에 대한 태도는 비공식적인 소통경로에 의한 정보(innovation-evaluation information)를 통해 형성된다.

#### (3) 의사결정(Decision)

의사결정이 채택을 의미하는 것은 아니다. 오히려 채택의향 또는 시도와 비슷한 개념이라 할 수 있다. 결정은 행동과 매우 밀접하게 관련되어 있으나 환경적 요인이 실제 행동을 방해하거나 지연시킬 수 있다. 시도의 기회가 주어지면 채택의 가능성이 높아진다.

#### (4) 수행(Implementation)

시도의 단계라 할 수 있다. 혁신, 혁신의 활용, 혁신의 결과에 대한 실제적인 지식을 제공해준다. 혁신에 대한 좋은 수행경험은 장기적 채택의 가능성을 높인다. 특정목적을 위해 혁신을 재창조하거나 조정하는 것이 가능한가가 채택의 중요한 요인이 된다.

#### (5) 확정(Confirmation)

최종적 채택의 단계, 유지 또는 지속의 단계이다. 장기적으로 혁신을 활용할 때 또는 활용을 중단한 단계이다. 채택의 시작만큼 유지가 중요함을 강조한다.

### 3) 혁신의 확산 관련 요인

#### (1) 혁신의 특성

혁신의 특성이 확산과정에 영향을 미친다.

① **상대적 유용성**(relative advantage) : 이전의 것보다 다 유용한가?
② **적합성**(compatibility) : 대상집단에 적절한 것인가?
③ **복잡성**(complexity) : 활용하기에 용이한가?
④ **시도가능성**(trialability) : 채택을 결정하기 전에 시도해보는 것이 가능한가?
⑤ **관찰가능성**(observability) : 혁신의 결과가 가시적이며, 쉽게 측정될 수 있는가?

위의 사항 이외에도 확산과정에 영향을 미치는 혁신의 특성은 다음의 표와 같다.

**[표 2-6] 혁신의 확산과정에 영향을 미치는 혁신의 특성**

| 혁신의 특성 | 핵심 질문 |
|---|---|
| 상대적 유용성 | 혁신이 기존이나 현재의 것에 비해 더 좋은가? |
| 시도 가능성 | 혁신을 적어도 한 번 시도해 볼 수 있는가? |
| 복잡성 | 혁신 사용 방법이 간단한가? |
| 적합성 | 혁신은 개인이 속한 사회와 문화, 그리고 개인적인 특성에 적합한가? |
| 관찰 가능성 | 혁신의 결과를 관찰하고 측정할 수 있는가? |
| 사회적 관계의 영향력 | 혁신이 사회적 환경에 부정적인 영향을 미칠 가능성이 있는가? |
| 복원성 | 혁신을 채택하였어도 쉽게 이전의 상태로 돌아가거나 중단할 수 있는가? |
| 의사소통가능성 | 혁신을 쉽고 명확하게 이해할 수 있는가? |
| 시간 | 혁신을 채택하는데 걸리는 시간은 짧은가? |
| 위험과 불확실성 수준 | 혁신이 가진 불확실성과 위험성은 없는가? |
| 노력의 정도 | 적정의 노력만으로 혁신을 효과적으로 사용할 수 있는가? |
| 수정 가능성 | 시간이 지나면서 혁신이 더 새로워지고 발전될 수 있는가? |

### (2) 의사소통 경로

의사소통(communication)은 상호간의 이해를 도모하기 위해 정보를 생성하거나 다른 사람과 공유하는 과정이다. 확산은 특수한 형태의 의사소통으로 상호 교류되는 메시지의 내용이 새로운 아이디어와 관련되어 있다. 의사소통의 과정에 포함되는 요소는 다음과 같다.

① 혁신

② 혁신에 대한 지식이 있거나 활용경험이 있는 개인 또는 다른 구성단위

③ 혁신에 대한 지식이 없거나 활용경험이 없는 개인 또는 다른 구성단위

④ 두 단위 간을 연결하는 의사소통 경로

의사소통 경로(communication channel)란 메시지가 한 사람으로부터 다른 사람에게 전달되는 수단을 의미한다. 매스미디어 경로(라디오, TV, 신문 등과 같은 대중매체)는 잠재적 채택자들에게 혁신의 존재에 대해 알리는 가장 빠르고 효율적인 수단으로 소수의 사람들이 많은 사람에게 접근하여 효과적으로 인식과 지식을 생성한다.

개인 간 경로는 개인이 새로운 아이디어를 채택하도록 설득하는데 더 효과적이다. 특히, 양자 간의 관계가 사회경제적 수준, 교육수준 또는 중요한 다른 측면에서 비슷할 때 더 효과적이다. 면대면(face to face) 접촉을 통한 정보교환이 많으나 최근에는 인터넷, SNS를 통한 상호작용적 의사소통이 활발하게 활용되고 있다.

혁신에 대한 평가는 객관적인 평가보다는 주관적인 평가에 의존한다. 객관적 평가는 과학적 연구에 기반한 평가이며, 주관적 평가는 자신들과 비슷한 특성을 지닌 사람으로 혁신을 이미 채택하고 자신에게 혁신을 소개한 사람들에게 전적으로 의존하는 것이다. 따라서 혁신의 확산은 개인 간의 의사소통 관계가 포함되는 사회적 과정이라 할 수 있다. 확산과정은 내담자가 획득해야 할 바람직한 행동의 실제적, 상징적, 본보기를 제공함으로써 모방 및 관찰을 통해 소기의 목표행동(사회 및 인지적 행동)을 학습하는 것이라 할 수 있다.

【확산과정(Diffusion process) = 모델링(Modeling) + 모방(Imitation)】

혁신의 확산이 활발해질 조건은 양자 간 혁신에 관련된 부분에서는 다르지만 다른 관련 변수에서는 동질하여야 의사소통이 원활하게 이루어진다.

### (3) 집단의 특성

혁신의 확산 속도는 대상자 집단의 특성과 관련이 있다. 일반적으로 혁신을 채택하는 사

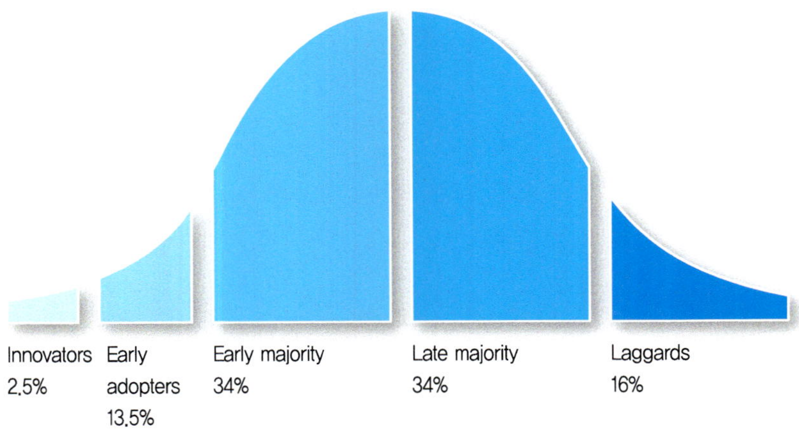


[그림 2-25] 혁신 채택자의 범주

람들은 다음과 같이 범주화한다.

① **혁신자**(Innovators) : 스스로 정보를 찾고 수용여부를 자신의 판단에 의해 결정하는 사람들. 새로운 아이디어를 실행해 보고 혁신의 유용성에 대한 정보를 제공한다.

② **조기 수용자**(Early adopter) : 지역사회에서 존경받는 인물, 여론주도자(opinion leader)인 경우가 많다. 다른 사람이 혁신을 채택하도록 영향력을 행사하는 사람들이다.

③ **조기 다수자**(Early majority) : 주로 여론주도자와 대중매체의 영향을 받아 혁신을 채택하기 시작하는 사람들이다. 조기다수자가 채택하게 되면 혁신과 관련된 새로운 규범이 형성된다.

④ **후기 다수자**(Late majority) : 변화에 회의적인 집단으로, 대부분의 사람들이 실천할 때까지 기다리는 특성을 보인다.

⑤ **최후 수용자 또는 비 수용자**(Laggards) : 전통적이고 보수적인 특성을 보이는 집단이다. 혁신에 회의적이며, 위험에 반대하는 입장의 사람들의 집단이다.

### (4) 환경적 특성 : 사회체계

사회체계(social system)는 공통의 목적을 달성하기 위해 함께 문제해결에 참여하는 밀접한 관계에 있는 단위들의 조직이다. 체계는 구조(structure)를 갖고 있으며, 구조는 체계 내 개인행동에 안정성(stability)과 규칙성(regularity)을 제공한다. 안정성은 행동변화가 갑자기 발생하거나 멈추지 않음을 의미하고, 규칙성은 같은 상황에서는 같은 일이 항상 발생된다는 의미이다. 사회체계의 사회구조와 의사소통 구조는 체계 내 혁신의 확산을 촉진시키거나 방해한다. 사회구조의 한 측면은 규범(norm)이다. 규범은 사회체계의 구성원들에게 확실히 자리잡은 행동패턴을 말한다.

조직구성원들 중에는 여론주도자(opinion leader)와 변혁가(change agent)가 있다. 여론주도(opinion leadership)는 개인이 비공식적으로 다른 사람의 태도나 행동에 바람직한 방향으로 영향을 줄 수 있는 정도를 의미하며, 여론주도자의 특성은 다음과 같다.

① 다양한 외부 의사소통에 더 많이 노출되어 있으며, 좀 더 국제적인 인물일 가능성 높다.

② 사회경제적 지위가 높다.

③ 체계의 규범에 따라 달라지나 더 혁신적일 가능성이 크다.

④ 개인 간 의사소통 네트워크의 중심에 위치하고 있다.

변혁가는 대상자의 혁신-의사결정에 바람직한 방향으로 영향을 주려고 하는 개인을 말한다. 대개는 전문가로 대상자와 이질적인 특성을 갖는 경우가 많다. 따라서 때로는 보좌관(aide)을 고용한다. 혁신은 이러한 조직구조와 규범들 사이에서 변혁가와 여론주도자의 활동에 따라 확산된다. 혁신은 변혁가가 주도하고 여론주도자의 힘을 받아 확산한다고 할 수 있다.

여론주도자가 보수적인 성향이 강할 수 있다. 그러나 사회 시스템 상에서 강한 영향력을 행사하기 때문에 여론주도자를 효과적으로 설득하는 것이 혁신의 확산 속도를 빠르게 하는 중요한 방법이다.

사회체계 내 혁신의 수용여부 결정에는 다음의 유형이 있다.

① **선택적 혁신-결정**(Optional innovation-decisions) : 개인이 혁신의 수용여부를 결정한다. 개인의 결정은 서로 독립적이며, 규범과 대인 네트워크의 의사소통에 의해 영향을 받는다.

② **집단적 혁신-결정**(Collective innovation-decisions) : 체계의 구성원들의 합의에 의해 결정된다. 결정이 되면 체계 안의 모든 구성원은 이를 따라야 한다.

③ **권위적 혁신-결정**(Authority innovation-decisions) : 권력, 지위 또는 전문능력을 가진 소수의 개인들에 의해 결정한다. 개인은 결정권한이 없으며, 일단 결정이 되면 이를 수행하는 역할을 한다.

『혁신의 채택 속도 순서 : 권위적 → 선택적 → 집단적』

④ **복합적 혁신-결정**(Contingent innovation-decisions) : 앞선 결정에 의해 이후의 결정이 정해지는 유형이다.

혁신의 채택 또는 거부는 사회체계 이외에도 지리적 특성, 사회문화적 특성, 정치적 특성 등의 환경적 특성의 영향을 받는다. 자원의 부족, 프로그램이나 정책을 실시할 권한의 부족, 지자체 및 중앙정부 지원의 부족은 의사결정과 채택에 큰 영향을 주므로 연구자와 지역사회 서비스 기관 간의 협력체계 구축이 요청된다.

보건교육건강증진 프로그램의 성공적인 확산을 위해서는 혁신, 채택하는 개인과 조직, 환경적 특성들이 조화를 이루는 것이 필요하다. 즉, 혁신의 내용과 사용자의 요구가 일치하도록 혁신이 수행되고 확산되는 상황에 맞도록 수정, 재창조하려는 노력이 필요하다. 이를 위해서는 활발한 의사소통, 프로그램 개발자와 채택자 간의 연계체계 형성과 활용이 요구된다.

## 2 조직변화 이론(Theories of Organizational Change)

직장과 같은 조직 생활구성원들의 건강과 건강행동은 조직의 환경적 특성의 영향을 받게 되므로 건강증진을 위한 노력도 구성원 개인 대상의 보건교육 이외에 직장수준의 변화를 유도하는 건강한 환경조성 전략이 요청된다. 조직의 환경적 특성이 구성원들의 건강생활실천을 추진 또는 방해하는 결과를 초래하므로 조직의 특성을 이해하고, 조직의 바람직한 변화를 유도하는 것은 조직수준의 건강증진활동에서 중요하다. 조직변화는 조직 내의 변화와 조직과 조직 간의 협력을 유도하는 방안으로 구분할 수 있다. 조직 내 변화를 설명하는 이론은 단계이론과 조직개발이론이 대표적이며, 조직 간 협력의 기초가 되는 이론은 조직 간 관계이론과 지역사회 연합활동이론이다.

### 1) 조직 내 변화이론

조직 내 변화이론 중 단계이론(stage theory)은 조직이 변화를 할 때 일련의 단계를 거친다는 이론이다. 단계이론은 어떠한 단계를 거치면서 조직의 변화가 성취되는지와 각 단계에서 조직 내 어느 수준에서의 적극적 참여가 요청되는지에 대해 설명하므로 이미 개발된 프로그램이나 정책을 조직이 채택하는 입장에 있을 때 가장 유용하게 활용할 수 있다.

한편 조직개발이론(organizational development theory)은 행동과학의 지식을 조직변

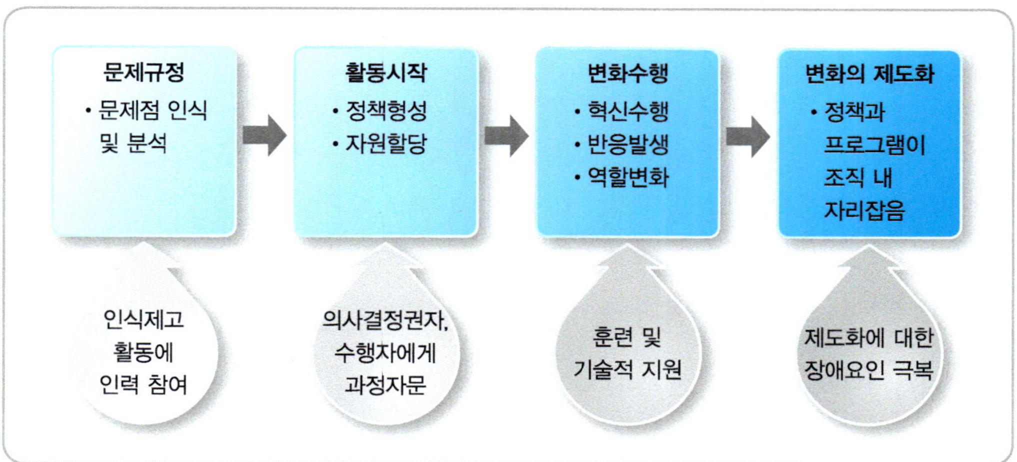


[그림 2-26] 단계이론에 의한 조직 내 변화과정

화에 적용하고, 조직의 성과를 효과적으로 달성하도록 하는 전략, 디자인 요소, 과정을 개발하는 조직체계의 전반에 걸쳐 진행되는 과정으로 설명된다. 조직개발이론의 주요개념은 조직풍토, 조직문화, 조직역량 등 다음의 표와 같다.

**[표 2-7] 조직개발이론의 주요 개념**

| 주요 개념 | 정의 |
|---|---|
| 조직풍토<br>(organizational climate) | 조직의 분위기 또는 특성<br>예) 리더십, 의사소통의 특성, 참여경영 여부, 역할의 명료성 등 |
| 조직문화<br>(organizational culture) | 구성원이 공유하는 가치관, 규범, 행동패턴<br>예) 건강문화 : 직원의 건강에 높은 가치를 부여 지원하는 건강증진환경의 조성 |
| 조직역량<br>(organizational capacity) | 조직의 하위조직들이 최적으로 기능하는 상태<br>역량의 4요소 : 자원의 획득, 조직구조, 활동, 성과 |

조직개발이란 궁극적으로 직장생활의 질 향상을 추구하므로 조직진단을 통해 직원에게 긍정적 또는 부정적 영향을 미칠 직장생활의 다양한 측면을 파악하는 것으로부터 시작한다. 현장연구(action research)가 보편적으로 적용되는데, 조직을 발전시키기 위한 4단계, 즉 진단(diagnosis), 활동계획(action planning), 중재(interventions), 평가(evaluation)로 진행된다.

### 2) 조직 간 변화이론 : 지역사회 연합활동이론 (Community Coalition Action Theory, CCAT)

연합(coalition)은 지역사회 내의 다양한 조직들 간의 공식적, 장기적 결연으로 지역사회 문제의 예방과 감소라는 공통적 목적달성을 위해 협력하는 것이다. 연합(coalitions)은 과거 20여 년 동안 보건의료를 포함한 다양한 분야에서 급속하게 발전하여 왔다. 연합의 구성원들에게 최대한의 혜택을 제공하기 위한 목적으로 연합을 구성하며, 특히 지역사회 연합은 지역사회 구성원들 공통의 목적을 성취하고 건강증진의 영역 안에서 공통의 사업을 수행하고자 하는 의도로 발전되어 왔다.

연합은 형성(formation), 유지(maintenance), 제도화(institutionalization)의 단계를 거쳐 개발된다. 형성단계에서는 주도적인 조직이 관심사인 이슈를 파악하고 운용절차를 개발할 지역사회 파트너들의 그룹을 결성한다. 유지단계에서는 구성원들의 참여를 유지시

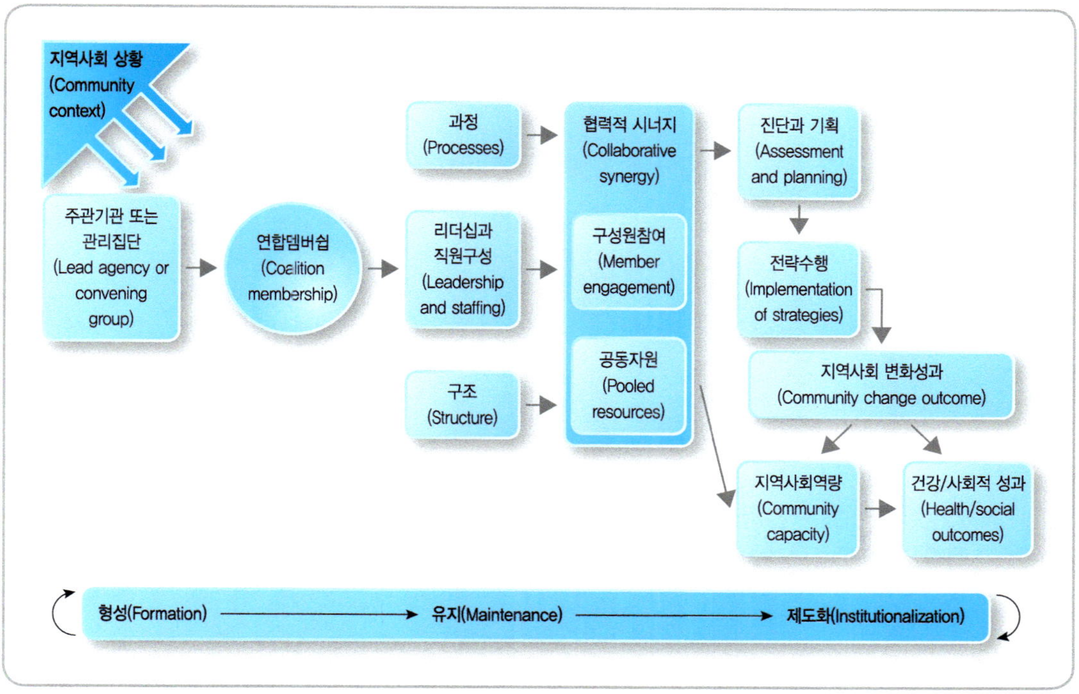


**[그림 2-27]** 지역사회 연합활동이론

출처 : DiClemente, R. J., Crcsby, R. A., & Kegler, M. C. Emerging theories in health promotion practice and research. 2nd edition. John Wiley & Sons, SanFrancisco: CA.

키며 집단 시너지를 발생시키고 자원을 확보하고 수행을 통해 사업 또는 정책의 변화를 유도한다. 제도화 단계에서는 효과적인 전략 활용의 결과로 성과가 발생한다. 이러한 효과적 전략들은 조직들이 채택하게 되고 장기적인 연합으로 이어진다. 이러한 단계의 진행은 직선적인 형태가 아닌 순환적인 형태를 취하게 되므로 새로운 이슈가 발생되면 이전의 단계로 후퇴하는 경우도 발생한다.

성공적 연합의 특성은 담당직원의 지속적 참여, 지역사회 리더의 지지, 지역사회 자원봉사기관의 적극적 참여, 상호이익을 위한 노력, 지속적 인력훈련, 투표 보다는 합의 도출 등으로 요약될 수 있다. 건강증진 분야에서 지역사회 연합활동 이론의 적용은 점차로 증가하고 있다. 특히 비만, 신체활동, 암 예방, 당뇨병 예방의 영역에서 활발히 적용되고 있다. 그러나 다소 복잡한 이론의 특성 상 이론의 적용은 인과관계의 경로보다는 주요 구성요소에 중점을 두는 경향을 보였다.

## 3 지역사회 조직화와 지역사회 형성(Community Organization & Community Building)

지역사회 조직화와 지역사회 구축은 대표적인 지역사회 건강증진 모형이다. 지역사회 건강증진은 지역사회나 사회제도가 공동체의 건강증진을 주요 안건의 하나로 인식하여 건강증진 활동을 추구하도록 일깨우고, 구성원들의 능력을 배양하고, 사회활동과 제도, 환경이 구축되는 과정이다.

### 1) 주요 개념

#### (1) 지역사회(Community)

지리적·행정적 단위의 '지역'사회이기도 하지만 공통된 특성을 공유하는 사회적 공동체를 의미하기도 한다. 지역사회는 멤버십을 보유하며, 공통의 상징체계와 가치관 및 규범을 공유한다. 상호영향, 공통된 요구 충족을 위한 협력적 노력, 정서적 유대감 등의 특성을 지닌다.

#### (2) 지역사회 역량(Community capacity)

지역사회의 문제나 관심사를 파악하고, 지역사회의 자원을 활용하고, 문제를 해결할 수 있는 능력, 또는 이러한 능력과 관련된 지역사회의 특성을 말한다.

#### (3) 역량강화(Empowerment)

참여, 조율, 비판적 인식 함양 등을 통해 지역사회나 구성원들이 자신의 삶과 환경에 대한 통제권과 결정권을 가지게 되는 변화의 과정 및 그러한 변화가 일어난 상태이다.

#### (4) 비판적 인식(Critical consciousness)

지역사회의 현재 상황이 일어나게 된 사회적, 정치적, 경제적 요인과 배경에 대한 깊은 이해, 지역사회 내의 불균형·불평등에 대한 각성, 현 상황에 대응하여 변화를 추구하는 활동에 따라 형성되는 인식을 말한다.

#### (5) 사회적 자본(Social capital)

특정 목적으로 형성된 사회관계를 통해 만들어진 자원, 예를 들어 지역사회 구성원 간의 신뢰, 상호관계, 시민참여 등을 말한다.

#### (6) 참여(Participation)

지역사회 구성원들이 공통의 관심을 가지고 동등한 협력자 관계로 관여하는 것을 말한다. 지역사회의 문제점이나 지향목표를 파악하고, 해결 전략과 활동을 개발하여 수행하고, 평가에 직접 개입하여 의견을 내고 역할을 담당하는 차원의 참여이다.

#### (7) 지역사회 조직화(Community organization)

지역사회가 공통된 문제 또는 목적을 파악하고, 자원을 가동시키며, 자신들이 협력적으로 설정한 목적을 달성하기 위한 전략을 개발하고 수행하는 과정을 말하며, 지역사회의 문제점 진단과 해결에 중점을 둔다.

#### (8) 지역사회 형성(Community building)

지역사회의 요구도 보다는 강점과 역량을 강조하여 지역사회 강점을 파악하고 육성하는 지역사회에 대한 방침을 의미한다.

### 2) 지역사회 조직화 모형

Rothman(2001)의 지역사회 조직화 모형에서는 지역사회 조직화 모형을 지역성 개발, 사회적 기획, 사회운동 모형으로 구분하였다. 아래의 유형 중 두 개 이상의 조합으로 지역사회 조직화가 이루어지는 것으로 본다.

#### (1) 지역성 개발(Locality development)

지역사회가 합의와 협동을 통해 공동체로서의 정체성과 공동체 의식을 형성해가는 과정 중심적 성격을 띤다.

#### (2) 사회적 기획(Social planning)

지역사회 현안에 대해 경험에 입각한 합리적인 문제해결을 하는 것이므로 과업 중심적이라 할 수 있다.

#### (3) 사회운동(Social action)

지역사회의 문제해결 능력을 발전시키는 과정 중심적 성격과 사회 내의 권력 격차 해소를 위한 사회 변화를 지향하는 과업 중심적 성격을 모두 가지고 있다.

반면에 Minkler, Wallerstein & Wilson(2008)은 지역사회 조직화를 다음의 2가지 기준을 적용하여 분류한다. 지역사회 조직화의 출발점이 지역사회의 요구·결핍·문제점인가 지역사회가 가지고 있는 자원·강점인가에 따라 요구 기반형과 장점 기반형으로 구분한다. 지역사회 조직화의 성격이 사회적 불균형이나 권력 갈등을 해소하기 위한 사회운동인가, 아니면 합의와 조화 위주의 지역사회 현안 해결인가에 따라 갈등 중심형과 합의 중심형으로 구분한다.

[표 2-8] 지역사회 조직화 유형분류

| | 합의 중심형 | 갈등 중심형 |
|---|---|---|
| 요구 기반형 | 지역사회 개발<br>(Community development) | 사회 운동형<br>지역사회 조직화 |
| 장점 기반형 | 지역사회 형성<br>(Community building) | 역량강화형<br>지역사회 조직화 |

출처 : Minkler, M., Wallerstein, N., & Wilson, N. (2008). Improving health through community organization and community building. In K. Glanz, B. K. Rimer, & K. Viswanath (Eds.), Health behavior and health education: Theory, research, and practice, 4th ed. (pp. 287–312). San Francisco, CA: Jossey-Bass.

### 3) 지역사회 조직화와 형성의 과정

지역사회 조직화와 형성의 일반적인 과정은 다음과 같다.

#### (1) 이해형성

지역사회의 발전적 변화와 공동체적 역량강화는 지역사회의 특성과 상황에 대해 이해하는 단계로 시작한다. 이러한 인식과 의도는 지역사회 구성원들 사이에서 내부적으로 형성될 수도 있고, 지역사회 외부에서 전문가나 유사 경험자, 사업 담당자 등이 제안하는 경우도 있다. 지역사회 내부에서 형성되었을 때에는 지역사회의 다양한 구성원들 간에 참여와 소통이 있어야 보다 폭넓은 기반이 만들어지고, 그에 따라 지속가능성이나 주인의식이 발생하여 지역사회 조직화 노력이 활성화될 수 있다. 지역사회의 외부 전문가에 의해 문제점이 인식되었을 경우, 지역사회 진입이라는 관문을 통과하는 것이 중요한데 이러한 과정에서 Gatekeeper와의 협력은 필수적이다.

### (2) 참여자 조직 구성

규모, 이해관계, 특성과 배경이 각기 다른 다양한 지역사회 구성원들이 모여 지역사회 조직화를 진행하기 위해서는 의사결정 기구를 구성하여 운용하게 된다. 핵심기구는 운영위원회, 기획위원회 등의 유형이 일반적이다. 지역사회 조직화의 세부 과정마다 특성과 전문성을 살리고 지역사회로부터 고른 참여와 의견, 지지를 얻어 진행하기 위해서는 한정된 규모의 핵심기구가 단독으로 활동할 것이 아니라 폭넓은 참여자 기반이 있어야 하고, 소위원회나 작업팀을 구성하여 핵심기구와 역할을 연계할 필요가 있다.

### (3) 지역사회 사안의 파악과 지역사회 진단

구체적인 지역사회 사안은 결정되지 않은 경우 지역사회 조직화 사안을 결정하기 위해 지역사회 진단을 할 수도 있다. 지역사회 사안의 파악 방법은 토론회, 공청회, 연구조사 보고서 발표, 조사, 방문, 관찰 등 다양하다. 지역사회 진단은 지역사회 문제점 진단과 지역사회 자산(community asset) 진단으로 구성된다. 지역사회 조직화가 추구하는 것은 지역사회의 문제점과 요구를 해결하기 위해 지역사회 내의 가용 자원과 역량을 파악하고 동원하는 것이자 그러한 과정을 통해 지역사회 스스로가 문제해결 능력을 갖추고 변화를 일으켜 지속적으로 노력할 수 있게 되는 것이다. 지역사회 자산 진단의 결과는 목록으로 작성하거나 도표화·도식화할 수도 있고, 지도화(mapping)되기도 한다.

### (4) 우선순위 결정 및 목적 설정

지역사회 진단 결과 중 우선순위는 참여자 조직과 이해관계자들이 합의를 거쳐 결정하게 된다. 우선순위와 목적을 판단할 때에는 해당 사안의 해결가능성, 간단명료한 설명, 이해가능성, 해결과정에서의 조직 구성원의 결속가능성, 지역사회 강화가능성, 거시적인 차원의 지역사회 발전·강화와의 연결성을 고려해야 한다. 우선순위는 목록으로 작성하고, 우선순위별 각 사안에 대해 성취해야 할 것과 기대결과를 지역사회 조직화 목적으로 재구성하여 기술한다.

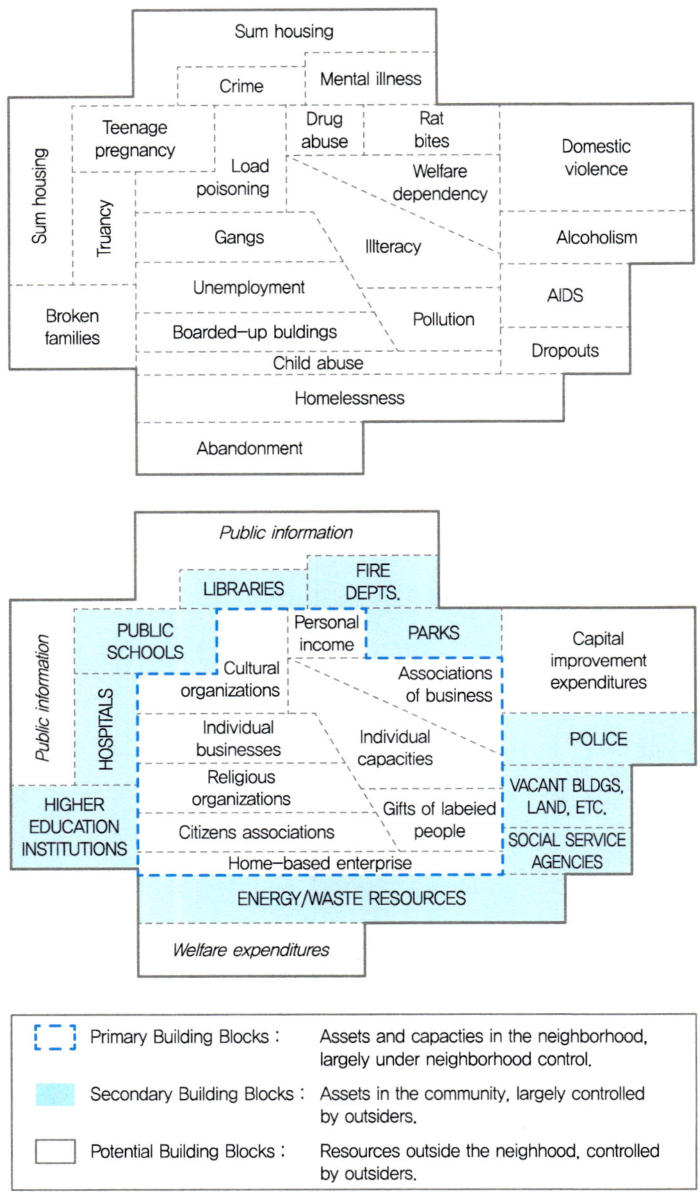


**[그림 2-28] 요구도 지도(needs map)와 자산 지도(assets map) 사례**

출처 : McKenzie, J. F., Neiger, B. L., & Thackeray, R. (2012). Planning, implementing & evaluating health promotion programs (6th revised ed). Glenview, IL: Pearson Education, Inc.

### (5) 해결방안 및 전략 선정

참여자 조직 소위원회에서는 우선순위 사안에 대한 다양한 전략대안들을 개발한다. 수용가능성, 장단기 효과, 소요 자원 등의 측면에서 각 전략의 장점과 한계점을 검토하여 가장 적절한 전략을 선정하고, 선정한 전략을 실제로 수행할 일련의 활동항목을 결정한다.

### (6) 수행, 평가 및 지속

계획한 전략과 활동을 수행하고, 결과를 평가하고, 성취한 결과를 유지하고, 필요에 따라 앞 단계들을 반복하며 지역사회 조직화 과정을 수정·보완하는 단계이다. 전략을 수행하기 위해서는 필요한 자원을 확보하고 적절한 일정계획을 수립해야 한다. 지역사회 내·외의 자원을 파악하고 동원하는 과정에서는 부문간(예: 민간–공공)·차원간(예: 상부기관–하부기관, 본부–지부) 연계와 협력이 필수적이다.

평가는 과정평가와 총괄평가로 구성된다. 과정평가는 지역사회 조직화 과정의 질적 향상을 위해 진행과정을 검토하여 평가하는 것이고, 총괄평가는 지역사회 조직화의 목적과 성취 결과를 대비하는 것이 핵심이다.

지역사회 조직화 과정은 한 번의 실행으로 끝나기보다는 앞 단계로 되돌아가 실행을 반복하는 순환적 과정이다. 이 과정은 지역사회 조직화 과정 중 가장 난이도가 높다고 할 정도로 장기간의 노력과 역량이 필요하므로 지속가능성과 준비도를 면밀히 타진해보아야 한다.

## 4 건강행동의 생태학적 모형(Ecological Models of Health Behavior)

### 1) 특성

생태학(ecology)은 생물체와 생물체 또는 생물체와 환경 간의 상호관계를 연구하는 학문이다. 건강행동의 생태학적 모형은 인간과 환경 간의 상호작용을 설명하는 생태학적 관점을 도입하여 건강행동을 설명하고 행동변화를 위한 중재 방법을 연구하기 위한 개념 틀이라 할 수 있다. 건강과 관련된 요인들의 상호작용, 환경과 더불어 나타나는 상호의존적인 관계, 그리고 건강 문제를 중심으로 관련된 모든 수준과 단계를 구분하여 만들어 낸 모형으로 이모형은 인간과 물리적, 사회문화적 환경과의 상호작용을 강조한다.

생태학적 건강모형에서 개인을 중심으로 주변인과의 관계, 그들이 속한 조직의 상황, 조직이 속한 지역사회의 상황, 지역사회가 영향 받는 사회제도나 정책 등을 더 분석하여 변

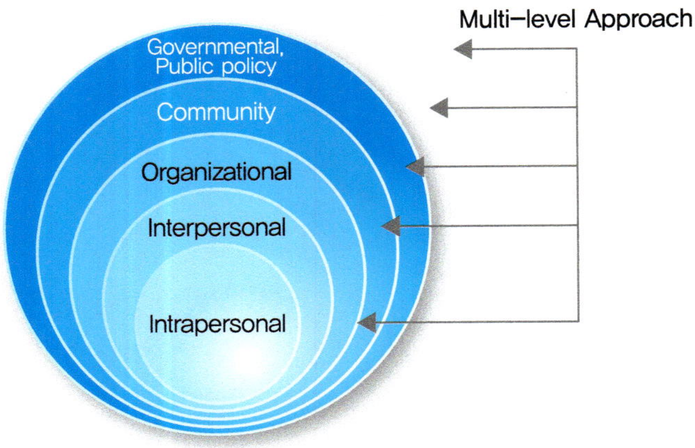


**[그림 2-29]** 건강에 영향을 미치는 요인에 대한 다수준 접근

화와 개선, 유지가 더 잘 이루어질 수 있도록 고안된 이론이다. 건강행동에 영향을 주는 내, 외적 요인을 체계적으로 분석하고, 각 차원 간의 상호작용 효과를 극대화하기 위한 통합적 전략을 강조하므로 효율적인 프로그램 기획을 가능하게 한다.

개인의 가족력, 성격, 성별, 연령과 같은 인구학적 특성과 지식과 태도, 믿음, 가치관, 인식, 기술 등은 건강행동에 영향을 미친다. 신체활동은 일반적으로 남성에 비해 여성, 청장년에 비해 노인이 적기 때문에 이들을 대상으로 하는 보건교육 프로그램은 그들이 가진 내적인 특성을 고려해 특별히 고안되어야 할 것이다.

개인과 개인 사이의 관계, 즉 사회적인 관계성은 건강에 중요한 영향을 미친다. 청소년 흡연은 친구의 권유와 가족 구성원의 영향으로 시작되기 때문이다. 가족, 친구, 동료, 이웃 등의 사회적 네트워크를 통해 개인은 건강행동을 실천하고 건강한 생활습관을 형성할 수 있다.

공통된 목적을 가지고 이룬 사람들의 집단으로 공식적 또는 비공식적인 기관과 조직 및 단체는 개인의 건강행동에 영향을 미친다. 예를 들어, 학교나 대학 캠퍼스, 직장 내에서의 금연 정책은 흡연 행동의 변화를 가져오고 간접 흡연자의 건강을 보호한다. 또한, 직장에서 금연자에게 주는 포상은 장기간의 금연상태를 유지시키는 데 효과적이다. 이처럼 해당 기관에서 시행하고 있는 건강 규칙과 시행 법규 및 정책은 동기화와 더불어 건강행동을 실천하고 유지할 수 있도록 만들어 준다.

이웃 또는 지역사회에 존재하는 소속감, 사회 규범과 가치관, 사회적 연대감, 네트워크 등은 개인과 단체의 건강에 영향을 미친다. 지역사회 주민들로 구성된 조기 축구회, 등산회 등은 신체활동을 증진시키고 주민들의 연대 의식을 고취시킨다. 해당 지역의 독거 노인들을 위해 청소, 식사준비, 목욕과 건강 돌보기 등 자원 봉사단 활동은 소속감과 책임의식을 통해 지역사회의 건강증진을 실천한다. 절주 또는 불법약물 금지 등의 건강 캠페인 참여는 건강한 지역사회 환경을 조성하며 개인의 건강생활 실천에 영향을 미친다.

가장 넓은 사회 생태학적 범위에서의 공공정책은 공공의 건강과 안전을 위해 반드시 지켜야 하는 법규와 정책을 의미한다. 간접 흡연자의 건강을 보호하기 위해 만들어진 실내와 공공장소에서의 금연 정책, 미성년자들에게 담배 판매 금지법, 담배세 인상 등이 포함된다. 개인과 단체, 지역사회는 여러 옹호활동을 통해 건강 법규와 정책의 수립 및 시행에 영향을 미쳐 모든 사람이 건강한 환경에서 살 수 있도록 노력한다.

이와 같이 생태학적 모형은 보건행동에 영향을 주는 내외적인 요인을 체계적으로 분석하고 설명함으로써 효율적인 건강증진 프로그램의 구체적인 방안을 제시한다. 또한, 각 단계간의 상호 영향 효과를 극대화하기 위한 전략을 강조한다.

**[표 2-9] 건강행동의 생태학적 수준별 변화의 목표와 전략**

| 차원 | 변화의 목표 | 전략사례 |
|---|---|---|
| 개인<br>Intrapersonal | 지식, 태도, 가치관, 기술, 행동, 자아개념, 자기효능감, 자부심 등 개선 | 검사와 측정, 교육, 대중매체 캠페인, 기술발달 훈련 등 |
| 개인간<br>Interpersonal | 사회적 관계망, 사회적 지지, 가족, 동료, 이웃과의 관계 등 개선 | 사회적 관계망 강화, 집단의 규범변화, 가족의 역량강화, 사회적 지지집단형성, 또래 지도자 양성 등 |
| 조직<br>Organizational | 규범, 보상, 조직의 문화, 경영스타일, 조직의 구조, 의사소통 네트웍 등 개선 | 조직변화, 조직개발, 보상 프로그램, 자문 등 |
| 지역사회<br>Community | 지역경제, 지역사회자원, 지역주민조직, 지역사회역량, 사회 및 의료서비스, 관습, 정부구조, 리더쉽 등 개선 | 대중매체 캠페인, 옹호, 지역사회 개발, 지역사회연합, 지역사회 역량강화 등 |
| 정부<br>Governmental | 법 제정, 정착, 세금, 규제기구 등의 변화 | 대중매체 캠페인, 옹호, 정책분석, 정치적 변화, 로비 등 |

출처 : Green, J., & Tones, K. (2010). Health promotion: Planning and strategies (2nd.ed). London, UK: SAGE.

## 2) 적용

건강행동의 생태학적 모형을 적용하기 위해서는 건강에 영향을 미치는 다수준 결정요인을 파악하고 이를 변화시키기 위한 중재 방법과 전략을 개발해야 한다. 개인, 개인간, 조직, 지역사회, 정부의 공공정책 수준별 중재의 목표를 설정하고, 중재의 대상을 결정하며, 중재의 방법과 전략을 개발하여 적용한다. 건강행동의 생태학적 모형을 적용한 금연 및 흡연예방 프로그램의 방법과 전략 사례는 다음의 표와 같다.

**[표 2-10] 생태학적 수준에 따른 금연중재 방법과 전략**

| 생태학적 수준 | 금연중재 방법 | 청소년 대상 금연/흡연예방 중재전략 |
|---|---|---|
| 개인 | • 건강검진 및 니코틴 의존도 측정<br>• MI기법을 적용한 금연상담<br>• 금연 및 흡연예방교육<br>• 생활기술 발달 중심 학교 보건교육<br>• 대중매체를 통한 금연캠페인<br>• 니코틴 대체 요법 | • 정규교육, 방과 후 수업, 특별활동시간을 통한 지속적인 금연/흡연예방 교육<br>• 금연교육 담당 교사훈련 및 매뉴얼 제공<br>• 청소년의 흡연 실태와 영향에 대한 소책자 제공<br>• 흡연 압력 시 거절기술에 대한 역할극<br>• 담배광고의 영향에 대한 비판적 인식강화를 위한 광고 분석 훈련<br>• 금연 공익광고 시연을 통한 인식개선 훈련<br>• 가족력에 근거한 니코틴 중독 평가<br>• 흡연 대체 행동 훈련 |
| 개인 간 | • 금연 자조모임 조직 : 멘토링, 버디, self-help 그룹<br>• 가족대상 금연지지 역량교육<br>• 동료(또래)대상 금연지도자 교육<br>• 금연을 위한 정서적, 물질적, 정보적, 평가적 지지 강화<br>• 모델링/관찰학습 기회 제공 | • 가족에게 청소년의 흡연문제 및 학교금연정책에 초점을 맞춘 정보 제공<br>• 청소년과 그 가족을 위한 금연 도우미 서비스<br>• 학부모 대상의 금연교육<br>• 또래 , 담임교사, 학부모 금연지도자 교육<br>• 가족관계 회복 프로그램 제공 |
| 조직/기관 | • 조직 내 금연 규범(문화) 형성<br>• 조직 내 금연 규칙 제정<br>• 금연실천 촉진을 위한 보상 프로그램<br>• 금연사업장 조성을 위한 과정 자문 제공<br>• 직원 금연촉진을 위한 경영진 대상 금연교육 | • 학교 건강증진 프로그램의 중요성에 대한 학교 관계자 교육<br>• 금연 뉴스레터 발행<br>• 교육 담당 교사들을 위한 정보지 발행<br>• 교실 당 1–2명의 금연 도우미 지정<br>• 금연 도우미 훈련 및 매뉴얼 보급 |

| | | |
|---|---|---|
| | • 담배자동판매기 설치 규제<br>• 금연구역 확대<br>• 금연실천을 위한 조직 개발 및 조직 간 협력<br>• 의사소통 네트웍 구성 | • 금연 포스터, 엽서, 스티커, T-셔츠, 금연보조제품 등의 보급<br>• 금연의 날 기념행사 실시<br>• 학교 금연위원회 구축<br>• 학교 금연정책(학생, 교직원, 학부모 대상) 실시 |
| 지역사회/공공정책 | • 지역보건소에서의 금연/흡연예방프로그램 제공<br>• 금연 프로그램 실시를 위한 재정적인 지원<br>• 교육자료 공유를 위한 정보센터 설립<br>• 금연전화상담 서비스 실시<br>• 지역사회 주민 금연지도자 교육<br>• 시민자율단체 구성<br>• 흡연자 금연지원 정책 및 프로그램 실시<br>• 소외계층을 위한 보건복지 정책 실시<br>• 대중매체의 금연캠페인<br>• 금연 홍보물 제공<br>• 금연 사회분위기 조성 사업<br>• 감시 및 연구체계 확립: 미성년자에게 담배 판매, 담배회사의 판촉활동, 광고규제 사항, 인터넷 금연정보, 금연 관련 연구<br>• 금연구역 확대<br>• 금연 행사 : 캠프, 순회교육, 공모전, 전시회 등<br>• 흡연자 건강검진 및 사후관리 서비스<br>• 흡연규제 정책 강화<br>• 담배판매규제 정책 강화 | • 아동 · 청소년을 대상으로 담배를 판매하는 판매점, 업소에 대한 단속강화<br>• 청소년 밀집 공공장소에 금연포스터 부착, 금연엽서 보급<br>• 아동 · 청소년 대상 금연/절주 포스터 경연대회<br>• 금연의 날 행사버스로 청소년 센터 방문(금연 연극 및 자료제공)<br>• 금연의 날에 교육인적자원부 및 보건복지부의 고위정책결정자 및 매스컴을 통한 금연/흡연예방에 관한 세미나 개최<br>• 지역사회 보건소 및 의료기관의 금연클리닉 서비스 연계 |

출처 : 김혜경(2010). 건강행동 변화를 위한 보건 커뮤니케이션 전략 개발 : 금연을 위한 생태학적 접근전략의 적용. 보건교육건강증진학회지 27(4):177-188.

## 5 사회마케팅 이론

### 1) 기본 개념

사회마케팅이론은 영리 추구의 마케팅이론을 활용하여 사회적 편익 추구를 위한 효과적인 해결방안을 모색하는 과정에서 그 중요성이 부각되기 시작하였다. Kotler와 Zaltman

이 마케팅 원리와 기술적 활용을 통해 사회적 관념과 행동 변화를 추구하고자 노력하면서, 사회마케팅은 표적 시장 및 집단 행동변화 프로그램을 위한 설계, 수행, 통제하는 사회적 변화 관리기술(a social-change management technology)로 발전해 왔다.

공중보건 분야에서 사회마케팅의 효용성을 살펴보면, 사회마케팅은 건강서비스를 제공받는 대상자의 욕구와 수요를 체계적으로 파악하여 정확하고 적절한 건강정보를 전달함으로써 국민들의 알 권리를 충족시키는데 기여하고 있다. 즉 사회마케팅을 활용한 건강정보의 제공은 개개인의 건강문제를 해결하는 의사결정과정에 중요한 단서를 제공할 뿐만 아니라 공중보건의 주요 쟁점들을 논의하고 토론하도록 자극하는 기능이 있기 때문이다.

Kotler 등(2006)은 "사회마케팅이란 표적 집단과 사회에 이익을 될 수 있는 행동에 영향을 미칠 목적으로 가치를 창조하고, 소통하고, 전달하기 위해 마케팅의 원리와 기법을 적용하는 과정"으로 정의하였다(Kotler & Lee, 2008). Anderson(1994)은 사회마케팅을 "개인과 사회의 복지 향상을 위해 목표 대상자의 자발적 행동에 영향을 미칠 목적으로 프로그램을 설계할 때 분석 및 기획, 수행, 평가에 상업 마케팅의 기술을 적용하는 것"이라고 정의하였다(Glanz 등, 2008).

이러한 맥락 속에서 사회마케팅은 개인의 행동변화를 촉진하는 유도 인자를 활용하여 목표 대상자 또는 집단으로 하여금 특정 관념, 태도 및 행동을 수용, 수정, 포기하도록 설득하는 조직적 노력으로 요약되기도 한다(김성준, 2006).

사회마케팅의 목적은 개인 및 사회의 복지 향상을 위하여 사회적 편익(social benefits)과 관계적 편익(relational benefits)을 증진시키는데 있다. 인식, 신념, 지식 변화를 통해 행동의 변화를 추구하고, 내적 보상(intrinsic reward)을 통해 목표를 달성하도록 유도하고 있다. 이러한 변화를 촉진시키기 위해 건강정보는 매우 중요한 역할을 한다.

사회마케팅의 대상은 개인(help-self) 또는 사회 전체(help-others)가 될 수 있다. 개인이 대상이 될 때에는 다양한 변화요인이 개인에게 직접적으로 영향을 미치기 때문에 단기적인 효과를 거두는데 효과적이다. 반면 위험요인이 개개인의 문제로 국한되어 인식될 때에는 메시지의 수용성이 낮아져 즉각적인 행동변화를 촉진시키거나 유지하기 어려울 수도 있다.

사회마케팅은 한 개 이상의 목표 집단을 표적 대상으로 삼는다. 도시에 거주하는 10대 청소년, 자녀 출산을 원하지 않는 기혼 여성, 산아제한을 원하는 가임기 여성 등이 목표 집단이 된다. 이들의 특성을 파악하기 위해 사회-인구학적 특성(사회계층, 월소득, 교육

수준, 연령, 가족의 크기 등), 심리학적 특성(태도, 가치, 동기, 성격 등), 행동적 특성(행동패턴, 구매습관, 의사결정 방식 등)을 조사하고, 사회적 상품에 대한 반응적 특성 및 역할을 고려하여 목표 대상의 특성을 차별화함으로써 대상별 관리기술 및 수행전략을 개발할 수 있다.

### 2) 전략

사회마케팅은 행동변화를 위한 전략으로 사회적 변화를 위해 기존의 전통적 접근방법에 최선의 통합적 계획, 커뮤니케이션 및 마케팅 기술을 활용하는 방법으로써 측정 가능한 목표의 설정, 요구도 조사, 목표 집단을 대상으로 한 상품/서비스, 서비스 특성을 반영한 포지셔닝 기술, 편익을 효과적으로 전달하기 위해 의사소통 기술, 환경변화에 대한 지속적 경계와 변화에 적응하는 능력 등을 체계화한 접근방안이다.

사회마케팅은 공급자 중심 서비스(provider-oriented service)에서 수요자 중심 서비스(client-oriented service)에 바탕을 둔 전략으로써 보건사업 전략을 수립할 때 고객 지향적인 STP(Segmentation-Targeting-Positioning) 전략을 활용한다. 이를 위해 첫째, 대상자 또는 수요자의 시각으로 문제를 분석하고, 변화의 이점, 변화가 일어나지 않는 이유와 장애요인 등을 파악한다. 둘째, 대상자의 요구를 이해하고 이들의 요구를 반영할 전략을 개발해야 한다. STP 전략이란 목표 대상을 세분화(segmentation)하고, 그 특성을 반영한 목표 집단을 선정(targeting)한 후, 속성과 편익을 강조한 포지셔닝(positioning)을 정교하게 고안하는 것이다.

① **목표 대상의 세분화** : 사회-인구학적 특성, 심리학적 특성, 행동적 특성 반영
② **목표 집단 선정** : 인구학적 요인 및 지리적 요인, 심리적 요인, 행동적 요인 고려
③ **포지셔닝** : 서비스의 속성, 서비스 이용자, 이용 상황, 서비스의 혜택, 편익 고려

마케팅 믹스 전략에서는 4P인 상품/서비스(product), 가격(price), 장소(place), 촉진/프로모션(promotion)을 전략적 요소로 제시하고 있다. 이는 가장 효율적인 커뮤니케이션을 위해 시장 환경 분석, 유통 경로 분석, 경쟁 또는 상품 분석 및 유사 상품 분석, 메시지 수용자의 심리 분석 등을 통합적으로 동시에 분석하여 전략에 활용하기 위한 것이다. 가장 핵심적인 사항은 목표에 기초한 메시지 수용자 집단을 설정하고 그들의 심층적 욕구, 동기, 신념을 이해하는 것이다. 이와 함께 3P인 인력(personnel), 제시(presentation), 과

정(process)의 전략적 요소를 통해 상품/서비스의 전달수준을 높일 수 있다.

### (1) 상품/서비스(Product)

건강관련 상품 또는 서비스에는 목표 집단에 의해 수용되는 행동, 서비스, 생산물, 정책 등을 포함한다. 콘돔, 모기장 등과 같은 유형의 상품이 있는 반면, 권고된 행동 수행, AIDS 정책과 같은 무형의 결과물이 있다. 일반적으로 건강상품은 유형의 접근성이 높은 결과물이어야 하나, 대부분의 생산물은 무형의 행동적, 사회적 건강결과물인 경우가 많다.

### (2) 가격(Price)

가격은 표적 집단이 부담해야 하는 비용을 말한다. 즉 새로운 행동, 정책, 실천을 수용하기 위한 정서적, 물리적, 사회적, 지역사회비용 등을 포함하며, 정가 또는 할인, 공제, 지급기간 및 신용조건, 시간, 노력 및 스트레스와 같은 비화폐적 비용을 모두 포함한다.

### (3) 장소(Place)

장소는 표적 집단이 행동변화를 일으키는 시점과 장소를 말하며, 사회적 상품이 목표 집단에게 전달되는 수단, 생산물 배포 채널 또는 새로운 행동의 수용을 촉진시키는 도구, 메시지에 목표 집단을 노출시키기 가장 적합한 장소 등을 포함한다.

### (4) 촉진/프로모션(Promotion)

프로모션은 사회적 상품을 목표 집단에게 촉진하는 수단을 말하며, 단순한 홍보활동보다는 더 넓은 범위의 메시지 전달방안, 목표 청중을 동기화시키고 권고된 행동을 수행하거나 새로운 정책 또는 실천을 수용하도록 유도하는 방안, 광고, 인적 판매, 판매촉진 및 PR 등을 포함한다.

### (5) 인력(Personnel)

사회적 상품을 목표 집단에게 판매하고 전달할 사람들을 말한다.

### (6) 제시(Presentation)

목표 집단이 상품 또는 서비스를 획득하거나 사용하는 환경에서의 시각적 요소들을 포함한다.

#### (7) 과정(Process)

목표 집단이 상품 또는 서비스를 획득하기 위해 거쳐야 할 단계들을 말한다.

이처럼 사회마케팅은 독표 대상자 및 상황 분석, 시장 분석, 건강문제 및 잠재적 해결방안을 모색하는데 도움을 주는 기법이며 도구로써, 수요자와 시장을 중심으로 한 체계적 접근(systematic audience-centered and market-driven approach)을 수행하고 있다.

반면 사회마케팅을 효과적인 변화를 위해 지역사회의 참여를 유도하는 방식이 아닌, 하향식 접근으로 보는 관점도 있다. 특히 개발도상국에서 하향식 접근이 이루어지는 경우 주민을 고객이라는 관점으로 보기 때문에 비참여적 전략(non-participatory strategy)으로 보는 시각도 있다. 이는 마케팅을 제한적 의미로 해석하기 때문이다. 마케팅은 실제 존재하는 유형의 상품(tangible product)을 판매하기 위해 고안된 것으로 공공서비스와 같은 무형의 서비스에는 적합하지 않다는 오해도 있다. 그러나 현대 마케팅의 핵심은 상품 자체를 판매하는 것보다는 그 상품을 통해 얻게 되는 행복감, 만족감 등의 효용(utility)과 가치(value)의 전달에 중점을 두고 있다. 따라서 사회마케팅은 국민보건, 청소년영양, 여성정책 등의 다양한 사회 프로그램에서 목표 대상의 바람직한 생각 또는 실천을 자발적으로 유도하기 위해 활용되고 있다.

### 3) 사회마케팅 기획의 10단계 모델

Kotler와 Lee(2008)는 체계적이고 전략적인 사회마케팅 계획을 수립할 수 있도록 사회마케팅 계획의 10단계 모델을 제시하였다. 10단계 모델은 기존의 마케팅기법을 활용하여 사회마케팅의 기획과정을 체계적으로 설명하고 있다.

#### (1) 1단계 : 배경, 목적, 초점에 관한 기술

사회마케팅 계획은 전체적인 추진방향과 함께 궁극적인 목적, 미션 등을 기술하는 것으로부터 출발한다. 이와 함께 목표 대상을 찾아내고 마케팅을 발전시키는 요소들을 요약하고, 문제가 되는 사회적 쟁점들 및 이에 관심을 갖는 사람들, 문제를 해결하기 위한 방안 등을 고려하여 목적과 초점을 명확히 기술한다. 특히 이해관계자들, 계획수립의 근거, 사회적 문제에 관한 영향요인, 주요 해결방안, 추진방향 수립의 이유 등을 기술하는 것이 중요하다.

### (2) 2단계 : 상황 분석 수행

SWOT 분석은 현재 상황을 분석하기 위해 활용된다. 조직의 강점(strength)을 극대화하고 약점(weakness)을 최소화하기 위해 재원조달, 체계적인 관리, 공신력을 갖춘 후원자들, 파트너십이 필요하다. 환경적인 기회(opportunities)를 활용하고, 위기(threat)에 대비하기 위해서는 주요 변화 추이, 문화적 요인, 인구통계학적 요인, 경제적 요인, 정치적 요인, 법적 요인을 분석하여 적절히 이용하는 것이 중요하다.

이를 위해 첫째, 정책의 주안점을 정립하고, 둘째, 마케팅의 목적을 규정하며, 셋째, SWOT 분석을 통해 관련 정책 활동을 분석한다. 넷째, 환경을 분석하되, 외부 환경에서는 대상의 범위, 문제의 성격과 심각성, 정책 대상의 회피성향 등을 분석하고, 내부 환경에서는 조직 역량 등을 분석한다.

### (3) 3단계 : 목표 대상 선정

목표 대상을 정확히 이해하기 위해서는 시장 세분화(market segmentation) 기법을 활용하는 것이 효과적이다. 이 단계에서는 목표 대상의 인구통계학적 특성(연령, 월소득, 교육수준 등), 지리적 특성, 위험관련행동, 심리적 요인, 사회관계망, 지역사회의 자산, 행동변화의 단계 등을 분석한다. 목표 대상을 선정한 후에는 상위목표와 세부목표를 설정하고, 목표 대상 및 영향요인, 경쟁체계를 분석함으로써 목표를 수립한다.

목표 대상의 세분화 및 표적 대상 선정을 통해 포지셔닝 전략을 개발할 수 있다. 포지셔닝의 목적은 목표 집단의 요구를 충족시키는데 있으며, 이를 위해 가장 중요한 작업 중 하나가 경쟁체계를 확인하는 것이다. 예를 들어, 피임법 활용의 경쟁은 피임행동을 실천하지 않는 것, 약물남용예방행동의 경쟁은 약물남용을 실천하는 것이다. 보다 구체적인 욕구분석을 수행하기 위해 약물남용자가 약물남용을 통해 어떤 만족을 추구하는지, 어떤 효과를 기대하는지 등을 확인함으로써 경쟁체계를 통제할 수 있는 전략적 접근방안을 마련하게 된다.

### (4) 4단계 : 마케팅의 목적과 목표 설정

사회마케팅의 목적을 달성하기 위해서는 전략에 따른 구체적인 목표를 행동과 태도(지식, 신념, 가치 등)로 구체화하는 것이 필요하다. 즉 사회마케팅의 목표는 행동과 태도를 바람직하게 변화시키는데 있으므로 사회마케팅 계획을 수립할 때는 바람직한 행동을 유도하기 위한 행동목표를 포함해야 한다.

목표를 기술할 때는 구체적이고(specific), 측정할 수 있으며(measurable), 성취할 수 있고(achievable), 연관성 있으며(relevant), 정해진 시간 내에 이루어져야 하는(time-limited) 변화를 포함하도록 권고하고 있다. 목표를 설정할 때는 목표들이 이용 가능한 자원으로 달성할 수 없을 정도로 높게 설정되거나 어느 누구도 하지 않을 정도로 지나치게 낮게 정해져도 안 된다. 목표가 너무 높게 정해질 때에는 조직 내 사람들이 그것들을 달성하기 위한 동기를 상실하게 된다.

### (5) 5단계 : 영향요인 확인

사회마케팅의 기본 개념인 교환(exchange)을 촉진하거나 방해하는 요소들이 있다. 목표 집단의 의사결정에 영향을 미치는 핵심 요인에는 장애, 편익, 경쟁 등이 있다. 장애는 목표 집단이 행동 실천을 원하지 않거나 할 수 없는 이유, 여건 등을 말하며, 편익은 행동을 촉진하는 동기 부여요인, 경쟁은 목표 집단이 목표 행동에 상반되는 행동을 하는 것을 말한다. 이외에도 주변인 또는 사회적 지지자들(가족, 종교, 사회관계망 등)이 목표 대상에 영향을 미칠 수 있다. 따라서 영향요인 확인 시 점검 항목에 목표 행동에 대한 장애요인, 목표 행동의 잠재적 편익 또는 혜택, 경쟁관계의 행동 또는 힘, 지지자들의 영향력 등을 포함시켜야 한다.

### (6) 6단계 : 바람직한 포지셔닝 기술

포지셔닝(positioning)은 어떤 상품(브랜드)이 소비자들에 의해 지각되고 있는 모습을 말한다. 즉 포지셔닝이란 사회적 상품 또는 서비스를 신속하고 정확하게 전달하려는 노력, 장애요인을 제거하기 위한 노력, 경쟁 상품과 효과적으로 차별화할 수 있는 위치를 소비자들의 마음속에 형성(position)하려는 노력을 말한다(박충환 등, 2002).

포지셔닝 기술서는 목표 집단이 생각하고, 느끼는 것을 기술해야 한다. 즉 목표 집단이 목표 행동으로부터 얻게 되는 편익에 대해 어떻게 생각하길 기대하는지를 묘사해야 한다. 목표 집단의 바람직한 행동과 부정적 행동을 비교하고, 편익을 기대하는 이유를 기술함으로써 효과적인 마케팅 믹스 전략을 개발하는데 과학적 근거를 제공할 수 있다.

### (7) 7단계 : 전략적 마케팅 믹스 개발

사회적 변화를 추구하기 위한 광범위한 전략이 수립된 후에는 보다 상세한 사회마케팅 믹스 전략이 마련되어야 한다. 전통적인 마케팅 도구에는 바람직한 포지셔닝 개발과 전략적 마케팅 믹스가 있다. 이 도구들은 사회적 변화를 추구하기 위해 행동에 대한 가치를 창조하고, 원활한 의사소통이 이루어지기 위해 활용된다.

마케팅 믹스의 네 가지 도구인 4P는 행동에 따른 편익과 실천을 지원하기 위해 사회적 상품 또는 서비스(product), 행동 실천에 따른 금전적 또는 비금전적인 비용을 포함하는 가격(price), 행동변화를 일으키는 시점과 장소 또는 사회적 상품의 전달 장소(place), 상품의 유용성과 접근 용이성을 설득력있게 강조하는 촉진(promotion)으로 구성된다.

### (8) 8단계 : 모니터링과 평가계획, 프로그램 운영 및 관리

사회마케팅을 활용한 보건프로그램의 질적 향상을 위해서는 마케팅 자원을 조직하고, 사회마케팅 믹스 프로그램들을 이행하며, 프로그램 수행을 통제하고, 결과를 평가하는 과정이 필요하다. 이를 위해 최종 예산과 실행계획을 세우기 전에 모니터링과 평가를 위한 계획을 수립해야 한다.

모니터링은 새로운 프로그램 또는 캠페인이 종료되기 전에 주기적으로 측정하는 것을 말하며, 목적 및 목표의 성취수준을 중간에 점검하고, 수정해야 할 부분을 결정하기 위해 실행한다. 평가는 결과에 대한 측정인 동시에 최종 보고이며, 목표의 달성수준 및 캠페인 관련요소들, 프로그램의 시의적절성, 예산 활용수준, 효과성 및 변화수준 등을 측정한다. 평가지표는 지식·신념·행태 변화, 규제정책에 관한 인지수준, 규제반응 및 순응도, 범위와 빈도, 전달메시지의 전파, 외부자원의 참여와 기여도, 프로그램의 운영수준 등을 포함한다.

평가계획을 수립할 때에는 측정 이유, 측정 대상, 평가요소(투입, 과정, 산출, 결과 등), 평가 방법, 평가 시기, 소요 비용, 평가 결과에 관한 피드백 및 활용방안 등을 반드시 고려해야 한다.

### (9) 9단계 : 예산 수립 및 자금출처 발굴

예산에는 마케팅 믹스 전략(상품/서비스, 가격, 장소, 촉진/프로모션) 및 모니터링, 평가를 위한 비용이 모두 포함되어야 한다. 예산 수립 시 목표 달성에 필요한 예비 예산을 함께 산정해야 하며, 예산이 초과될 때에는 캠페인 단계의 재검토, 목표 수정, 전략 수정, 추가 기금 조성 등을 고려해야 한다. 기금 조성의 방법에는 정부 보조, 비영리단체의 지원, 광고, 제휴, 기업 후원 등이 있으며, 안정적인 재원 조달을 위해 다양한 자금출처 발굴을 병행해야 한다.

### (10) 10단계 : 실행계획 완성

실행계획은 사회마케팅의 목적, 주체, 시간, 비용 등을 통제하면서 수립되어야 한다. 이는 보건프로그램이 일회성 캠페인 등 산발적이고 비체계적인 활동으로 종료되지 않고, 체계적으로 지속될 수 있는 정책기반·기제들을 마련하기 위한 것이다.

실행계획은 계획된 노력을 확인하고 공유하기 위해 누가, 언제, 어디서, 무엇을, 어떻게, 얼마나 많이 할 것인지 등을 포함해야 한다. 즉 정해진 시기에, 예산 범위 내에서, 계획된 실행이 이루어지는가를 확인할 수 있는 기전이 필요하다. 일반적으로 실행계획은 1년 또는 2~3년 간의 활동으로 계획된다.

## 요 약

질병예방과 관리, 적극적 건강 성취를 위한 건강증진의 핵심은 개인과 집단의 건강행동 실천에 있다. 건강행동이론은 바람직한 행동의 채택, 변화, 유지 전략에 대한 방향을 제시해주는 역할을 하므로 전문가는 이론을 철저하게 이해해야 하며, 프로그램에 적용할 수 있어야 한다. 건강행동이론은 영향요인의 수준에 따라 개인, 개인 간, 집단 및 지역사회 수준의 이론으로 구분할 수 있다.

개인수준의 이론에는 인지조화론, 동기강화상담, 건강신념모형, 계획된 행동론, 범이론적 모형, 확장병행과정모델이 포함된다. 인지조화론은 인간은 자신이 갖고 있는 지식, 태도 및 행동이 서로 조화를 이루고 있는 상태를 선호함을 주장하는 이론이다. 인지조화론은 현대의 동기강화상담의 기본이 되는 이론으로 적용되고 있다. 동기강화상담은 고객 중심의 상담기법으로 내담자의 행동변화에 대한 양가감정을 탐색, 해결함으로써 내면의 변화 동기를 강화하는 상담기법이다. 건강신념모형은 인간이 무증상 상태에서 건강행동을 취하도록 하는 데는 몇 가지 신념이 중요하게 작용한다고 주장하면서 개인의 인식이 어떻게 건강행동을 유발하는가를 설명한다. 계획된 행동론은 합리적 행동론에 '지각된 행동통제'라는 변인이 추가하여 개념이 확장되면서 계획된 행동론으로 하였다. 인간이 어떤 특정한 행동을 하는 데는 개인의 의도가 크게 관여하며, 이 의도는 행동을 하게 하는데 결정적인 역할을 한다. 범이론적 모형은 개인이 건강행동을 시작하고, 유지하는가에 대한 원칙과 과정을 설명하는 통합적 모형으로 건강행동의 변화를 점차로 일어나는 역동적인 과정으로 이해해야 함을 제안하는 모형이다. 따라서 범이론적 모형은 각 대상자의 행동변화 단계를 검토하여 각 단계에 맞는 교육을 제공해야 한다고 강조한다. 확장병행과정모델은 인지적인 것(생각)과 감정(주로 공포감)이 함께 작용하여 행동에 영향을 준다고 설명하는 이론이다.

개인 간 수준의 이론으로는 사회인지이론과 사회적 관계망과 사회적 지지가 대표적이다. 사회인지이론은 사회학습이론에서 발전된 이론이며, 사회학습이론 중 인지적·정서적인 측면이 강조되면서 자신의 이론의 명칭을 사회인지이론으로 명명하였다. 인간의 행동은 인지요인 혹은 개인요인, 행동요인, 환경요인이 서로 상호작용하여 결정된다고 하였으며, 반두라는 이를 상호결정주의라고 하였다. 이들 요인들은 상호작용을 하므로 이 중 한 요인이 변하면 나머지 요인들의 변화가 기대된다. 사회적 관계망과 사회적 지지는 개인이 속한 사회적 관계의 특성과 그 관계 속에서 주고받는 지지적 행동들이 개인의 건강에 영향을 미치게 된다는 이론이다.

집단 및 지역사회 수준의 이론에는 혁신의 확산이론, 조직변화 이론, 지역사회 조직화와 지역사회 형성, 건강행동의 생태학적 모형, 사회마케팅 이론이 포함된다. 혁신의 확산이란 혁신이 특정 경로를 통한 의사소통으로 인해 시간이 흐름에 따라 특정 사회의 구성원들에게 점차적으로 알려지는 과정으로 정의할 수 있다. 보건교육건강증진 프로그램의 성공적인 확산을 위해서는 혁신, 채택하는 개인과 조직, 환경적 특성들이 조화를 이루는 것이 필요함을 혁신의 확산이론은 강조한다. 직장과 같은 조직 생활구성원들의 건강과 건강행동은 조직의 환경적 특성의 영향을 받게 되므로 조직의 특성을 이해하고, 조직의 바람직한 변화를 유도하는 것은 조직수준의 건강증진활동에서 중요하다. 조직변화는 조직 내의 변화와 조직과 조직 간의 협력을 유도하는 방안으로 구분할 수 있다. 조직 내 변화를 설명하는 이론은 단계이론과 조직개발이론이 대표적이며, 조직 간 협력의 기초가 되는 이론은 조직 간 관계이론과 지역사회 연합활동이론이다. 지역사회 조직화와 지역사회 형성은 대표적인 지역사회 건강증진 모형이다. 지역사회 건강증진은 지역사회나 사회제도가 공동체의 건강증진을 주요 안건의 하나로 인식하여 건강증진 활동을 추구하도록 일깨우고, 구성원들의 능력을 배양하고, 사회활동과 제도, 환경이 구축되는 과정이다. 건강행동의 생태학적 모형은 개인을 중심으로 주변인과의 관계, 그들이 속한 조직의 상황, 조직이 속한 지역사회의 상황, 지역사회가 영향 받는 사회제도나 정책 등을 더 분석하여 변화와 개선, 유지가 더 잘 이루어질 수 있도록 고안된 이론이다. 사회마케팅이란 표적 집단과 사회에 이익을 될 수 있는 행동에 영향을 미칠 목적으로 가치를 창조하고, 소통하고, 전달하기 위해

마케팅의 원리와 기법을 적용하는 과정을 말한다. 사회마케팅은 공급자 중심 서비스에서 수요자 중심 서비스에 바탕을 둔 전략으로써 보건사업 전략을 수립할 때 고객 지향적인 STP(Segmentation–Targeting–Positioning) 전략의 활용을 제안한다. 또한 마케팅믹스 전략에서는 4P인 상품/서비스, 가격, 장소, 촉진/프로모션을 전략적 요소로 제시하고 있다.

## 참고문헌


김명, 고승덕, 김영복, 김혜경, 손애리, 유승현, 이자경, 황명희송. (2014). 보건교육 · 건강증진 이론. 서울: 계축문화사.

김혜경. (2010). 건강행동 변화를 위한 보건 커뮤니케이션 전략 개발 : 금연을 위한 생태학적 접근전략의 적용. 보건교육건강증진학회지, 27(4):177–188.

박충환, 오세조, 김동훈. (2002). 시장지향적 마케팅관리. 서울:박영사.

부경희. (2001). 신뢰의 사회마케팅: 경쟁 가치관 분석을 통한 컨셉 개발 과정을 중심으로. 홍보학연구, 5(2), 4–41.

손애리, 이혜규, 최명일, 오영아. (2015). 헬스커뮤니케이션–이해편. 한국보건복지인력개발원.

양세영 역. (2011). 필립 코틀러의 Social Marketing. 서울:한국방송통신대학교출판부.

유승현. (2009). 건강증진을 위한 지역사회 기반 참여연구의 적용 방안. 보건교육건강증진학회지, 26(1), 141–158.

전국대학보건관리학교육협의회. (2012). 보건교육학, 서울:한미의학.

한국보건복지인력개발원. 보건교육사를 위한 보건 프로그램 개발 및 평가. http://58.232.221.124:9027/04_cyber_kohi_part3/02/NFS/01/index.htm

홍부길. (1992). 사회마케팅. 서울:대영사.

Bandura, A. (1977a). Social learning theory. Englewood Cliffs, New Jersey: Prentice Hall.

Bandura, A. (1977b). Self–efficacy: Toward a unifying theory of behavioral change. Psychological Review, 84, 191–215.

Bandura, A. (1986). Social foundations of thought and action: A social cognitive theory. Englewood cliffs, New Jersey: Prentice Hall.

Becker, M. H. (1974). The health belief model and personal health behavior. Health Education Monographs, 2.

Cancer Prevention Research Center at the University of Rhode Island. Transtheoretical Model. http://www.uri.edu/research/cprc/TTM/detailedoverview. htm

DiClemente, R. J., Crosby, R. A., & Kegler, M. (2009). Emerging theories in health promotion practice and research. 2nd edition. John Wiley & Sons, SanFrancisco: CA.

Fishbein, M., & Ajzen, I. (1975). Belief, attitude, intention and behavior: An introduction to theory and research. Reading, MA: Addison-Wesley Publishing Company.

Glanz, K., Rimer B. K., & Viswanath, K. (2008). Health behavior and health education: Theory, research, and practice. 4th ed. San Francisco: John Wiley & Sons, Inc.

Glanz, K., Rimer, B. K. & Viswanath, K. (2008). Health behavior and health education. San Francisco, CA: Jossey-Bass Publishers.

Goodman, R. M., Speers, M. A., McLeroy, K., Fawcett, S., Kegler, M., Parker, E., & Wallerstein, N. (1998). Identifying and defining the dimensions of community capacity to provide a basis for measurement. Health Education and Behavior, 25(3), 258-278.

Green, J. (2000). The role of theory in evidence-based health promotion practice. Health Education Research, 15. 125-129.

Grier, S. & Byrant, C. A. (2005). Social marketing in public health. Annual Reviews Public Health, 26, 319-39.

Griffiths, J., Blair-Stevens, C., & Thorpe, A. (2008). Social marketing for health and specialized health promotion. Supporting the health promotion workforce in the UK, Royal Society for Public Health, National Social Marketing Centre.

Kotler, P. & Lee, R. N. (2008). Social marketing: Influencing behaviors for good. London: Sage Publications Ltd.

Kotler, P. & Lee, R. N. (2009). Up and out of poverty: The social marketing solution. London: Pearson Education, Inc.

Kotler, P. & Zaltman, G. (1971). Social marketing: an approach to planned social change. Journal of Marketing, 35(July), 3-12.

Kotler, P., Roberto, N., & Lee, R. N. (2002). Social marketing: Improving the quality of life. London: Sage Publications Ltd.

McKenzie, J. F., Neiger, B. L., & Thackeray, R. (2012). Planning, implementing & evaluating health promotion programs (6th revised ed). Glenview, IL: Pearson Education, Inc.

Med e-News. (2012). http://publications.mcgill.ca/medenews/2012/09/10/the-mcgill-medwell-activity-challenge/

Miller, W. R. & Rollnick, S. (1991). Motivational interviewing: Preparing people to change addictive behavior. New York: Guilford Press.

Miller, W. R. & Rollnick, S. (2002). Motivational interviewing: Preparing people for change. New York, NY: Guilford.

Minkler, M., Wallerstein, N., & Wilson, N. (2008). Improving health through community organization and community building. In K. Glanz, B. K. Rimer, & K. Viswanath (Eds.), Health behavior and health education: Theory, research, and practice, 4th ed. (pp. 287-312). San Francisco, CA: Jossey-Bass.

Perloff, R. M. (2003). The dynamics of persuasion: Communication and attitudes in the 21st century (2nd ed.). Mahwah, NY: Lawrence Erlbaum.

Prochaska, J. O. & DiClemente, C. C. (1983). Stages and process of self-change in smoking: Towards an integrative model of change. Journal of consulting and clinical psychology, 51, 390-395.

Prochaska, J. O. & Velicer, W. F. (1997). The transtheoretical model of health behavior change. American Journal of Health Promotion, 12(1), 38-48.

Prochaska, J. O., & DiClemente, C. C. (1983). Stages and process of self-change in smoking: Towards an integrative model of change. Journal of Consulting and Clinical Psychology, 51, 390-385.

Prochaska, J. O., DiClemente, C. C. & Narcross, J. C. (1992). In search of how people change: Applications to addictive behavior. American Psychologist, 47(9),1112-1114.

Rogers, E. (2003). Diffusion of innovation. New York: Free Press.

Rogers, E. (2004). A prospective and retrospective look at the diffusion model. Journal of Health Communication, 9, 13–19.

Rosenstock, I. M., Strecher, V. J., & Becker, M. H. (1988). Social learning theory and the health belief model. Health Education Quartaerly, 15(2), 175–183.

Rothman, J. (2001). Approaches to community intervention. In J. Rothman, J. L. Erlich, & J. E. Thompson (Eds.), Strategies of community intervention (pp. 27–64). Itasca, IL: Peacock Publishers.

Shoenbachler, D. D., Ayers, D. J., & Gordon, G. L. (1996). Adolescent response to anti–drug public service announcements: A segmentation approach. Journal of Applied Business Research, 14, 257–263.

Strecher, V. J., Devillis, B. M., Becker, M. H., & Rosenstock, I. M. (1986). The role of self efficacy in achieving health behavior change. Health Education Quarterly, 13(1). 73–82.

Turning point. (2012). The basics of social marketing: How to use marketing to change behavior. Retrieved from: http://www.turningpointprogram.org/Pages/pdfs/social_market/smc_basics.pdf

U.S. Department of Health and Human Services. (2012). Theory at a glance: A guide for health promotion practice. Retrieved from: http://www.cancer.gov/cancertopics/cancerlibrary/theory.pdf

Wells, W. D. (1997). Comment on social marketing: Are we fiddling while rome burns?. Journal of Consumer Psychology, 6(2), 197–201.

Witte, K. (1992). Putting the fear back into fear appeal: The extended parallel process model. Communication Monographs, 59, 320–349.

Witte, K. (1994). Fear control and danger control: A test of the extended parallel process model (EPPM). Communication Monographs, 61, 113–132.

Witte, K. (1998a), Theory–based interventions and evaluation of outreach efforts. Seattle, WA: National Network of Libraries of Medicine, Pacific Northwest Region Web site. http://www.nnlm.nlm.nih.gov/pnr/eval/witt.html.

Witte, K. (1998b), Fear as motivator, fear as inhibitor: Using the EPPM to explain fear appeal successes and failures. In P. A. Andersen & L. K. Guerrero(Eds.). The handbook of communication and emotion(pp. 423−450). New York: Academic Press.

Witte, K., & Allen, M. (2000). A meta−analysis of fear appeals: Implications for effective public health campaigns. Health Education & Behavior, 27, 591−615.

제3장

# 보건교육 프로그램 개발 및 평가

제1절 프로그램 계획

제2절 평가

제 3 장

# 보건교육 프로그램 개발 및 평가

건강은 일상생활과 밀접한 관련성을 가지며, 물리·사회적·환경적 요인에 의해 큰 영향을 받는다. 지역사회 주민의 건강수준을 개선하려면 주민의 건강욕구를 파악하고 기존의 보건의료체계가 주민의 욕구를 얼마나 충족시키는지 파악하는 것이 필요하다. 만약 주민 욕구를 제대로 반영하지 못할 경우 보건의료체계의 인력, 시설, 장비, 재정, 정보, 거버넌스 등과 연관하여 문제점을 파악하여 이를 개선할 수 있는 사업프로그램을 마련하여야 할 것이다. 그러므로 주민의 보건문제, 욕구, 주민의 건강상태 및 의료이용 정도를 파악하는 것이 무엇보다 중요하다. 최근에는 이러한 주민의 욕구를 파악하기 위하여 주민참여적 접근법(community-based participatory research, CBPR)을 많이 사용한다.

보건사업 혹은 보건교육 프로그램을 효과적으로 수행하고자 한다면 사업 전에 실행 가능한 계획을 세우는 것이 중요할 것이다. 계획은 다음 세 가지 질문에 대한 답을 줄 수 있어야 한다. 첫째, 프로그램을 통해서 무엇을 달성할 것인가? 이에 대한 해답으로는 프로그램의 수혜자를 누구로 할 것인지를 선택하고, 그리고 그 대상자들의 특성은 어떤지, 그들이 요구하는 것은 무엇인지를 파악하여 구체적인 목적과 목표를 설정해야 할 것이다. 둘째, 무엇을 수행할 것인가? 이 질문에 대해서는 목적과 목표를 달성하기 위해 가장 최선의 방법은 무엇일지를 선택해야 한다. 이를 위해서는 이용 가능한 자원을 파악하고 프로그램을 어떻게 수행할 것인지에 대한 계획을 세워야 한다. 즉, 누가, 언제, 무엇을 어떻게 할 것인지에 대하여 행동계획을 구체적으로 수립해야 한다. 셋째, 프로그램의 성공여부를 어떻게 판단할 것인가? 이 질문에 답을 하려면 전반적인 계획에 대한 평가와 구체적인 평가에 대한 계획을 세우는 것이 필요하다.

계획을 세우는 단계는 이론마다 다르고 여러 방법이 있겠지만 여기서는 보건교육 프로그램을 계획 시 가장 많이 사용되는 방법을 소개하고자 한다. 이 장에서는 계획을 7단계로 수립하고, 실제로 프로그램을 수행하고, 평가하는 과정을 소개하겠다. 각각의 단계마다 보건교육의 목표인 어떻게 '의식', '지식증대', '인식', '태도', '결정', '행동', '사회'를 변화시킬 것인지 방법과 전략을 세우는 것이 중요하다.

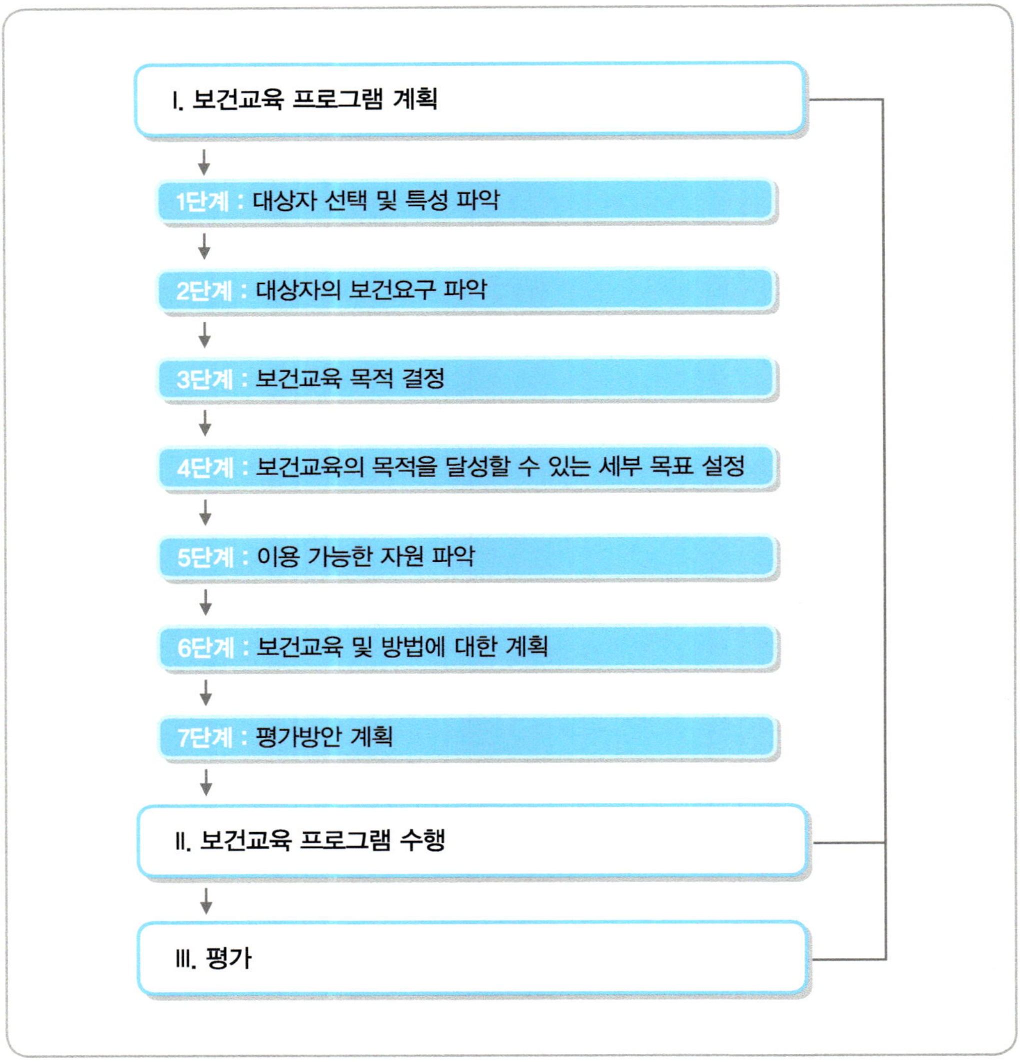


**[그림 3-1]** 보건교육 프로그램의 계획 및 평가 흐름도

# 제1절 프로그램 계획

## 1 제1단계 : 대상자의 선정 및 특성 파악

국가의 정책, 지역사회의 상황이나 보건교육의 목적이나 주제에 따라 보건교육 대상자는 달라질 수 있다. 예를 들면, 최근 저출산의 문제로 인하여 국가 정책이 출산을 장려하는 정책을 펼칠 경우 보건교육의 주 대상자는 가임기 여성이다. 원치 않은 임신이나 첫 성교연령을 늦추기 위한 목적으로 보건교육을 실시한다면 청소년이, 영유아의 예방접종의 필수예방접종률을 100%를 목표로 한다면 젊은 주부가 주 타깃층이 될 것이다. 보건교육의 목적이나 주제에 따라 교육 대상을 정했다면, 효과적인 보건교육을 이루기 위해서 대상자의 특성을 다음과 같이 파악하는 것이 매우 중요하다.

(1) **대상자의 수**: 개인, 가족단위, 단체, 지역사회

(2) 대상자의 경험 및 지식 정도

(3) 지역사회의 문화적 배경

(4) **대상자의 태도 및 동기 정도**: 대상자가 어느 정도 보건교육을 받고자 하는 태도가 형성되어 있는지 혹은 바람직한 행동을 실천하고자 하는 동기가 어느 정도 되는지 등

(5) **교육방법에 대한 기대 정도와 경험**: 전통적인 강의식 교육 선호도, 또는 단체 활동에 대한 거부감 등과 같은 교육방법의 선호도 파악

(6) **대상자의 교육수용 능력**: 교육에 대한 이해도와 실천할 수 있는 능력이 어느 정도인지 등을 파악

(7) **대상자의 기본 속성**: 연령, 성별, 교육 수준, 사회경제적 수준, 건강상태, 장애 정도

## 2 제2단계 : 대상자의 욕구(needs) 및 우선순위(priorities) 파악

제2단계는 어떤 내용을 교육할 것인지 파악하는 단계이므로, 보건교육자는 대상자의 욕구를 파악해서 이들이 어떤 교육을 받고 싶어 하는지 알아내는 것이 중요하다. 보건교육의 주제를 어떤 것으로 할지는 최근에 이슈가 되는, 즉 국가, 지역사회, 대중매체에 의해서 제기된 중요한 문제를 선정할 수도 있고 보건교육사가 중요하다고 생각되는 주제를 선정할 수도 있다. 국가, 지역사회나 대중매체에서 제기된 주제를 선정할 경우 사회의 요구

에 끊임없이 부응해야 한다. 보건교육사와 같은 전문가가 선정한 주제일 경우 중요한 주제일 수 있고, 교육자 입장에서는 능동적인 시작을 하게 할 수도 있으나 지역사회 주민의 무관심이나 법률에 의한 제한을 받게 될 소지도 있다. 그러나 보건교육사가 선정한 주제가 중요할 때에는 대상주민에게 보건문제에 대한 지식을 알리고 이에 따라 그 중요성을 인식시켜 보건교육에 대한 요구를 증진시킬 수도 있으며, 이는 보건교육사의 중요한 역할 중 하나이다. 예를 들면 우리나라 사람들은 음주문제를 심각하게 생각하지 않는 경향이 있어서 보건교육사가 절주를 보건교육의 주제로 삼았다고 해보자. 주민들은 금주나 절주 교육 후 음주로 인한 부작용이나 유해성에 대한 정보를 얻은 후 음주문제를 심각하게 인식하게 되었다. 그러나 보건교육 주제는 사회의 요구나 보건교육사에 의해서 일방적으로 설정하는 것보다 보건교육사와 대상 주민이 공동으로 결정하는 것이 가장 이상적이다.

보건교육 요구도는 역학조사 자료, 사회·환경지수, 전문가나 대중의 여론을 근거로 파악한다. 예를 들면, 지역주민의 흡연과 관련된 질병, 순환기계 질환의 이환율과 사망자 수에 따라 금연교육의 필요성과 중요도를 결정할 수 있고, 담배의 판매량을 통해 흡연 실태를 간접적으로 판단할 수 있다. 낙태와 10대의 원치 않는 임신이 사회적 문제가 된다면 가족계획이나 10대의 원치 않은 임신을 예방하는 것을 주제로 할 수 있다.

역학 자료는 사망진단서, 병원기록, 진단서, 어린이 건강기록부, 질병발생기록, 장애인 등록기록에서 얻을 수 있다. 수집된 역학 자료를 통해서 지역사회의 질병분포, 유병률 및 사망률, 건강 이상자와 사망자의 인구사회학적 특성 등의 정보를 얻은 후, 그 지역 주민의 건강상태, 질병의 원인 등을 분석하여 질병 예방과 건강증진 계획을 세울 수 있다.

사회·환경지수인 주택 소유율, 실업상태, 노인인구, 편모나 편부 가정, 빈곤상태, 의료·사회 시설, 오락 체육 시설은 건강에 영향을 주는 결정요인이다. 이러한 자료는 사회, 경제적 상태에 대한 정보를 제공해주므로 복지, 가족계획, 영양 문제 등의 교육 자료로 활용될 수 있다.

대중의 여론은 사회조사나 심층 조사를 통해 수집할 수 있다. 지역의 여론은 여론 지도자, 자원봉사회, 주민연합회, 어머니회 같은 지역의 주요 인사나 단체, 의사, 간호사, 가정방문요원, 보건요원, 교사, 환경요원, 종교인, 경찰 같은 전문인의 의견을 종합하여 얻을 수 있다.

이와 같은 자료를 활용해서 어떤 보건교육을 할 것인지를 설정한 후에 마지막으로 고려해야 할 것은 과연 보건교육이 얼마나 효율성이 있는지 따져보는 것이 필요하다. 좀 더 부연설명을 하면, 보건교육 자체만으로 주민의 요구를 해결할 수 있는지 알아보기 위함이다.

예를 들면 아프리카의 모성보건을 향상시키기 위하여 가족계획의 방법인 피임을 보건교육의 주제로 설정하였다고 하자. 그러나 아프리카 지역에서는 불임시술, 루프와 같은 IUD를 삽입하기 위한 시술기관이 없고, 있다고 하더라도 비용이 많이 들어서 일반 주민이 접근하기 어렵다면, 아무리 보건교육을 잘 한다고 하여도 비용과 시술처의 문제가 제기되어 보건교육의 효율성이 떨어진다.

지역사회에서 요구되는 보건문제가 많을 경우에는 이러한 문제를 모두 해결해 주는 것은 가능하지 않다. 시간, 인력, 자원 등이 한정되어 있기 때문에 어떤 보건문제를 먼저 해결해야 할지 선택해야 한다. 그래서 무엇을 먼저 할지에 대한 우선순위를 결정하고, 차례대로 문제를 해결해 나가야 한다. 보건욕구(Health Needs)를 충족시키기 위한 자원이 풍부할 경우 우선순위를 설정하는 것은 필요하지 않다. 그러나 대부부의 지역의 예산이 무한정으로 있는 것이 아니기 때문에 그 예산을 가지고 어떤 사업을 먼저 할 것인지 설정하는 것은 매우 중요하다. 어떤 사업을 먼저 할 것인지 결정하기 위해서는 그 지역의 보건문제가 무엇인지를 파악하는 것이 선행되어야 한다. 우선순위 선정과정은 현황을 파악할 수 있는 각종 자료를 취합한 후 지역사회의 욕구를 진단(needs assessment)한 후 우선순위를 설정하여야 한다. 그러나 지역사회의 현황이나 요구도 진단만을 가지고는 우선순위를 설정할 수 없다. 왜냐 하면 자원이 한정되어 있으므로 지역사회가 요구하는 것을 다 충족시키려면 가지고 있는 자원보다 더 많이 필요할 것이다. 그러므로 자원을 어떤 분야에 집중적으로 투자할 것인지 선택하여야 하고, 사업수행과 관련된 이해당사자 간에 일어날 수 있는 분쟁이나 혼선을 최소화하거나 방지하여 사업을 원활히 진행하기 위해서도 필요하다(손애리, 조병희, 2014).

우선순위를 결정할 때는 보건문제의 범위, 대상자의 특성, 연령, 대상자의 건강문제, 보건교육의 효율성, 가능성, 이용 가능한 자원, 윤리적인 문제 등의 사항을 검토한 후 결정한다. 우선순위를 결정하는 방법도 다양하게 많지만 여기서는 깊게 다루지 않겠다. 그러나 무엇보다 중요한 것은 보건문제가 중요하면서도 프로그램을 투입할 경우 해결이 어느 정도 가능한 것으로 선택해야 할 것이다. 아무리 중요한 보건문제라고 하더라도 프로그램의 투입만으로 해결이 가능하지 않다면 돈과 시간만 낭비하는 꼴이 될 것이다.

## 3 제3단계 : 보건교육의 목적 설정

보건교육의 목적은 교육 대상과 내용에 따라 건강에 대한 지식, 인식 및 태도의 변화를 통해 건강에 대한 올바른 결정을 유도하여 궁극적으로는 건강생활의 실천을 하게 하는 것이다. 그러나 보건교육은 이처럼 지식이 변화되어야 태도나 행동의 변화가 일어나는 것과 같이 순서대로 진행되지 만은 않는다. 예를 들면 주위 사람의 권유로 할 수 없이 운동을 시작했다고 하자. 운동을 시작한 후 건강과 활력이 넘치는 것이 느껴질 경우 그 사람은 운동에 대해 긍정적인 태도를 가질 수 있다. 이 예는 행동의 변화로 말미암아 운동에 대한 태도가 바뀐 것이다. 지식이 증가되었다고 해서 다른 측면의 목표, 즉 태도나 행동이 변화되는 것만은 아니다. 많은 흡연자들이 흡연에 대한 폐해를 몰라서 담배를 피우는 것은 아니다. 이들은 이미 많은 교육이나 대중매체를 통해서 흡연의 폐해에 대해서 잘 알고 있고, 금연하겠다고 결심하지만 이 결심이 금연이라는 행동의 변화로 바뀌는 것은 쉽지 않다. 여기에는 흡연으로 인한 내성과 금단증상이라는 것이 관여하기 때문에 태도나 의지만으로는 행동변화를 이루기는 쉽지 않다.

마지막으로 보건교육의 대상이나 내용에 따라 목표의 설정이 각각 다르게 설정될 필요가 있다. 금연프로그램에 가입한 대상자를 대상으로 교육을 할 경우, 이미 금연하겠다고 동기유발된 상태이므로 금연이 왜 필요한지에 대한 의식을 변화시키기보다는 금연에 도움이 되는 방법을 가르치는 것이 더 실질적일 것이다. 그러나 아이를 키워본 경험이 적거나

**[표 3-1] 보건교육의 목표**

| 보건교육 목표 | 내용 |
|---|---|
| 1. 의식변화 유도 | 사람들에게 특정 건강 문제에 대해 지식을 제공함으로써 건강문제에 대한 의식의 변화를 유도하고 인지 정도를 고조시킴 |
| 2. 올바른 지식 증대 | 이미 대상자가 인지하고 있으나 명확한 지식은 거의 없는 보건문제에 대한 정확한 지식 및 정보를 전달함으로 올바른 지식의 증대 유도 |
| 3. 지각 유도 | 건강에 대한 가치관을 정립하는 것으로 대상자 자신에게 중요한 것이 무엇인가를 판단할 수 있도록 도와줌 |
| 4. 태도변화 유도 | 건강에 대한 정서적 반응, 믿음과 가치관의 전환 유도 |
| 5. 올바른 결정 유도 | 건강문제를 해결하기 위해 무엇을 할 것인가를 결정하게 도와준다. 이 결정은 관련 정보와 자신의 느낌에 대한 이해 및 가치관에 따라 결정됨 |
| 6. 행동변화 유도 | 건강에 관련해서 결정된 사항의 수행 |
| 7. 사회변화 유도 | 사회환경을 변화시킴으로써 건강 생활을 쉽게 할 수 있도록 도와줌<br>궁극적으로 환경을 변화시키는 결정은 정책결정자가 내림 |

없는 임신부를 대상으로 교육을 할 경우 육아에 대한 지식이 없으므로 모유수유나 안전에 대한 중요성을 인식시키는 것이 중요하므로 보건교육의 목적은 "모유수유나 안전에 대한 중요성에 대한 인식의 제고"로 설정할 수 있다.

## 4 제4단계 : 세부 목표의 설정

보건교육에서 얻고자 하는 결과를 구체적으로 얻고자 한다면 보건교육 프로그램의 세부 목표를 설정해야 한다. 세부 목표의 설정은 각 단계별 계획수립 과정에서 미리 미리 평가해보고(중간평가) 목표를 달성하려면 어떤 활동이 더 필요한지를 미리 체크함으로써 사업의 성공여부를 판단할 수 있게 해 준다. 즉, 사전 평가 결과 목표를 이루었을 경우 성취감을 미리 얻을 수 있고, 반대의 경우 계획을 재검토하여 미흡하거나 잘못된 부분을 변경시킬 수 있다. 세부 목표 설정에서 중요한 것은 제한된 시간 내에 성공적으로 수행할 수 있는 현실적인 목표를 세우는 것이다.

목표를 제대로 설정하기 위한 기준으로는 'SMART'전략이 대표적이다. 즉, 목표는 구체적으로 작성되어야 하며(specific), 측정 가능하도록 작성되어야 하며(measurable), 실제적으로 성취 가능하도록 작성되어야 하며(achievable), 현실적인 선에서 작성되어야 하며(realistic), 시의성을 고려하여 우선순위를 정해 작성되어야 한다(timed).

목표는 산출(output)과 결과(outcome)로 구분할 수 있다. 산출은 사업으로 수행되는 활동(activities)을 통해 만들어낸 직접적인(tangible) 재화나 용역(서비스)을 의미한다. 일반적으로 활동도 산출에 포함되는데, 협조체계를 구축하여 연대를 조성하고, 사업계획을 수립하는 사업보고서 개발, 워크숍이나 세미나의 개최, 감시나 모니터링체계의 개발, 교육 컨텐츠나 미디어 자료의 제작, 네트워크를 구축하는 것 등이 활동에 해당된다. 활동도 이에 해당된다. 교육프로그램을 제공하는 것을 활동이라고 한다면 교육 프로그램에 참여한 대상자의 수는 활동의 결과로 발생한 것이므로 산출이라고 할 수 있다. 산출은 참가자나 고객의 수, 보고서, 제작물이나 시설이 그 예이다.

결과는 사업의 수행으로 얻어지는 결과이다. 단기, 중기, 장기결과로 구분할 수 있다. 단기결과는 비교적 짧은 시간에 발생될 수 있는 것으로 프로그램 수행 후 지식이나 기술의 증가, 태도/견해의 변화, 동기화의 강화가 해당된다. 중기결과는 프로그램 수혜자들의 행동이 변화되는 것, 역량이 강화되는 것, 프로그램에 대한 의사결정이 이루어지고 정책적 필요성이나 인식의 변화가 해당될 수 있다. 장기결과는 비교적 오랜 기간이 지난 후에 발생되는 것으로 사회적, 경제적, 환경적 변화의 양상으로 사회적 행동, 제도의 마련, 사회적 변화가 이에 해당된다. 만약 사업이나 프로그램이 모성보건프로그램이라고 하면 장기결과는 모성사망률의 감소이며, 궁극적으로 모성의 삶의 질의 개선이라고 할 수 있다.

## 5 제5단계 : 이용 가능한 자원의 파악

지역사회에 있는 인력, 시설, 정책적인 자원의 효율적인 이용은 보건교육사업을 성공으로 이끄는 바탕이라고 할 수 있다. 인력 자원은 보건교육사, 프로그램의 수행을 도와 줄 수 있는 인력, 교육대상자와 교육대상자에게 영향을 줄 수 있는 사람들로 구체적인 내용은 다음과 같다. 교육대상자에게 영향을 미칠 수 있는 사람이나 시설로는 대상자의 친척, 친구, 자원봉사자, 환자 연합회, 자조(self-help) 집단, 지역사회 여론지도자, 정치인, 종교인, 인기 연예인 등. 국가 및 지역사회의 기본정책 및 이용 가능한 기존 시설 및 교육 자료 등이다. 시설은 보건교육을 할 수 있는 장소가 있는지, 기존 시설의 이용가능성 여부 등이다. 예를 들면 기존 운동 시설을 무료로 이용하여 에어로빅 교육을 할 수 있고 병원 시설을 이용한 자궁암 검사를 할 수 있다. 교육기자재로는 홍보책자, 포스터, 전시용 자료, 교육실, 의자, 난방, 조명, 시청각 기자재 등에 대한 자원을 파악하는 것이다.

## 6 제6단계 : 내용 및 방법에 대한 계획

가능한 자원을 활용하며 사업을 시행해 나가는 구체적이고 정확한 계획을 세우는 단계이다. 이 단계에서는 목표를 이루는 데 가장 적합한 방법은 무엇이며, 그 방법이 대상자들이 거부감을 갖지 않는 방법인지 확인하는 것이 필요하다. 그리고 보건교육사 자신이 쉽게 이용할 수 있는 방법인지의 여부를 고려하여 결정해야 한다.

## 7 제7단계 : 평가 방법의 계획

보건교육사업의 성공여부를 확인할 수 있는 세부목표와 활동을 평가할 수 있는 척도를 미리 계획한다. 계획 시 고려해야 할 평가는 사업의 진행과정을 확인할 수 있는 과정평가와 결과를 점검하는 결과평가라는 두 가지 측면에서 평가를 어떻게 할지에 대한 방법과 계획을 세운다.

# 제2절 평 가

보건교육 프로그램이 계획대로 잘 진행되고 있는지, 원래의 목적이 달성되었는지 확인하는 것은 매우 중요하다. 평가는 프로그램이 효율적으로 진행될 수 있도록 지원해 주고, 프로그램을 계속할 것인지, 작동이 잘 안 되는 부분이 있다면 어떻게 조정할 것인지 환류(feed-back)를 할 수 있게 해 준다. 평가는 정책 또는 프로그램의 가치를 평가하기 위하여 자료를 수집하고 분석하여 프로그램의 목적인 목표가 얼마나 성취되었는지를 판단하는 과정이다. 그러므로 평가란 현재 상태를 체계적으로 관찰하고 나서, 미리 설정한 세부목표나 기준에 대한 지표값과 실제 수행한 내용 간에 비교하는 것이라 할 수 있다.

## 1 평가의 필요성과 활용

### 1) 평가의 필요성

프로그램(사업)은 특정한 목표 집단의 구체적인 변화나 결과를 유도하기 위해 계획된 일련의 활동을 의미한다(CDC, 2011). 그러한 만큼 프로그램은 이러한 계획된 활동이 과연 의도한 목적이나 목표를 얼마나 성취할 것인가(미래), 얼마나 성취하고 있는가(현재), 성취했는가(과거)를 확인하기 위해 전반적인 수행의 모든 과정에 대한 평가를 필요로 한다.

일반적으로 넓은 의미의 평가는 어떤 대상의 장점, 가치, 중요성을 체계적으로 사정(assessment)하는 것이다. 사정은 자료를 수집하고 선별하며, 또 여기서 나온 정보와 이를 바탕으로 한 추론의 타당성을 판단하는 작업을 핵심적인 내용으로 한다. 따라서 보다 구체적으로 말하자면, 평가는 어떤 대상에 관한 유용한 피드백을 제공하기 위해 정보를 수집하고, 사정하는 것이라고 정의될 수 있다. 이러한 개념에 근거해서 프로그램 평가는 프로그램의 활동, 특성, 결과에 관한 정보를 체계적으로 수집하여 프로그램의 효과성을 사정하고 미래의 발전에 관한 결정을 사업 대상자들에게 알리는 것이다(CDC, 2011).

평가는 여러 가지 많은 장점을 제공한다. 보건교육 사업의 경우에도 사업의 목표 달성 정도, 산출, 결과, 효과 및 영향을 측정할 수 있으며, 사업의 결과에 영향을 주는 요소를 파악함으로써 사업을 중지할지. 수정할지, 개선할지, 확장할지 그에 대한 의사결정을 내릴 근거자료를 제공한다. 향후 사업 기획 시 효과적인 전략을 세우는 데 유용한 정보를 제공한다.

또한 평가를 통해 다른 나라나 다른 단체의 프로그램의 결과를 비교함으로써 경험을 공유할 수 있으며, 사업의 지원자(또는 기부자)들에게 프로젝트의 진행 정도를 증명할 수 있는 방법을 제공할 뿐만 아니라 사업에 대한 조직의 책임성과 관심을 증명할 수 있다. 결국, 평가는 프로그램 운영자들이 어떻게 하면 프로젝트를 더 효과적으로 실행할 수 있는지, 어느 정도 프로젝트가 잘 수행이 되었는지를 확인할 수 있도록 도와준다. 지원(또는 기부) 기관과 프로젝트의 담당자들에게 프로젝트의 진행 정도를 증명할 수 있는 방법을 제공하기 때문에 평가가 필요하다(손애리, 2004 재인용).

## 2) 평가 결과의 활용

### (1) 프로그램 책임자(혹은 관리자)

① 사업(프로그램)의 책임자 혹은 관리자는 조직의 활동이 얼마나 잘 수행되고 있는지 알아야 할 필요가 있다.

② 평가는 사업의 목표를 얼마나 성공적으로 달성했는지 구체적인 지표를 제공한다.

③ 평가는 미래의 재원조달이나 자금지원을 유지하기 위해 활용될 수 있으므로 평가 결과는 조직의 재정적인 능력을 향상시키는 데 이용된다.

④ 평가를 통해 사업의 문제가 드러나면, 프로그램 관리자 혹은 운영자는 프로젝트의 수정과 변화를 위해 정보를 구체화할 수 있다.

### (2) 서비스 제공자(프로그램 스태프)

① 평가를 통해 서비스 제공자 및 프로그램 스태프는 사업 또는 프로젝트에 의해 제공되는 서비스에 대한 만족도를 알 수 있다.

② 평가는 사업 대상 인구집단의 요구와 조직의 사업 목적을 성공적으로 달성하기 위한 조직의 노력에 대한 지표를 제시한다.

③ 평가는 스태프의 업무 수행 수준을 조정하기 위한 함축적인 메시지를 제공한다. 즉, 스태프의 업무 수행을 체계적으로 평가함으로써 스태프가 자신의 업무를 중요하게 생각하도록 하는 데 기여한다.

④ 평가 결과는 스태프에게 업무를 인식시키고, 조직의 책임자 혹은 관리자로부터의 공식적인 인정을 포함하는 사기진작에 사용될 수 있다.

### (3) 재정지원기관(후원자, 재정지원기관의 스태프)

① 재정지원기관은 프로그램 결과를 재정지원 기관의 지속적인 지원과 지원금 증가 의사결정에 이용한다.

② 평가는 업무를 잘 수행하기 위해 체계적인 방법으로 노력하는 조직의 지표이므로, 비록 특정 프로젝트의 결과가 좋지 않더라도 재정지원기관의 헌신을 이끌어내는 기능을 할 수 있다.

③ 공식적인 포럼, 세미나, 심포지엄 등에서 평가 결과를 설명하는 것은 이 분야에 대한 관심을 집중시킴으로써, 재정지원기관의 지속적인 지원을 하게끔 할 수 있다.

### (4) 프로그램 참가자와 지역사회 구성원

① 프로젝트에 참가한 사람이나 단체의 프로젝트 결과에서 나온 피드백은 프로그램 결과를 공유함으로써 프로젝트에 대한 관심과 지원을 유도할 수 있다.

② 자발적 상담 및 에이즈 익명검사와 같은 결과는 일부 정보의 경우 개인비밀유지를 위해 피드백이 어려운 정보도 있다는 것을 인식해야 할 필요가 있다.

③ 프로그램 참가자와 지역사회 구성원에 대한 평가 결과의 제시는 전문가에 대한 결과 제시와 다른 형태로 이루어져야 한다.

## 2 보건교육의 흐름에 따른 평가의 유형

보건교육의 평가는 보건교육의 흐름에 따라 각 단계별로 평가를 실시하는 것이며, 일반적으로 과정에 따라 2~3가지의 평가로 이루어진다. 따라서 평가의 구분은 과정에 따라 프로그램 운영에 대한 과정평가, 단기적인 영향평가와 장기적인 변화 정도를 측정하는 결과평가로 구분할 수 있다. 과정평가는 형성평가(formative evaluation)라고도 하며 사업수행 또는 중재과정을 평가한다. 성과평가는 영향평가(impact assessment)와 결과평가(outcome evaluation)로 프로그램이 완료된 단계에서 프로그램을 수정할 부분이 있는지 또는 그대로 다음 사업에 적용을 할 것인지를 평가하는 단계이다.

이 외에도 사업의 시작 전 단계에서 실시하는 대상자의 수요을 파악하기 위해 하는 진단평가(diagnostic evaluation)를 평가에 포함하기도 한다. 평가는 다음과 같은 4가지 기본적인 질문에 답을 제시할 수 있어야 하며, 이 질문에 따라 평가가 4가지로 구분될 수 있다.

[표 3-2] 단계별 평가

| 평가구분 | 평가대상 | 평가 내용 | 평가 목표 |
|---|---|---|---|
| 진단평가 (수요분석) | 사업대상자 | 대상자의 보건교육 요구 정도, 프로그램 기획의 타당성 등 | 지식, 태도, 위험요인, 건강상태, 대상자의 욕구, 가능한 보건교육 · 건강증진 현황 평가 |
| 과정평가 (형성평가) | 보건교육 프로그램 | 교육 담당자, 교육 내용, 교육 방법, 교육 시간배정, 교육자료 등 | 프로그램의 적용, 관련 전문가, 참가자의 반응, 교육담당자의 능력 정도 평가 |
| 영향평가 (결과평가) | 대상자의 행동변화 | 지식의 증대, 태도의 변화, 행동의 변화, 건강기술 개발 등 | 프로그램 참가자의 지식, 태도, 신념에 대한 평가 : 단체 또는 정부에서 운영하는 해당 프로그램 또는 관련 정책 |
| 성과평가 (결과평가) | 대상자의 건강수준 | 사망률, 유병률, 장애율, 삶의 질 등 | 건강상태, 사망률, 유병률 평가 |

① 사업을 시작하기 전에 지역사회 주민이 원하는 것은 무엇인가? – 진단평가(dignositic evaluation)

② 프로젝트는 얼마나 잘 실행되었는가? – 과정평가(process evaluation)

③ 프로젝트에 의해 어느 정도 변화가 이루어졌는가? – 영향평가(impact assessment)

④ 예상했던 변화는 이루어 졌는가? – 결과평가(outcome assessment)

## 1) 진단평가

### (1) 요구도 파악

보건교육 대상자들이 어떠한 요구도를 가지고 있는지 모르는 채 보건교육 담당자의 생각에 따라서 보건교육을 실행한다면 대상자의 욕구도와는 동떨어진 프로그램이 되는 오류를 범하게 된다. 항상 지역이나 직장의 핵심 인물과의 접촉과 대화를 통해 정보를 입수하거나 여론조사, 면접 등 각종의 방법을 사용하여 대상자의 욕구도를 파악해야 한다.

### (2) 실시내용, 목표의 결정

요구도 파악의 결과, 몇 가지 요구가 명백해졌다 해도 인적, 경제적 자원의 제약성 등의 모든 요구를 동시에 채택할 수 없는 경우가 많다. 따라서 이들 요구 중에서 당면한 보건교육의 실시 내용과 목표를 결정하지 않으면 안 된다. 실시 내용·목표는 요구도의 조사에 더하여 생활습관 조사, 건강진단 결과 등을 기초로 우선순위를 결정하고, 그 다음에 내부 자원과 외부 자원의 조사에 기초하여 실행 가능성을 검토한 후 결정한다. 이 단계에서 기획 평가는 실시 내용·목표의 결정이 적절한가의 여부를 검토한다.

#### (3) 프로그램의 기획

보건교육의 실시 내용과 목표가 결정되면 그 다음에는 가장 적절한 프로그램을 결정하는 단계이다. 이 프로그램에는 보건교육 그 자체를 구체적으로 실행하기 위한 프로그램과 평가를 실시하기 위한 프로그램의 양면이 포함되지 않으면 안 된다. 이 단계에서의 기획평가에서는 프로그램의 기획이 적절히 실시되었는지를 검토한다.

### 2) 과정평가

(1) 일단 사업이 진행 중이라면 정확하게 시간 계획대로, 예산 범위 내에서 실행되고 있는지 조사할 필요가 있다. 과정평가는 "계획된 개입 활동이 어느 정도 실현되었는가?", "어떤 서비스를, 누구에게, 언제, 얼마나 자주, 얼마나 오랫동안, 어떤 맥락에서 제공되었는가?", "얼마나 잘 수행 했나?", "어떻게 향상시킬 수 있나?"와 같은 과정을 평가한다.

(2) 투입(인력, 자금, 물자, 시간 등과 같은 기본 자원)과 산출(필수품 배포, 훈련된 스태프, 서비스 제공과 같은 즉각적으로 드러나는 서비스 개선)이 과정평가의 핵심 요소이며, 이러한 질문들은 대체로 계량화된 양적 용어로 응답된다.

(3) 개입 프로그램이 어떻게 결과를 얻었으며, 왜 실패했는지에 대한 질적 증거 또한 중요하다. 과정평가는 유사 데이터 획득, 프로그램에 대한 세부적인 지식 확보, 예상효과뿐 아니라 예상하지 못한 결과에 대한 관찰이 포함된다.

① 과정평가는 프로젝트 수행에 관한 다음과 같은 세부적인 내용을 제공한다.

② 수행한 활동의 수(주로 원래의 계획과 관련됨)

③ 수행 활동의 질

④ 목표 대상자의 반응(예: 사용자 혹은 고객의 만족도)

⑤ 발생된 문제 혹은 장애물

(4) 과정평가의 가장 큰 이점은 프로젝트가 본격적으로 운영되고 있더라도 프로젝트 진행에 따른 성공적인 면과 문제 해결의 부족함을 판단할 수 있다는 것이다. 만약 프

로그램 운영자가 적절한 시기에 평가를 실시한다면, 그 결과는 중간궤도 수정에 이용할 수 있기 때문에 프로그램의 목적을 달성하는 데 도움을 주게 된다.

(5) 프로그램 활동을 모니터링하는 이러한 평가 유형은 프로젝트를 실행하는 조직과 자원을 지원하는 이해 당사자(예: 정부, 기부단체 등)에게 매우 중요하다.

보건교육 프로그램의 실행 중 제4 단계 평가는 프로그램 질의 관리(quality control)와 확보를 목적으로 프로그램이 어떻게 실행되고 있는가를 검토하는 과정이다. 프로그램이 개인을 대상으로 진행될 때는 프로그램의 외적인 형태를 평가한다. 즉, 보건교육 실시자의 전문성, 이용하는 책, 팜플렛, 필름 등의 보건교육 자료의 적합성 및 포괄성, 보건교육 시간 배정의 적합성, 프로그램 참여자 및 수혜자의 수를 평가한다. 이러한 평가 방법은 프로그램에 사용된 자료, 수업 참관, 참여 전문가와 참가자들에 대한 설문조사, 보건교육 자료 및 계획에 대한 전문가 평가 등에서 얻을 수 있다.

단체에 대한 프로그램 평가는 기관이 새로운 프로그램이나 정책을 받아들이도록 유도하는 목적으로 이루어져야 한다. 평가단계는 어떠한 보건교육 전략을 활용했고, 실시한 방법이 보건교육 목적을 달성하는 데 얼마나 효과가 있었는지를 평가해야 한다. 이와 같이 정부의 영향이 미치도록 변화에 개입된 보건교육 전략을 체계적으로 문서화한 후 평가해야 한다.

과정평가는 평가 과정에서 매우 중요한 요소로, 모든 프로그램과 반드시 연합하여 운영되어야 한다. 과정평가는 현재 실행하고 있는 프로그램이 계획대로 진행되고 있는지를 평가한다. 즉, 이 평가는 관할하고 있는 프로그램에 대한 기초적인 정보이다. 예를 들면, 과정평가에서 요원이 고용되지 않았거나, 보건교육 자료가 원래의 일정대로 배부되고 있지 않는 경우, 잠정적 서비스 대상자가 등록을 하지 않은 경우, 참가자가 만족하지 않은 경우, 지도자가 원래의 지도지침에 따라 프로그램을 수행하지 않는 경우에 보건교육 운영자는 보건교육 프로그램을 신속하게 원래의 궤도에 올려놓아야 한다.

이러한 관리 기능 외에도 과정평가는 영향 및 결과평가의 해석에 도움을 준다. 만일 프로그램이 영향 및 결과평가에서 원래의 목적을 달성하지 못한 것으로 평가가 될 때, 그 원인을 파악할 수 있는 근거 자료가 된다. 또한 과정평가는 프로그램이 현실적으로 실행 가능한 프로그램이었는지 파악할 수 있는 기초 자료를 제시한다. 어떤 프로그램은 제한된 연구 환경 내에서는 좋은 결과를 가져오지만, 실제 현장에서는 적용되지 않는 프로그램이 있다. 과정평가는 어떤 프로그램이 각기 다른 현장에서도 적용이 되었는지 평가할 수 있으며, 프로그램의 표준화 가능성과 확산의 가능성을 평가한다.

### 3) 영향평가

(1) 영향평가는 대상인구 집단의 변화를 본다.

(2) 영향평가는 보통 실험설계(experimental design) 연구를 통해 인과관계를 평가하는데, 여기에는 프로그램의 영향을 받지 않는 대조군(control group)과 프로그램의 대상 집단인 실험군(experimental group)을 나누어 프로그램 개입 전후의 상대적 변화를 비교, 연구하는 방법이 이용될 수 있다.

보건교육의 평가라 하면 일반적으로는 영향평가를 지칭하는 경우가 많다. 여기서는 기획 단계에서의 결정 사항에 따라 평가지표에 관한 자료를 수집하고, 그 해석을 실행하여 기대하던 효과를 얻었는지 여부를 검토한다. 영향평가의 목적은 보건교육 프로그램의 실시 결과 지식, 태도, 신념, 가치관, 행동, 기술, 실천의 변화를 측정하는 것이다. 개인 단위에서는 대상의 지식, 신념, 태도, 행동의 즉각적인 변화를 측정한다. 조직 단위에서는 변화에 투입된 정책, 프로그램, 자료로 평가한다. 정부 단위에서는 정책, 계획, 예산의 배분과 법적인 조치로 평가한다. 각각의 영향평가 요소는 장기적인 건강 수준(유병률, 사망률 등) 평가의 중간단계 역할을 한다.

### 4) 결과평가

(1) 우리가 진정으로 알고 싶은 것은 프로젝트의 효과인데, 프로젝트의 효과는 대상 인구집단의 지식, 태도, 기술, 행동, 그리고 습관의 변화를 평가함으로써 알 수 있다.

(2) 결과평가는 참가 대상자들 사이에서 요구 변화가 일어났는지, 만약 그렇다면 얼마나 변화했는지 판단할 수 있는 여지를 제공한다. 변화를 측정하기 위해 평가자는 개입 전후의 자료를 확보하거나 목표 달성을 위한 기대치를 정하고, 일정 기간 동안 어느 정도의 프로젝트 성과를 보였는지 파악해야 한다.

결과평가는 보건교육의 결과, 건강 및 사회적 요소들이 개선되었는가를 평가한다. 예를 들면, 알코올음료 소비 감소는 간염의 감소와 직결된다. 이러한 측정이 짧은 기간 내에 결과가 나오기는 어렵더라도, 운수 사고에 의한 사망이나 장애 등의 수치는 가능하다. 결과 평가에서는 역학적인 연구 디자인이 필요하다. 예를 들면, 알코올소비 감소에 따른 질병의 변화를 추정하기는 어렵지만, 알코올에 의한 운수 사고, 폭력 등의 수치는 대상자에 대한 설문조사, 경찰서의 기록 등에서 쉽게 얻을 수 있다. 자료의 특성상 결과평가는 개인 단위로 해석해야 한다.

## 3 경제성 평가의 유형

경제성 평가의 관심사는 투입된 비용대비 결과(효과, 효용, 편익)를 분석하는 것이다. 경제성 평가에는 앞에서 제시한 보건교육의 평가 외에도 투입된 '비용' 대비 결과가 효율적인지 혹은 효과적인지 검토하는 것이다. 어떤 목표를 달성하기 위해서는 여러 가지의 방법이 있을 것이다. 만약 A라는 방법이 비용은 많이 들고 효과가 적다면 다른 방법을 적용해야 할 것이다. 이는 보건에 사용하는 비용이 무한정한 것이 아니므로 이 비용을 어떻게 유용하게 사용하는 문제와 결부된다. 그러므로 투입 단위당 결과가 어느 정도 효과가 있는지 검토하는 것은 매우 중요한데, 이를 경제성 평가라고 한다. 경제성 평가의 결과, 투자한 보건자원(비용으로 표시)의 다소와 보건교육 효과의 대소를 조합하면 보건교육 프로그램을 네 가지로 분류할 수 있다. 아래 표를 참고하면, 유한한 보건자원을 유효하게 사용한다는 입장에서 볼 때 효과가 크고 비용이 적게 드는 프로그램 A가 가장 적절하며, 비용이 많고 효과가 적은 프로그램 D는 가장 부적절하다. 프로그램 B는 비용의 측면에서는 문제가 될 수 있지만 이를 대체할 수 있는 다른 프로그램이 없다면 적용될 수 있다. 프로그램 C는 일반적으로는 적용되지 않으나 예산이 한정되어 있을 경우 적용될 때가 있다. 경제성 평가는 여러 프로그램 중 무엇을 할지 선택하는 경우 많이 활용되는 방법론이라고 할 수 있다.

경제성 평가의 유형은 비용최소분석, 비용-효과분석, 비용-효용분석, 비용-편익분석이 있다. 경제성 평가에서 가장 많이 사용되는 평가는 비용편익분석(cost-benefit analysis)이다. 보건교육 프로그램에 투입된 비용에 대한 결과도 같은 단위인 화폐의 단위로 산출하는 방법이다. 두 개 혹은 그 이상의 비교집단에서 결과(예를 들면 사망률 감소)에 대한 금전적인 비용(투입)과 금전적인 편익(결과)을 비교하여 평가하는 방법이다. 예를 들면 노인고혈압 사례관리사업의 대상자 1인당 총비용이 557,000원이었고 고혈압 조절률과 고혈압 중증도 변화로 총편익이 1,792,000원이었다고 한다면 순편익은 1,235,000원이다. 비용대비 편익(편익/비용)은 3.28배로 비용에 비해서 효과가 3.28배나 높다고 결론지을 수 있다.

**[표 3-3] 경제성 평가의 결과에서 본 보건교육 프로그램의 우선순위**

| | | 보건교육의 효과 | |
|---|---|---|---|
| | | 대 | 소 |
| 비용 | 대 | 프로그램 B<br>적절하지 않다 = 우선순위 2 | 프로그램 D<br>가장 부적절 = 우선순위 4 |
| | 소 | 프로그램 A<br>가장 적절 = 우선순위 1 | 프로그램 C<br>적절하지 않다 = 우선순위 3 |

비용효과분석(cost-effective analysis)에서는 비용과 측정 가능한 행태적인 변화 혹은 건강결과를 평가하는 것이다. 그러나 두 가지 프로그램을 비교할 경우 프로그램의 결과가 동일한 측정지표를 사용하지 않았으므로 어떤 프로그램이 더 효과적인지 결론내리기가 어렵다. 그러나 비용편익분석은 결과에 대해서도 화폐단위로 평가하므로 전혀 종류가 다른 보건교육 프로그램이라고 하더라도 비교가 가능하다는 장점이 있다. 예산이 한정되어 있으므로 금연교육, 운동지도 프로그램, 비만자에 대한 영양지도 프로그램 등 몇 개의 건강 가꾸기 프로그램 중 투입비용 당 편익(금액)이 가장 높은 것을 하나만 선택해야 할 경우에 유용하다. 이론적으로는 비용편익분석은 비용효과분석보다 경제성 평가를 함에 있어서 유용하다. 그러나 비용편익분석은 결과에 가치를 붙여서 금액으로 표시해야 하므로 결코 간단한 일이 아니다. 따라서 실제 비용편익분석은 보건의료 분야에서 적용이 어려워 제한되는 경우가 많다.

## 4 프로그램의 평가기준

평가가 잘 설계되고 프로그램의 요구를 충족시키도록 인도하고 또 이를 명확하게 하기 위해서는 프로그램의 평가기준(evaluation standard)이 있어야 한다. 프로그램 평가의 기준에는 유용성(utility), 적합성(propriety), 시행가능(feasibility), 정확성(accuracy)이 포함된다(CDC, 2011).

(1) **유용성** : 이해당사자의 요구를 충족시켜주는 평가 설계

(2) **적합성** : 평가의 윤리적인 측면(인권보호)

(3) **시행 가능성** : 실용적이고 현실적인 평가

(4) **정확성** : 타당하고 신뢰할 만한 결과 도출이 가능한 평가 설계

## 요 약

본 장에서는 보건사업 혹은 보건교육 프로그램을 효과적으로 수행하기 위해서 보건프로그램 계획 시 7가지 단계로 계획에 대한 수립과 평가에 대한 과정을 구체적으로 소개하고 있다.

보건교육의 평가는 과정에 따라 프로그램 운영에 대한 진단평가, 과정평가, 영향평가, 결과평가로 구분할 수 있다. 과정평가는 형성평가(formative evaluation)라고도 하며 사업수행 또는 중재 과정을 평가하는 것이며, 성과평가는 영향평가(impact assessment)와 결과평가(outcome evaluation)로 프로그램이 완료된 단계에서 프로그램을 수정할 부분이 있는지 또는 그대로 다음 사업에 적용할 것인지 평가하며, 이외에도 사업의 시작 전 단계에서 수요분석을 실시하는 진단평가(diagnostic evaluation)가 있다. 평가의 다른 유형으로 경제성 평가가 있고, 이중 가장 많이 사용되는 비용-편익분석방법이 있다.

## 참고문헌

김명, 고승덕, 김영복, 김혜경, 손애리, 유승현, 이자경, 황명희송. (2014). 보건교육 건강증진 이론. 계축문화사.

손애리 (2004). 보건행태 및 보건교육 이론. 삼육대학교 출판부

손애리, 조병희 (2014). 개발도상국 농촌이 보건의료현실과 보건계획 수립: 미얀마의 경우. 한미의학.

손애리, 이혜규, 최명일, 오영아. (2015). 헬스커뮤니케이션-이해편. 한국보건복지인력개발원.

전국보건관리학협의회. (2013). 보건교육학. 서울:한미의학.

CDC. (2011). Introduction to Program Evaluation for Public Health Programs: A Self-Study Guide. http://www.cdc.gov/eval/guide/introduction/index.htm. Assessed by Ja n 11, 2017.

제4장

# 보건교육방법

제1절 보건교육방법의 이해

제2절 보건교육방법의 유형별 장 · 단점

제3절 보건교육방법의 선정 및 개발

제4절 보건교육매체

# 제4장

# 보건교육방법

## 제1절 보건교육방법의 이해

### 1 기본 개념

보건교육은 개인 또는 집단의 건강에 바람직한 영향을 줄 수 있는 지식, 태도, 행동의 통합적 경험을 제공하는데 목적을 두고 있다. 이러한 보건교육의 목적을 효과적으로 달성하기 위해서는 무엇보다 보건교육 내용을 효과적으로 전달할 수 있는 적합한 교육방법과 매체를 선정하는 것이 중요하다.

교육방법은 특정한 조건 또는 특정한 상황에서 특정한 행동을 수행하도록 학습하거나 또는 특정 행동에 참여할 수 있도록 환경을 조작하는 과정으로, 흔히 교수, 수업, 지도, 교수학습 등으로 혼용되기도 하나, 일반적으로는 계획을 수행하는 방식 또는 처리 체계로 정의된다. 즉 교육내용을 효과적으로 전달하기 위한 모든 수단을 말한다.

이러한 맥락에서 보건교육방법은 건강의 유지 및 증진, 질병예방 및 관리에 관한 건강정보를 효과적으로 전달하기 위한 모든 수단이라 할 수 있다. 교육목표를 성공적으로 달성하기 위해 보건교육을 통해 학습할 내용을 전달하고 학습활동을 지원하기 위해 활용하는 모든 방법을 포함한다. 즉 보건교육방법이란 건강 정보를 전달하여 태도를 형성하고 필요한 건강기술을 개발하여 수행할 수 있도록 돕는 일련의 과정 또는 기법을 말한다.

따라서 보건교육방법을 선정할 때는 정보의 전달력 및 지식 함양, 태도 형성, 기술 습득을 돕기 위해 학습자의 특성, 교육자의 경험, 교육목표, 교육내용, 교육환경 등을 고려한

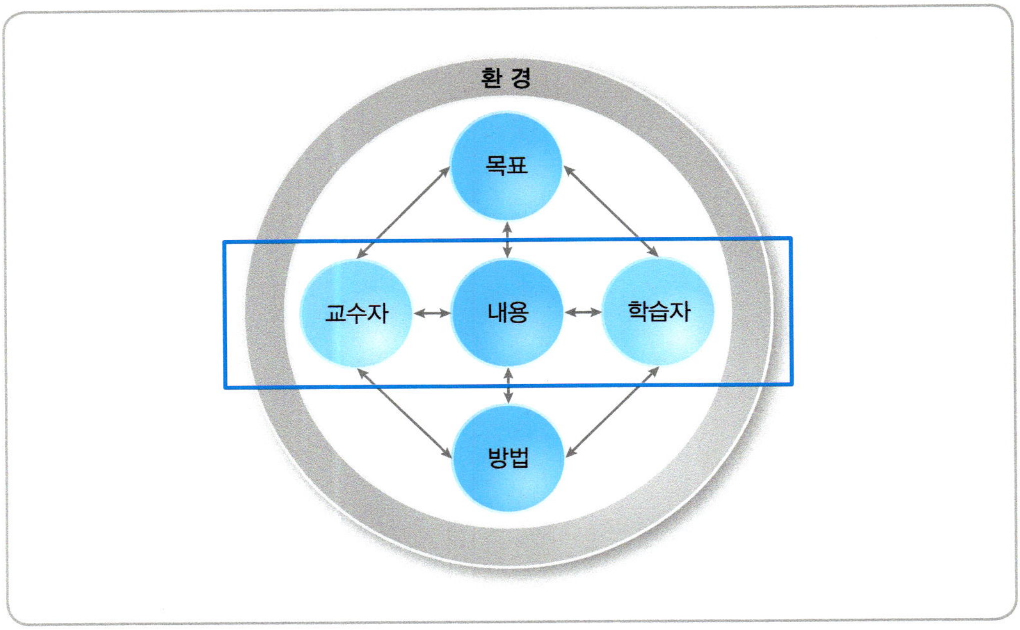


[그림 4-1] 교육과정의 요소

적합한 교육방법을 선택해야 한다.

- 건강 유지 및 증진, 질병 예방 및 관리를 위한 건강정보 전달 수단
- 교육목표 달성을 위해 보건교육 내용을 전달하고 학습활동을 지원하는 방법
- 건강정보를 전달하여 태도를 형성 및 건강기술 개발을 수행할 수 있도록 돕는 일련의 과정 또는 기법

## 2 보건교육방법의 유형

교육방법은 교수-학습과정의 접근법, 교수-학습과정의 주체, 학습의 성과, 학습자의 크기 등에 따라 분류한다. 교수-학습과정의 접근법은 설명적 접근과 경험적 접근으로 구분하며, 학습자의 크기에 따라 개인, 집단, 대중적 방법으로 구분하고, 교수-학습과정의 주체가 누구인가에 따라 교수자 중심, 상호작용적, 개인적, 경험적 방법으로 구분한다.

먼저 교수-학습과정의 접근법은 설명적 접근과 경험적 접근으로 구분하며, 설명적 접근은 학습자의 지식 습득을 위해 교수자가 학습자에게 교육내용을 전달하는 수용학습으로서 직접교수전략을 활용하는 반면, 경험적 접근은 학습자 스스로 문제를 해결할 수 있도록 학습자의 탐구와 문제해결 활동을 중심으로 한 발견학습으로서 간접교수전략을 활용한다. 수용학습의 대표적인 교육방법에는 강의, 시범 등이 있으며, 발견학습에는 브레인스토밍, 문제해결학습 등이 있다.

한편 교육방법은 학습자의 크기에 따라 개인적, 집단적, 대중적 교육방법으로 구분하기도 한다. 개인적 교육방법은 개인의 인지-행동적 변화를 촉진시키기 위한 건강상담, 건강코칭(지도), 프로그램학습 등을 포함한다. 집단적 교육방법은 소집단과 대집단으로 구분하며, 소집단의 경우 개인 간 영향력을 높이기 위한 그룹 토의, 협동학습, 그룹 프로젝트, 플립러닝(flipped learning) 등을 포함한다. 대집단의 경우 집회의 효과를 높일 수 있는 심포지엄, 패널토의, 포럼 등을 포함한다. 불특정 다수를 대상으로 한 대중적 교육방법은 다수가 시공간을 초월하여 동일한 건강정보를 접할 수 있도록 원격교육, 인터넷교육, ICT 활용교육 등을 포함한다.

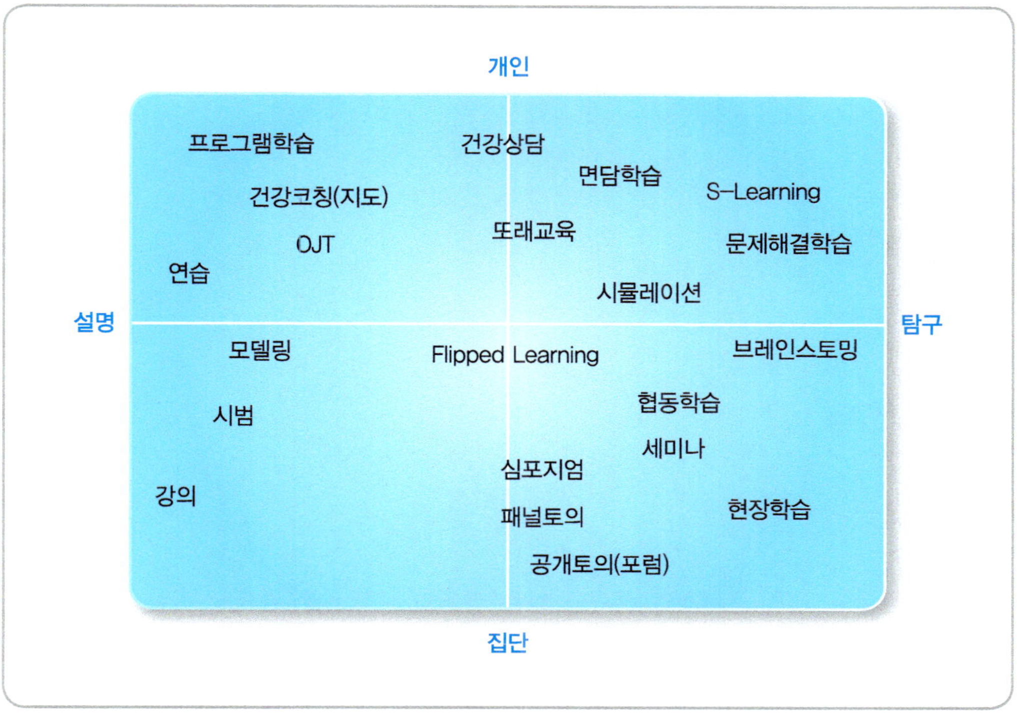


[그림 4-2] 교육방법의 분류

교수–학습과정의 주체에 따라 교수자 중심, 상호작용적, 개인적, 경험적 방법으로 구분한다. 교수자 중심의 교육방법은 다량의 정보를 체계적으로 전달하기 위한 방법으로 강의, 시범, 모델링 등을 포함하며, 상호작용적 교육방법은 학습자 간의 의견교환을 통해 문제를 해결해 나가는 방법으로 또래교육, 그룹토의, 그룹 프로젝트 등을 포함한다. 개별교육방법은 개인 중심의 교육내용 및 진행을 맞춤형으로 수행할 수 있는 방법으로 건강상담, 자가학습, 컴퓨터보조학습 등을 포함하며, 경험적 교육방법은 교육내용을 간접적인 체험활동을 통해 습득할 수 있도록 돕는 방법으로 실험·실습, 역할극, 시뮬레이션, 게임 등을 포함한다.

## 제2절 보건교육방법의 유형별 장 · 단점

보건교육방법은 분류 기준에 따라 다양하게 구분될 수 있으나, 이 책에서는 Waldron과 Moore가 제시한 분류방법에 기초하여 학습자의 크기에 따라 개인적, 집단적, 대중적 교육방법으로 구분한 후, 유형별 장·단점을 살펴보고자 한다.

- 개별적 접근 : 건강상담, 컴퓨터보조학습(CAI), 프로그램학습 등
- 집단적 접근 : 또래교육, 토론, 협동학습, 문제해결학습, 강의, 시범, 역할극, 심포지엄, 패널토의, 포럼 등
- 대중적 접근 : 멀티미디어 활용교육, ICT 활용교육, e–러닝 등

### 1 건강상담

#### 1) 특징

상담(counseling)은 전문적인 훈련을 받은 상담자가 도움을 필요로 하는 내담자에게 대면관계를 통해 문제를 해결하도록 돕는 과정이다. 건강상담은 개인이 건강상태와 기능을 향상시키도록 돕는 것 뿐만 아니라 질병 과정의 진행을 예방하거나 줄이도록 돕는 다

양한 접근과 방법을 기술하는 보건교육의 한 형태이며, 사람들의 생활습관에 변화를 가져오는데 도움을 주는 일련의 과정이다(Donnelly, 2003).

건강상담(health counseling)의 목표는 주요 증상을 감소시키고 건강수준을 향상시키며 바람직한 건강행동과 생활습관으로 변화시켜 건강생활을 실천할 수 있도록 돕는 것이다. 이를 위해 건강기술, 새로운 도전에 대한 믿음, 지지적 환경 등을 통한 자가관리능력의 향상을 강조하고 있다.

건강상담은 생물심리사회적 접근에 기반한 계획된 중재와 재발방지, 인지적 재구성을 강조한다. 상담기법에는 경청, 개방형 질문, 바꾸어 말하기, 요약, 반영, 명료화, 직면, 해석이 포함되며, 상담은 문제 제시, 필요성 인식, 촉진적 관계형성, 목표 설정, 문제해결 노력, 합리적 사고 촉진, 실천계획 수립, 결과에 관한 평가, 종결 순으로 진행된다.

### 2) 장점

(1) 대상자에 대한 기본 이해수준이 높아 교육의 효과를 높일 수 있다.
(2) 개인중심의 교육으로 문제해결에 도움을 줄 수 있다.
(3) 특별한 계획이 없더라도, 짧은 시간에 간단한 문제에 대해 상담을 진행할 수 있다.

### 3) 단점

개인중심의 교육으로 집단교육방법에 비해 경제성이 떨어진다.

### 4) 활용 시 주의사항

(1) 대상자가 상담자에 대한 신뢰를 가질 수 있도록 말과 태도가 일치하는 신중한 태도를 가진다.
(2) 상담자는 대상자에 대한 긍정적인 태도를 갖는다.
(3) 대상자가 자유롭게 의사를 표현할 수 있도록 안락한 분위기를 조성한다.

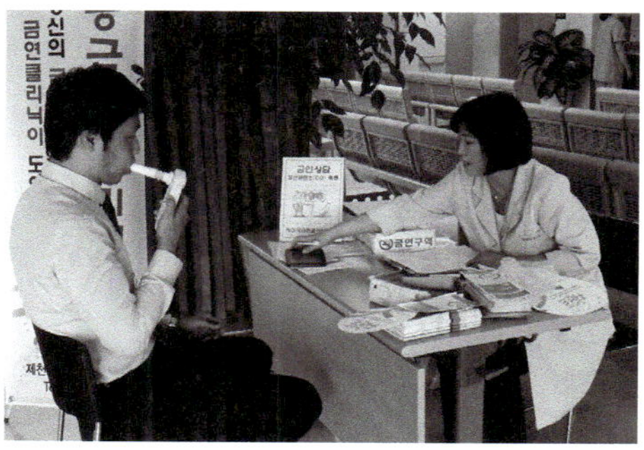

(4) 대상자가 스스로 말할 수 있도록 여유를 갖고 기다린다.
(5) 대상자에 대해 지시, 명령, 훈계, 설득 등을 피한다.

## 2 컴퓨터보조학습(CAI)

### 1) 특징

컴퓨터보조학습(computer-assisted instruction)은 컴퓨터를 교육 보조매체로 활용하여 교육내용을 전달하는 방법이다. 소프트웨어를 통해 학습내용을 전달하고, 지도하며, 통제하는 형태이며, 개개인의 교육수준을 고려하여 학습의 속도를 조절할 수 있다. 개인의 수준을 고려한 개별교육방법으로써 교육의 진행 과정에서 교육수행자와 학습자의 상호작용이 이루어질 수 있다. 교육목표에 맞는 소프트웨어를 찾는 것이 중요하며, 학습자가 컴퓨터 활용능력을 갖추고 있어야 한다. 컴퓨터보조학습은 학습장의 특성 및 교육주제를 고려한 학습유형을 선정할 수 있으며, 반복학습을 위한 충분한 기회를 제공한다. 유형에는 개인교수형, 반복학습형, 문제해결형, 시뮬레이션형, 게임형 등이 있다.

### 2) 장점

(1) 재미를 유발할 수 있다.
(2) 혁신적인 교육방법이다.
(3) 교육의 다양성을 제공한다.
(4) 학습자가 교육과정에 적극적으로 참여할 수 있다.

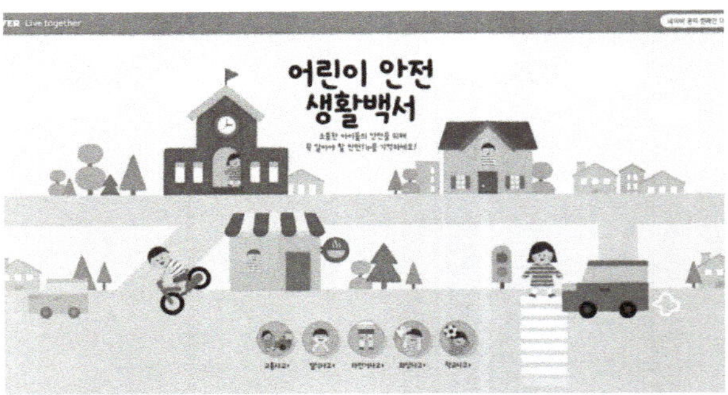


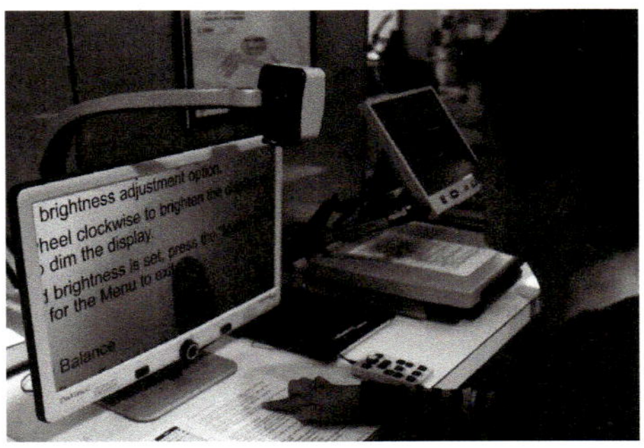

(5) 즉각적인 피드백을 제공할 수 있다.
(6) 교육대상자가 학습의 속도를 조절할 수 있다.
(7) 사고력을 요구하는 교육내용을 제공할 수 있다.
(8) 개별화된 교육내용을 제공할 수 있다.
(9) 지속적인 상호작용이 이루어질 수 있다.

### 3) 단점

(1) 비용이 많이 든다.
(2) 특정 시설 및 장비가 필요하다.
(3) 특정 소프트웨어가 필요하다.
(4) 컴퓨터 활용을 위한 특별교육이 필요하다.
(5) 컴퓨터 활용능력이 부족한 사람에게는 교육효과가 떨어질 수 있다.

### 4) 활용 시 주의사항

(1) 교육 전 교육대상자의 컴퓨터 활용능력을 파악하도록 한다.
(2) 컴퓨터보조학습에서 활용하는 교육자료(DVD 등)에 대한 사전 점검을 수행해야 한다.
(3) 컴퓨터 활용을 위한 기술적 측면(소프트웨어 버전, 스피커 설치 등)에 관한 점검을 수행해야 한다.
(4) 시설 이용시간, 자료대여 등에 관한 제한 사항을 검토해야 한다.

## 3 또래교육

### 1) 특징

또래교육(peer educaticn)은 비슷한 연령층의 교육자 또는 상담자들이 학습자나 내담자에게 필요한 정보를 널리 알리고 설득하는데 효과적이며, 또래교육을 통해 맞춤식 정보제공과 집중교육이 보편화될 수 있다. 반면 교육주제에 따라 전문인 섭외에 한계가 있다.

교육내용의 특성상 경험이 지식보다 비중이 클 때 용이하며, 또래교육자는 학습자에 대해 친근하고 현장감 있는 사례를 제공할 수 있어야 한다.

## 2) 장점

(1) 귀감효과(modeling effect)를 제공한다.
(2) 학습자 친화도가 높다.
(3) 지속적이고 비공식적 교육제공이 가능하다
(4) 전문가들은 접근하기 힘든 사람들에게 유익한 영향을 줄 수 있다.
(5) 표면화되기 어려운 내용을 교육할 때 용이하다.

## 3) 단점

(1) 전문성이 떨어진다.
(2) 모든 상황에 적용할 수 없다. 또래들과 비슷한 경험과 환경을 겪은 교수자는 그 이상의 사회현상이나 연관된 개념을 설명하기 어렵다.
(3) 부작용(side-effect)이 발생할 수 있다.
(4) 절대적인 교육자의 감시가 없는 상태에서 비슷한 주의집중력을 가진 또래들끼리의 교육은 사소한 외부요인에도 쉽게 흔들릴 가능성이 크다.
(5) 전문적인 기술이나 지식에 대한 교육에는 적절하지 않다.

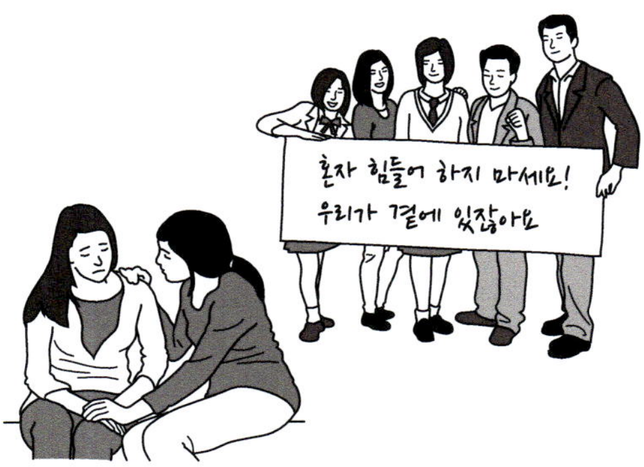

### 4) 활용 시 주의사항

(1) 의사소통기술(경청, 공감적 대화, 명료화와 피드백주기 등)을 함양해야 한다.
(2) 인간관계에 대한 기본적인 이해능력을 함양해야 한다.
(3) 문제해결을 위한 문제 행동에 대한 이해와 조력기술을 습득해야 한다.
(4) 교육자는 긍정적인 모델이 되어야 한다. 전문적으로나 인간적으로 편안하다는 느낌과 상호간의 신뢰가 아주 중요하다.
(5) 교수자는 다양한 배경 및 상담에 관한 전문성을 가진 사람들로 구성되어 있기 때문에 관련 분야에 관한 수퍼비전 또는 자문을 받는 것이 중요하다.
(6) 상담 받은 또래의 신상이 노출되지 않도록 유의해야 한다.

## 4 토 론

### 1) 특징

토론(discussion)은 주어진 주제에 대해 서로 다른 다양한 견해를 수용할 수 있는 방법이며, 자신의 견해를 다른 사람들이 충분히 이해할 수 있도록 설득할 수 있는 과정이다. 공식적인 대화과정이며, 설명 또는 대화를 통해 상대방이나 청중을 설득하는 능력과 기술을 습득할 수 있다. 토론은 논제, 구체적인 생활터(setting) 및 형태의 결정, 소집단 형성, 진행 계획수립의 순서로 진행된다.

### 2) 장점

(1) 서로 다른 의견에 대한 상호교환을 통해 학습자의 흥미를 유발할 수 있다.
(2) 학습자의 자율성과 능동적 참여를 유도할 수 있다.
(3) 다양한 대화 기술들을 발달시킬 수 있다.
(4) 사회적 기능과 태도를 함양함으로써 학습자의 사회성을 높일 수 있다.
(5) 집단의 크기를 자유롭게 조절할 수 있다.
(6) 토론을 통해 주어진 논제에 대해 학습자의 지식·태도·기능을 평가할 수 있다.

## 3) 단점

(1) 원만한 토론 진행을 위해 사회자의 주의깊은 진행능력이 요구된다.
(2) 예기치 못한 상황이나, 분쟁, 갈등을 고조시킬 수 있다.
(3) 학습자의 토론 참여가 저조할 경우, 토론 진행이 어렵거나 소수자의 토론 독점이 야기될 수 있다.
(4) 토론 이후, 구성원 간의 반감으로 인해 인간관계 형성에 어려움이 발생할 수 있다.

## 4) 활용 시 주의사항

(1) 주어진 논제에 대해 반대 의견, 적어도 서로 다른 의견이 제시될 수 있도록 구성원을 안배한다.
(2) 토론에 앞서 토론 진행의 구조를 구성원들에게 알린다.
(3) 구성원들이 자유롭게 의견을 나누도록 유도한다.
(4) 토의 주제 및 내용을 명확히 제시한다.
(5) 토의 내용에 관한 순서를 정해둔다.
(6) 찬성 및 반대 의견으로 토의가 진행될 경우, 교육 대상자들은 자신의 의견을 토의가 시작되기 전에 결정하도록 한다.
(7) 토의 진행시 개인의 의견 제시를 위해 발언 시간을 적절히 조절한다.
(8) 타인의 의견을 무조건 반대하거나 비판하지 않도록 유도한다.
(9) 토의가 협조적으로 진행될 수 있도록 편안한 분위기를 조성한다.
(10) 토의에 필요한 참고자료 또는 기록 용지 등을 사전에 배부한다.

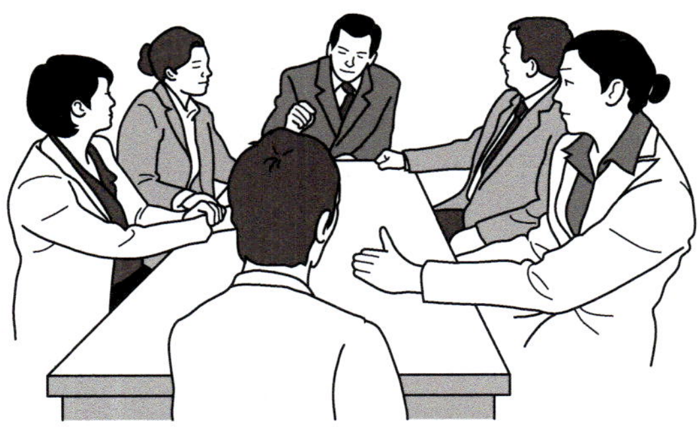

# 5 협동학습

## 1) 특징

협동학습(cooperative learning)은 학습 능력이 각기 다른 학생들이 동일한 학습 목표를 향하여 소집단 내에서 함께 활동하는 교육방법이다. 모든 학습자가 명확하게 할당된 공동 과제에 참여할 수 있는 소집단에서 함께 학습하는 것이며, 해결해야 할 다양한 문제에 직면하여 개개인이 지녀야 할 기본적인 협동과 조정의 태도 및 가치를 교육활동을 통해 습득하도록 한다. 집단 구성원들은 서로 상호 의존적인 관계로 각각의 학습자들은 자신의 학습목적을 달성하기 위해 서로 함께 협력하며, 소집단 구성원들은 자신의 학습뿐만 아니라 소집단 전체의 학습에 대한 책무성을 가지게 된다.

## 2) 장점

(1) 문제해결 과정에 대한 태도와 가치를 배운다.
(2) 사회적 기술을 습득한다.
(3) 대안적 관점과 객관적인 견해를 배운다.
(4) 모순된 생각과 행동을 줄일 수 있는 가장 효과적인 방법이다.
(5) 서로 다른 문화 및 교육배경을 가진 구성원으로 구성될 때 개별학습에서는 얻을 수 없는 성과를 산출한다.
(6) 상호의존적 관계를 형성하고 인정한다.
(7) 문제해결능력과 의사결정능력을 향상시킬 수 있다.
(8) 학습자들이 교사의 통제나 보호에서 벗어나 독립적으로 학습함으로써 다양한 정보원을 접하고, 독립심을 기를 수 있고, 자신의 자원을 스스로 관리하고 통제하는 방법을 습득하게 된다.

## 3) 단점

(1) 작업 분배가 형평성 있게 이루어지지 못하는 경우가 있다.
(2) 소극적인 구성원이나 개인주의적 성향이 강한 구성원이 있으면 분쟁이 생기기 쉽다.

(3) 조정과 의견수렴에 시간적 소요가 많을 수 있다.

(4) 적극적이고 잘 하는 학생에게 활동의 많은 부분이 집중되면 사실상의 협동학습 효과를 얻기는 어렵다.

(5) 팀 구성원간의 물리적, 심리적인 갈등 발생이 가능하다.

(6) 어떤 학습자가 어떤 것을 잘못 이해하면 집단 내 다른 구성원도 잘못 이해할 우려가 있다.

(7) 학습목표보다도 집단과정을 소중히 여겨 자칫 놀이문화로 변질될 수 있다. 학업과제는 소홀히 하고 분위기나 집단 활동 과정만을 소중히 여길 우려가 있다.

(8) 협동학습은 다른 방법에 비해 동일한 학습내용을 다루는데 더 많은 시간이 필요하다.

### 4) 활용 시 주의사항

(1) 능력 또는 관심분야의 차이를 고려하여 고루 섞이도록 구성한다.

(2) 가능하면 작업 참여형태가 서로 의존적인 사람들끼리 한 조를 구성한다.

(3) 장소는 가능하면 소집단 활동이 서로 방해를 주지 않을 정도의 거리를 두고 교육자가 한 눈에 소집단활동 관리를 할 수 있도록 안배한다.

(4) 적절한 경쟁 요소를 활용해야 한다. 협동을 위해서 적절하게 경쟁을 도입하면 학습의 효율성을 높이고 협동을 보다 강화시킬 수 있다.

(5) 교육자는 사회적 기술(협동하는 방법, 의사소통 기술)을 가르쳐 협동의 원리가 구현될 수 있도록 지도해야 한다.

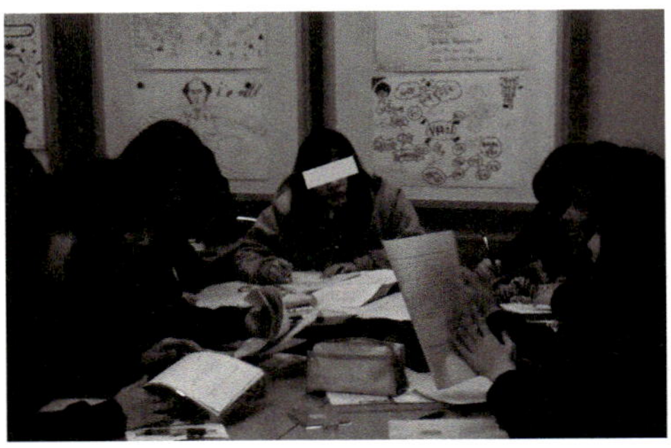

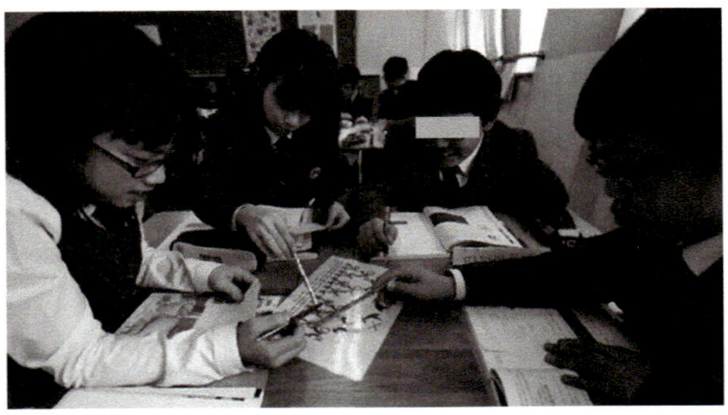

# 6 문제해결학습

## 1) 특징

문제해결학습(problem solving learning)은 당면 문제와 문제해결의 실마리 또는 참고가 될 수 있는 기본정보를 기반으로 문제를 풀어가는 학습활동이다. 개별 교육 또는 소집단 교육으로 수행될 수 있으며, 구성원들 간의 활발한 논의가 이루어질 수 있다. 서로 다른 다양한 지식과 관점을 듣고, 수용하는 반성적 사고를 촉진시킬 수 있다.

## 2) 장점

(1) 실생활 적용이 가능한 실제적인 문제를 다룰 수 있다.
(2) 학습 주제에 대한 흥미를 유발할 수 있다.
(3) 학습자의 비판적 사고를 증진시킬 수 있다.
(4) 서로 토의하고 질의 응답하는 과정을 통해 평등한 민주적 생활태도를 기를 수 있다.
(5) 구성원 간의 의견교환을 통해 자신의 의견을 설명하고 정당화하는 능력을 기른다.
(6) 학습자가 문제해결에 자율적이고 능동적으로 참여하여 학습에 주도적인 역할을 한다.
(7) 창의적인 방법 또는 해답을 찾아낼 수 있다.
(8) 학습자가 학습에 대한 책임감을 갖게 한다.

## 3) 단점

(1) 자료를 찾는 데에 많은 시간이 소요된다.

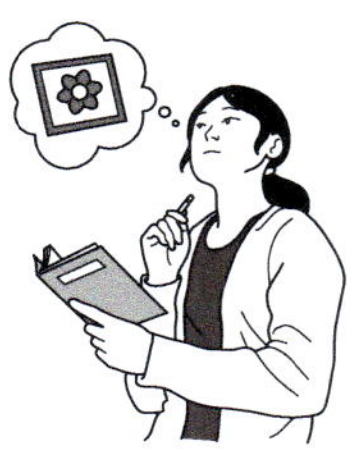
[계획하기]

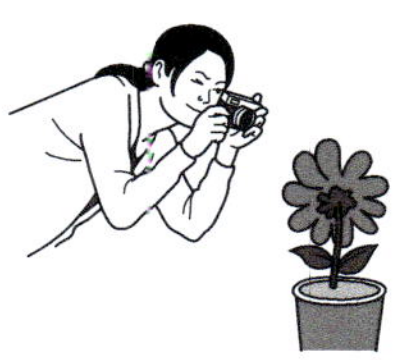
[정보 수집하기]

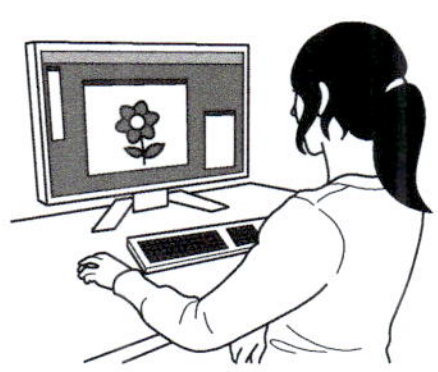
[정보 가공하기]

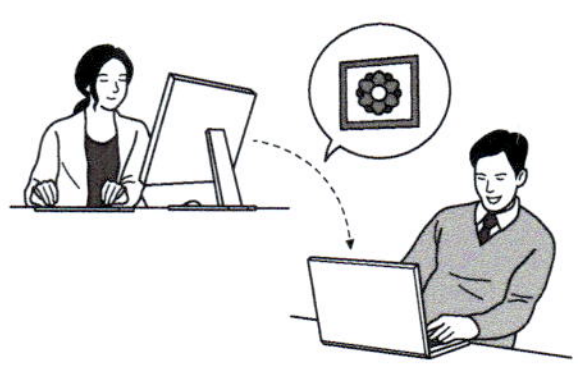
[정보 공유하기]

(2) 노력에 비해 능률이 낮다.
(3) 주변 자료 탐색능력이 부족한 학습자에게는 비효과적이다.
(4) 문제해결과정 전반에 관한 관리 감독자가 필요하다.
(5) 일관성 있는 학습 진행이 어렵다.

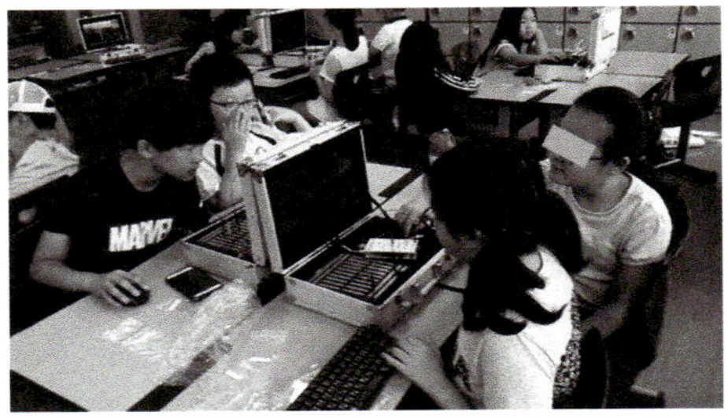

### 4) 활용 시 주의사항

(1) 문제의 의도와 내용을 정확히 파악하도록 유도한다.
(2) 문제에 관련된 일반적인 법칙이나 원리를 제시한다.
(3) 편견을 피하고, 결론을 빠르게 내리지 않도록 지도한다.
(4) 유도된 결론을 다시 검증해보도록 독려한다.
(5) 문제해결을 위한 참고자료를 적절히 조직하도록 한다.

## 7 강 의

### 1) 특징

강의(lecture)는 가장 오래된 교육방법으로 설명적 접근의 대표적인 방법이다. 두 사람 이상의 집단에게 보건교육과 관련된 정보를 전달하며, 다수의 사람들이 단시간에 많은 정보를 동시에 전달할 수 있다. 교육 시 사전에 계획된 내용체계에 따라 학습자에게 전달해야 할 지식 또는 정보를 교수자가 일방적으로 설명하거나 제시하는 형식으로, 발표 또는 동영상 교육매체자료 등과 병행하여 활용한다. 준비, 실시(도입, 시작, 진행), 정리의 순서로 진행하며, 학습자의 이해수준에 차이가 있을 경우 교육의 효과가 낮아질 수 있다.

### 2) 장점

(1) 교육내용을 개괄 또는 요약을 통해 전체적인 내용 파악이 용이하다.
(2) 최근 정보를 제공하기에 적합하며, 교육의 융통성을 높일 수 있다.

(3) 경제성 : 시간과 학습량을 자유롭게 조절할 수 있다.
(4) 한정된 시간 내에 다양한 많은 정보를 제공할 수 있다.
(5) 심리적 경직, 융통성의 부족, 순응적 학습자에게 심리적 안정감을 준다.
(6) 교육의 도입 단계에 적절하다.
(7) 교육매체를 다양하지 활용할 수 있다.

### 3) 단점

(1) 교수자의 능력에 대한 의존도가 높다.
(2) 학습자가 교육에 수동적으로 참여할 수 있다.
(3) 학습자의 주의집중력이 낮거나 학습능력이 부족한 경우 교육목표를 달성하기 어렵다.
(4) 학습자의 사회성을 높이기 어렵다.
(5) 학습자의 문제해결능력을 높일 수 있는 기회가 부족하다.

### 4) 활용 시 주의사항

(1) 학습자의 흥미와 요구를 파악해야 한다.
(2) 교육내용에 관한 간단하고 구체적인 제목을 선택한다.
(3) 선택된 제목에 관한 정확한 최신정보를 수집한다.
(4) 설명할 요점을 정리하여 제시하도록 한다.
(5) 강의내용을 논리적으로 구성하도록 한다.

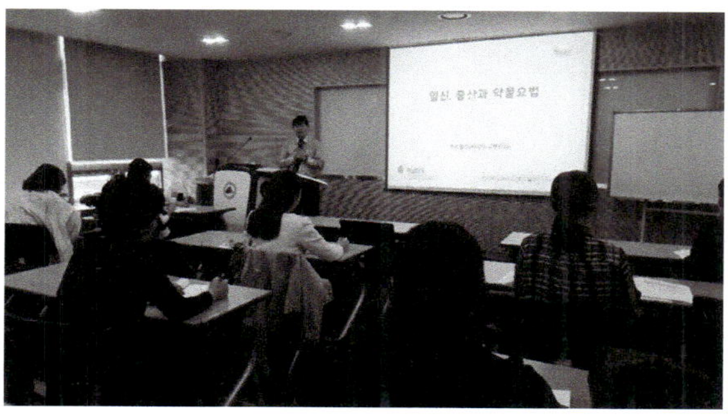

(6) 시청각 자료 등의 교육자료를 준비하여 제공한다.
(7) 강의 진행 중에는 학습내용을 논리적으로 체계화시켜 분명히 전달되도록 주의집중에 힘써야 한다.
(8) 강의가 끝나갈 때는 내용을 요약해서 정리해주어야 한다.

## 8 시 범

### 1) 특징

시범(demonstration)은 특정 기능 또는 기술, 절차를 실제로 재연하여 교육목표를 달성하는 활동이다. 학습자가 모방 또는 역할모델을 통해 태도, 가치 등을 수용하고, 필요 기술을 습득할 때 효과적이다. 시범은 학습자가 습득한 기술을 반복 연습하도록 구성되는 것이 바람직하다.

(1) **주의집중과정** : 시범을 관찰할 수 있는 교육환경 제공
(2) **운동재생산과정** : 시각적인 정보 제공
(3) **보유과정** : 교육내용 기억
(4) **동기유발과정** : 기억된 정보의 활용

### 2) 장점

(1) 다양한 학습자에게 활용할 수 있다.
(2) 학습자의 주의집중 및 동기유발에 효과적이다.
(3) 교육내용에 관한 실시간 질의응답이 가능하다.
(4) 배운 내용을 보고 직접 경험하기 때문에 오래 기억할 수 있다.
(5) 문제해결력을 함양할 수 있다.
(6) 다양한 교육자료를 활용할 수 있다.

### 3) 단점

(1) 학습자의 이해수준을 파악하기 어렵다.

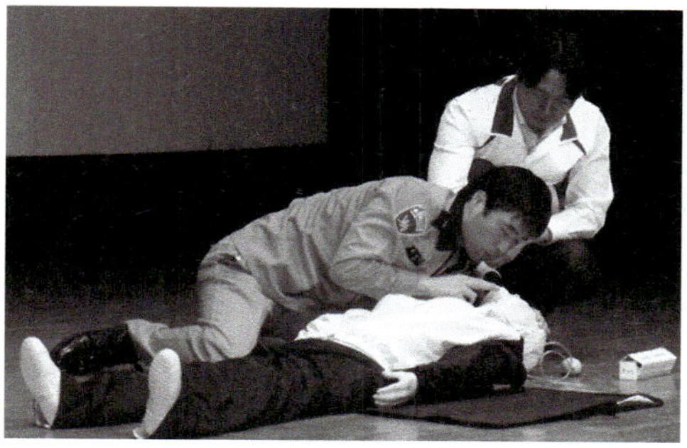

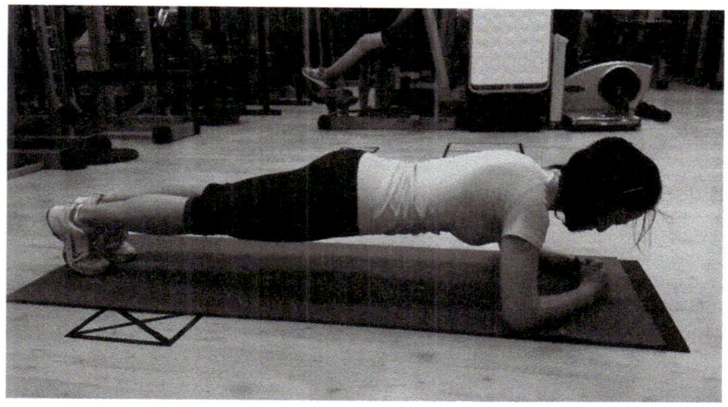

(2) 학습 분위기가 산만해질 수 있다.
(3) 교수자의 능력 또는 준비수준이 미흡할 때, 교육의 신뢰도가 낮아질 수 있다.
(4) 시설 또는 도구 등의 활용을 위한 사전 준비가 필요하다.
(5) 시범 후 실습을 수행할 경우 안전사고의 위험이 높아질 수 있다.

### 4) 활용 시 주의사항

(1) 시범내용을 충분히 연습하여 숙련도를 높여야 한다.
(2) 사전에 물품 준비, 정리정돈, 기구작동 등을 점검해야 한다.
(3) 시범태도가 자신감 있고 관련 지식이 충분해야 교육효과가 있다.
(4) 모든 학생들에게 시범이 잘 보이는 공간을 준비한다.
(5) 시범이 시작되면 시범동작에 집중할 수 있는 분위기를 조성한다.
(6) 시범 직후 토의와 연습시간을 가진다.

## 9 역할극

### 1) 특징

역할극(role play)은 주어진 주제 학습을 위해 문제상황을 간략한 시나리오 형태로 설정하여 배역의 몸짓을 섞어가면서 구현하는 활동이다. 제한된 범위 내에서 줄거리의 초점이 되는 요소들을 부각시킬 수 있다. 건강위험요인에 대한 개인의 태도 또는 행동의 문제점을 자각하고, 나아가 이를 개선 또는 극복할 수 있는 태도와 인식 변화를 가져오는데 효과적이다.

## 2) 장점

(1) 흥미롭고 재미있는, 즐거운 학습 분위기를 조성한다.
(2) 실제 활용이 가능한 기술을 습득할 수 있다.
(3) 특별한 장비가 없어도 가능하다.
(4) 강의식 교육에서 다루기 어려운 감성적, 윤리적 태도와 인식의 문제를 다룰 수 있다.
(5) 특별한 기술이나 실력이 요구되지 않으며 느낌이나 생각을 몸짓, 움직임으로 표현하면서 배역과 청중이 공유하는 경험을 통해서 학습이 이루어질 수 있다.
(6) 학습자가 직접 역할극을 하는 경우에는 학습자의 참여도를 높일 수 있다.

## 3) 단점

(1) 적절한 배역을 선택하기 어렵다.
(2) 참가자들이 문제에 대해 진지하게 접근하지 않으면, 학습효과가 낮아질 수 있다.
(3) 학습자가 상황에 대한 이해가 부족할 때, 진행이 어려울 수 있다.
(4) 학습자들이 역할극 참여를 거절하거나 두려워하면, 교육효과 뿐 만 아니라 진행 자체가 어려울 수 있다.
(5) 예상치 않은 감정이나 태도의 변화를 가져올 수 있다.

## 4) 활용 시 주의사항

(1) 배역을 맡은 참여자들은 각자 맡은 배역에 대한 연기에 몰입한다.
(2) 배역을 맡은 참가자들이 연기를 중도 포기하는 것을 엄격히 제한한다.
(3) 각 배역에게 주어지는 특성을 정형화하지 말고, 배우의 특성을 고려하여 실연하도록 독려한다.

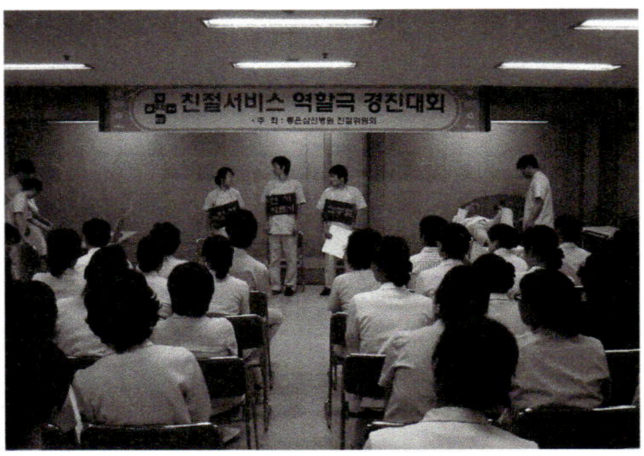

# 10 심포지엄

## 1) 특징

심포지엄(symposium)은 특정 주제에 대해 2명 이상이 각각 다른 각도에서 의견을 표시한 후 청중들의 질문에 답변하는 형식의 토론 방법이다. 일반적으로 학술적인 토론회를 말한다. 심포지엄이 열리기 전, 선정된 발표자에게 프로그램 일정을 알려 주고, 교육대상자에게도 주제에 대해 미리 공지한다. 특정 주제에 대해 다각적이고 종합적인 분석이 이루어질 수 있다.

## 2) 장점

(1) 발표자들이 서로 경쟁적 견해 제공을 위해 많은 준비를 하게 된다.
(2) 새로운 이론이나 연구를 듣고, 관계전문가들의 의견을 청취하며 전반적인 면을 고려할 수 있다.
(3) 짧은 시간에 특정한 주제에 대해 깊이 이해할 수 있다.
(4) 정보와 관련된 어느 정도 정리된 논점을 쉽게 이해할 수 있게 한다.

## 3) 단점

(1) 발표자에 따라 프로그램 운영이 미숙한 경우, 강연식으로 제공되어 일방적인 이해를 하게 만든다.

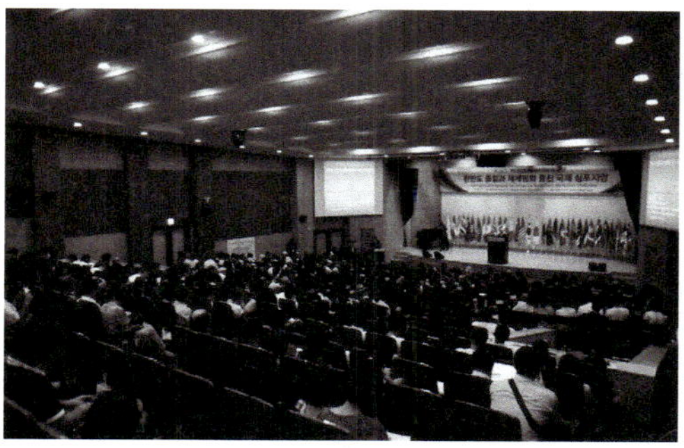

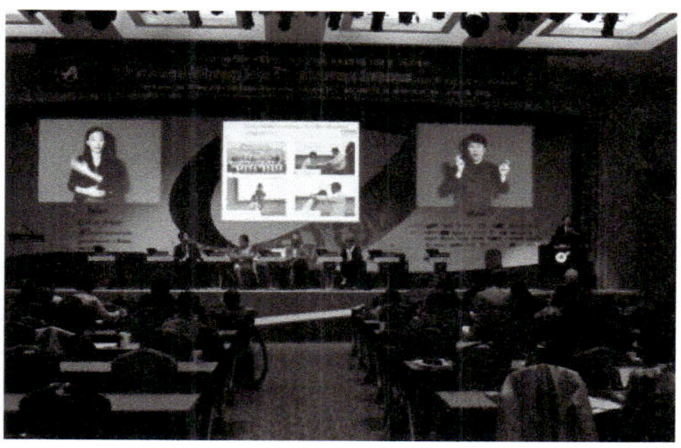

(2) 전문가들이 각각의 입장에서 의견을 제시하므로, 학습자 입장에서 의견을 통합하는 일이 쉽지 않다.
(3) 교육내용에 대해 사전지식이 부족한 일반인들은 이해하기 힘든 경우가 발생할 수 있다.
(4) 교육내용 준비가 미비한 경우, 단조로운 의견만 제시될 수 있다.
(5) 학습자의 주의력이 낮은 경우, 수준 높은 교육효과를 기대할 수 없다.

### 4) 활용 시 주의사항

(1) 관련된 주제에 대해 명확한 내용을 이해할 수 있도록 새로운 이론 또는 연구를 듣고, 관계전문가들의 의견을 청취해야 한다.
(2) 짧은 시간에 특정한 주제에 대해 깊이 이해할 수 있다.
(3) 최근 정보를 제공하기에 적합하다.

## 11 패널토의

### 1) 특징

패널토의(panel discussion)는 특정 주제에 대해 상반되는 견해를 대표하는 전문가들이 사회자의 진행에 따라 토의하는 형태이다. 청중은 주로 듣기만 하는데, 경우에 따라서는 질문이나 발언권을 받기도 한다. 전문가(배심원)는 토의될 주제에 관해 관심을 갖고 관련된 내용을 조사해야 하며, 필요한 경우에는 전문적인 연구도 해야 한다. 청중 앞에서 토의를 할 수 있는 능력을 지니고 있어야 하며, 패널은 토의할 수 있는 형태로 배치되어야 한다. 청중이 패널을 쉽게 볼 수 있도록 좌석을 배치하며, 사회자(교육제공자)는 토의를 진행시키며 균등한 참여가 이루어질 수 있도록 한다. 또한 교육목표를 효과적으로 달성시킬 수 있도록 노력해야 한다.

### 2) 장점

(1) 여러 사람이 참여하는 토의의 형태이기에 관심유발이 용이하다.

(2) 특정 주제에 대해서 포괄적인 지식을 얻을 수 있다.
(3) 비형식적으로 진행되기 때문에 편안한 마음으로 참여할 수 있다.
(4) 연극적 효과가 있기 때문에 청중의 흥미를 유발시킨다.
(5) 복잡한 프로그램이 아니므로 언제나 쉽게 사용할 수 있다.
(6) 어떤 주장에 대한 강점과 약점을 잘 이해할 수 있고, 판단력과 분석적 능력을 길러준다.

### 3) 단점

(1) 유능한 진행자를 구하기가 쉽지 않다.
(2) 지나치게 자기주장을 하는 무책임한 발표자가 있는 경우, 학습자의 참여도를 낮출 수 있다.
(3) 내용이 산만하게 제공되거나, 특정주제에 치중되면 학습자에게 부정적 인식을 줄 수 있다.
(4) 체계적인 정보제공을 통해 모든 문제의 해답을 제공할 수는 없음을 유의해야 한다.

### 4) 활용 시 주의사항

(1) 논리적이고 체계적인 정보의 제시가 어려울 때가 많다.
(2) 개개인의 의견 발표를 위한 소요 시간을 통제하기 어렵다.
(3) 패널토의 발표자는 예리한 사고를 소유하고 있어야 하며, 즉석에서 명확한 답변을 할 수 있는 사람으로 선정해야 한다.
(4) 패널토의는 15분~1시간 정도로 시간을 조절한다.

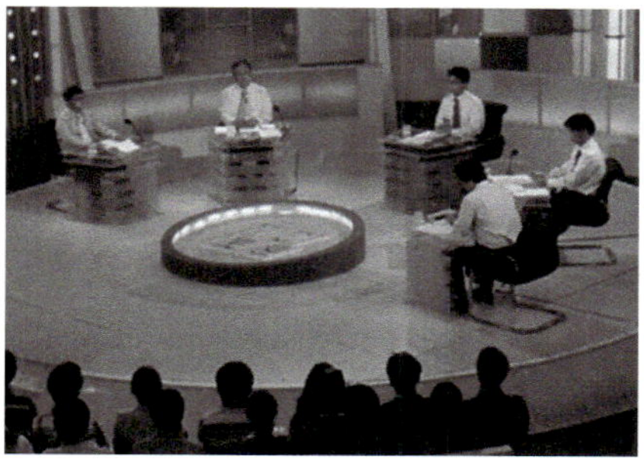
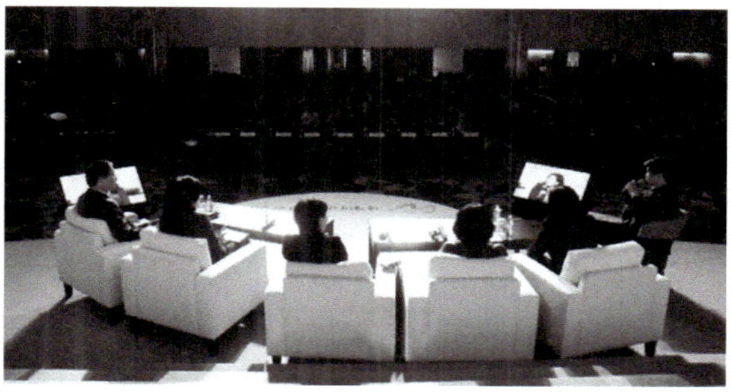

(5) 논리적이고 체계적인 정보의 제시가 어려우므로 청중에게 지식, 정보의 전달을 목적으로 하는 것이 아닌 주제에 대한 관심이나 동기를 유발시키는 것을 목적으로 한다.
(6) 다양한 의견을 수용하고 합리적인 결론을 도달할 수 있도록 돕는 것을 학습목적으로 설정해야 한다.

## 12 포 럼

### 1) 특징

포럼(forum)은 공개토의의 형태이다. 자유토론에 가까운 성격을 가지고 있으며, 토론자간 혹은 청중과 토론자간에 활발한 의견 개진과 충돌·합의가 이루어진다. 어떤 주제에 관해 새로운 사고방식이나 정보, 자료, 분석결과 등을 제공하고 그 문제에 대한 질의응답을 함으로써 관심과 열의를 유발시킨다. 필요한 정보를 제공해 줌으로써 관련 문제를 명백히 이해하도록 유도하며 특정문제에 대한 참가자의 인식도가 높아질 수 있도록 유도한다.

### 2) 장점

(1) 교육대상자의 적극적인 참여가 이루어질 경우, 교육효과가 크다.
(2) 새로운 정보나 연구결과에 대한 정보를 전문가를 통해 쉽게 교육받을 수 있다.
(3) 추가적인 질문이나 답변을 통해 심도 있는 정보를 제공받을 수 있다.
(4) 특정 교육내용에 대한 교육대상자의 깊이 있는 사고를 유도할 수 있다.

### 3) 단점

(1) 일반 교육대상자가 토의과정에 참여하는 데 한계가 있다.
(2) 사회자의 진행이 미숙한 경우, 토의내용이 지루해지거나 산만해지기 쉽다.
(3) 공개토의 형식으로 교육이 제공되는 경우, 지식 주입식이 되기 쉽다.
(4) 교육대상자가 소극적인 경우, 교육효과가 낮아질 수 있다.

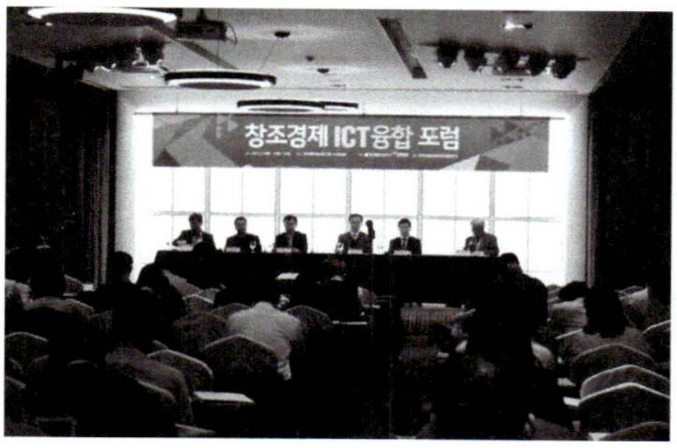


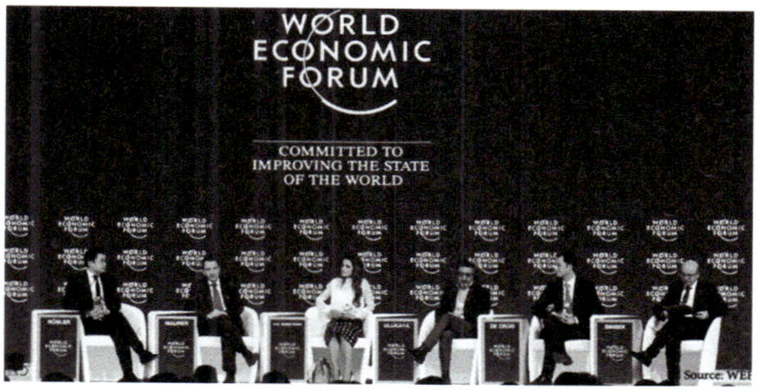


### 4) 활용 시 주의사항

(1) 교육대상자의 학습 수준과 상황을 고려한 내용을 제시해야 한다.

(2) 교육대상자는 관련주제에 대해 관심을 갖고 적극적으로 토론과정에 참여해야 교육효과를 높일 수 있다.

(3) 강의처럼 일방적인 교육방식이 아니므로, 교육대상자의 적극적인 참여가 이루어지도록 배려한다.

(4) 프로그램 진행자는 포럼의 주제를 적절하게 소개하고, 발표자와 교육대상자들의 의견과 질문이 효과적으로 이루어질 수 있도록 유도한다.

## 13 멀티미디어 활용교육

멀티미디어(multimedia) 활용교육은 다중매체의 통합 형태로서, 텍스트, 이미지, 소리, 그래픽, 애니메이션, 동영상, 상호작용 및 링크 등을 통해 다양한 미디어가 컴퓨터에 디지털 방식으로 통합되어 있다. 멀티미디어 활용교육의 특징은 대량의 정보 저장 및 검색, 다양한 형태의 정보 통합, 상호작용, 다양한 정보사용, 컴퓨터 및 방송, 인터넷 등의 결합이다.

이와 함께 실제와 유사한 간접경험의 기회, 다양하고 풍부한 정보와 자료를 제공하며, 학습의 개별화를 촉진시키며, 멀티미디어의 다양한 상호작용, 즉각적인 피드백, 소리, 애니메이션 효과 등의 기능은 학습자의 학습동기를 유발시키며 자신감을 갖게 한다. 비용 절감, 안전성 증대, 교육시간 단축의 장점이 있으며, 교육자와 교육환경의 차이를 최대한 줄이고 주어진 교육내용과 계열에 따라 일관성 있게 진행함으로써 구조화된 학습환경을 제공한다.

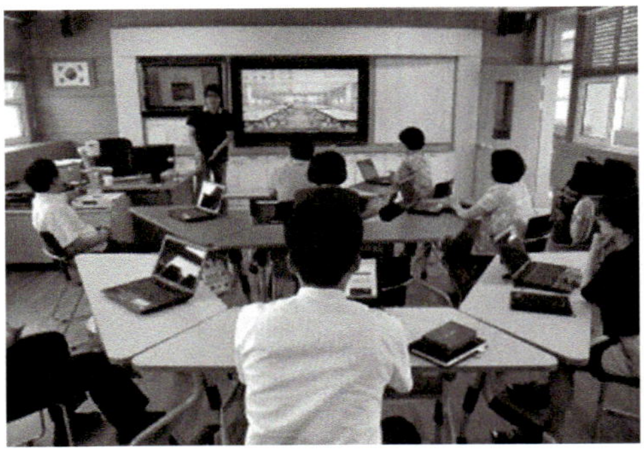
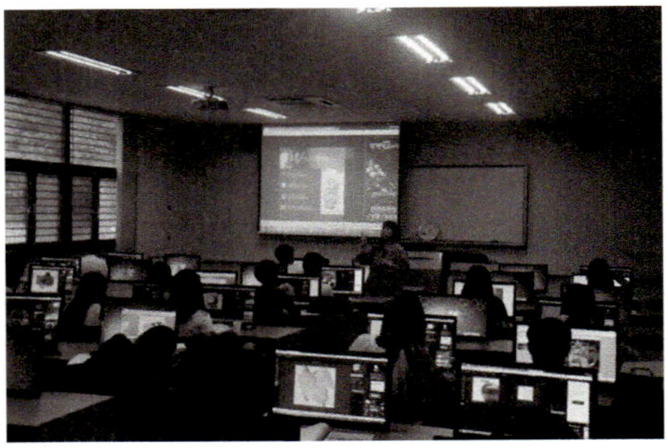

## 14 ICT 활용교육

ICT(information and communications technology)란 정보기술과 통신기술의 합성어로 정보기기의 하드웨어 및 이들 기기의 운영 및 정보관리에 필요한 소프트웨어 기술과 그 기술을 이용하여 정보를 수집·생산·가공·보존·전달·활용하는 모든 방법을 의미한다(한국교육학술정보원, 2000). ICT 활용교육의 학습활동은 정보 탐색하기, 정보 분석하기, 정보 안내하기, 웹 토론하기, 협력 연구하기, 전문가 교류하기, 웹 펜팔하기, 정보 만들기로 진행된다.

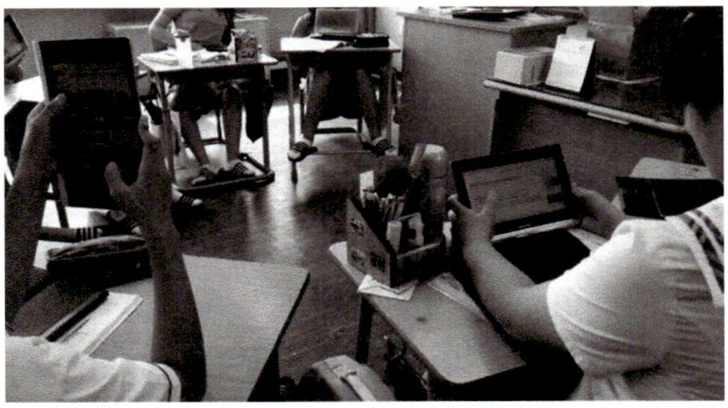

## 15 e-러닝

e-러닝(e-learning)은 인터넷, 인트라넷, 위성방송, 오디오, 비디오, CD-ROM 등 모든 전자적 매체를 활용하여 학습내용을 전달하는 형태를 말한다. 지식경영체제나 전자적

수행지원체제를 포함하며, 교육목표와 관련된 컨텐츠를 포함하고, 각종 예제와 연습문제 풀이에 활용되며, 텍스트나 그림과 같은 다양한 미디어 요소를 사용하고, 개별 학습목표 또는 조직의 성취행동 향상과 관련되는 지식과 기능을 개발한다. e-러닝의 유형에는 보조학습형, 사이버형, 블렌디드형(blended)이 있다.

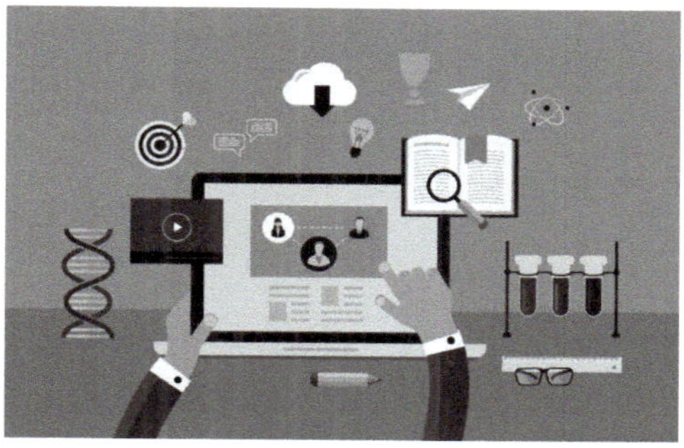

(1) **보조학습형** : 면대면 수업의 보조수단으로 활용, 전자메일 및 웹 자원, 게시판 등의 기능 활용

(2) **사이버형** : 인터넷을 기반으로 하는 사이버공간 및 학습관리시스템(learning management system, LMS) 활용

(3) **블렌디드형** : 면대면 기반의 오프라인 교육과 인터넷 기반의 온라인 교육을 결합한 교육환경

# 제3절 보건교육방법의 개발 및 선정

## 1 보건교육방법의 개발과정

보건교육의 효과를 높이기 위해서는 최적의 교육방법을 선택하는 조직적인 절차가 필요하다. 이를 교수설계(instructional design)라고 한다. 즉 특정 교육목표를 달성하기 위해 학습자의 특성을 고려한 교육내용을 효과적으로 제공하기 위해 최적의 교육방법을 결정하는 과정이다. 멀렌다 등(1996)은 교수설계를 분석, 설계, 개발, 실행, 평가의 5단계로 구분하여 제시하였다.

ADDIE 모형에서 제시하는 첫 번째 단계인 분석단계에서는 학습자의 문제 진단 및 문제해결에 필요한 기초자료를 수집하여 분석하고, 교육환경 및 교수자의 직무, 교육내용에 관한 과제분석을 수행한다. 분석된 결과에 근거하여 설계단계에서는 학습자들이 성취해야 할 교육목표를 지식·기능·태도 등으로 구분하여 기술하고, 이를 평가하기 위한 도구를 개발하며, 교육내용과 활동을 구성한 후, 이를 효과적으로 달성하기 위한 교수전략과 교육매체를 선정한다. 개발단계에서는 교육매체의 특성을 고려하여 교육에서 활용할 교육자

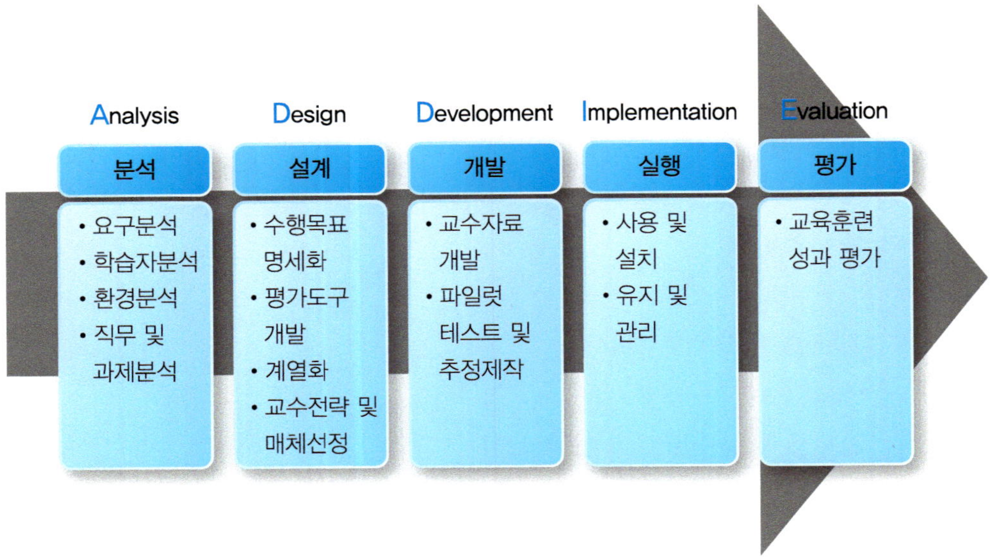


**[그림 4-3]** ADDIE 모형

료를 개발한다. 이 때, 개발된 교육자료의 수정 및 보완을 위해 형성평가를 실시하여 최종 교육자료를 완성한다. 실행단계에서는 교육매체와 교육자료의 활용계획에 따라 실제적인 사용과 지속적인 관리를 수행하며, 마지막 평가단계에서는 교육 프로그램에 관한 가치 판단을 포함한 총괄평가를 실시한다. 이러한 평가 결과는 피드백을 통해 다음 프로그램의 투입자료로 활용됨으로써 교육의 효과성, 효율성, 학습자의 동기 유발, 필수 능력의 습득, 일관된 교육과정의 수행을 추구할 수 있는 체제적 접근을 가능하게 한다.

## 2 보건교육방법의 선정기준

보건교육의 효과를 높이기 위해 보건교육방법을 선정할 때는 교수자, 학습자, 교육목표, 교육내용, 교육방법, 교육환경을 함께 고려해야 한다. 레이(Reay, 1994)는 교육방법의 선정기준을 교육내용, 교육대상, 교육자원, 조직의 기대로 제시하였다. 교육내용에서 고려해야 할 사항은 해당 교육이 요구하는 필요능력, 교육내용이 요구하는 결과 유형, 교육내용의 수준 등이며, 교육대상 즉 학습자의 특성에서 고려해야 할 사항은 교육대상의 학습 태도, 교육대상의 학습경험, 학습자의 크기, 지속적인 교육의 필요성, 교육대상자의 학습에 대한 기대치 등이다. 교육자원에서 고려해야 할 사항은 교육기술과 경험을 갖춘 인력의 지원, 새로운 교육자원의 개발, 교육장소 확보, 교육시간 할당 등이며, 조직의 기대에서 고려해야 할 사항은 교육을 수행하는 조직이 선호하는 교육방법, 조직의 구체적인 교육목표, 조직의 특정 평가방법 또는 측정방법 등이다.

이와 함께 교육매체를 선정할 때는 학습 유형, 학습자의 특성, 교육 상황, 장비 및 시설을 포함한 교육자원의 이용 가능성, 교수자의 전문적 기능, 교육자료의 효과성, 개발 비용 등을 고려해야 한다(Melenda 등, 1996).

## 제4절 보건교육매체

교육매체란 교육목표를 달성하기 위해 효과적으로 메시지를 전달하는 수단이며, 교수자와 학습자 간 또는 학습자와 학습자 간에 필요한 커뮤니케이션을 발생시키는 다양한 형태의 매개 수단이다. 즉 교육매체는 교수자와 학습자 사이에 교육목표를 달성하기 위해 활용되는 모든 수단인 동시에, 학습자가 교육내용을 명확히 이해할 수 있도록 돕는 모든 기기 또는 자료를 말한다.

교육매체는 학습자의 동기 유발을 촉진시키고, 정보의 시각화를 통해 효과적인 교육환경을 구성하며, 협동학습, 문제해결학습, 플립러닝과 같은 새로운 교육방법을 활용할 수 있도록 돕는다. 이와 함께 교수자의 생산성을 증가시키고, 정보화시대에 필요한 헬스 리터러시 및 시각 리터러시와 같은 필요 능력을 습득할 수 있는 기회를 제공한다.

- 교육매체의 기능
  - ① 매개적 보조기능 : 교육의 보조적 수단, 의사소통 지원
  - ② 정보전달 기능
    - ㉠ 신속하고 원활한 지식과 정보 전달
    - ㉡ 시공간 초월, 다양한 감각 채널 활용, 신속하게 대량의 정보 전달,
    - ㉢ 독특한 상징체계를 활용한 효과적인 정보 전달

**[표 4-1] 교육매체의 유형**

| 구분 | 시각매체 | | 청각매체 | 시청각매체 | 컴퓨터 활용매체 |
|---|---|---|---|---|---|
| | 비투사 | 투사 | | | |
| 종류 | 실물, 표본, 모형, 그림, 사진, 차트, 그래프, 포스터, 인쇄물, 게시판, 칠판, 전시물 등 | 필름스트립, 슬라이드, 투시물환등기 (OHP), 실물화상기 등 | 카세트테이프, 오디오카드, MP3, 녹음기, 라디오 등 | 영화, 동영상, 애니메이션, DVD, VCR, VTR, TV 등 | 전자칠판, 멀티미디어, 스마트TV, 하이퍼미디어, 인터넷 등 |

③ 경험구성기능 : 기능 획득의 기회 제공

④ 교수기능 : 주의 집중, 학습 촉진, 지각·인지·표현 능력의 향상

## 1 교육매체의 유형

### 1) 실물, 모형

실물, 표본, 모형은 교육목적에 따라 크기와 모양을 조정하여 매체화한 자료이다. 정지된 사진이나 그림보다 사실적이고, 역동적이며, 호소력이 강하기 때문에 전람회, 강의, 실연, 실습 등에서 활용한다. 실물과 표본은 강의, 실연, 실습에서 활용할 때 학습자의 관심

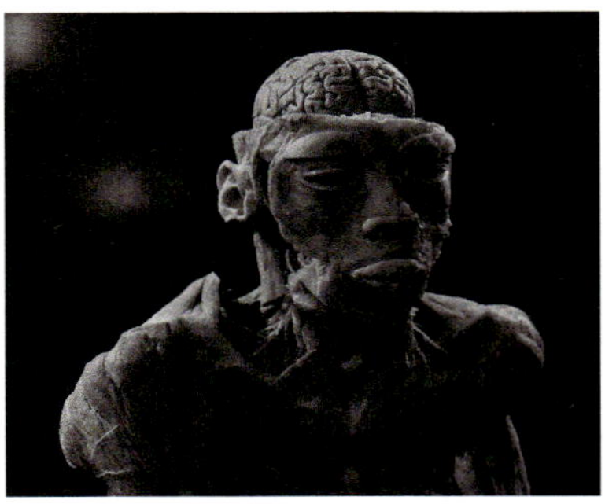

[그림 4-3] 표본

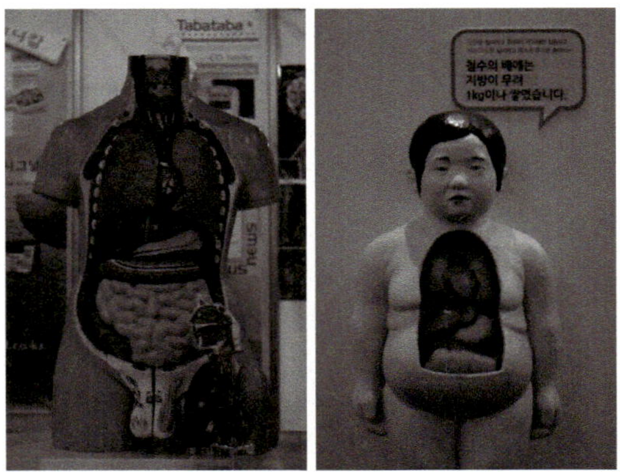


[그림 4-4] 모형

과 흥미를 유발시킬 수 있으나, 보관이 어렵고, 상황에 따라 불쾌감을 조장할 수도 있기 때문에 분명한 사용 목적을 갖고 활용해야 한다. 특히 전람회 등에서 활용될 때는 전시의 목적과 내용에 따라 구체적인 설명을 함께 제시하는 것이 바람직하다. 모형은 실물을 보여줄 수 없는 경우에 사용된다. 실물로 보여줄 수 없는 내부의 구조, 입체구조의 단면 등을 상세히 전달할 수 있고, 확대 및 축소가 가능하기 때문에 교육적 효과를 높일 수 있는 보조매체이나, 모형의 크기, 재질 등에 따라 제작이나 구매 비용이 높을 수 있고, 크기에 따라 이동이 불편할 수 있으며, 보관을 위한 공간을 확보해야 한다.

## 2) 인쇄물

인쇄물은 대부분 문자 중심으로 메시지를 전달하고 있어 보기 쉽고, 읽기 쉽고, 알기 쉽게 만드는 것이 중요하다. 인쇄물의 유형에는 소책자(pamphlet, brochure), 리플릿(leaflet), 전단지(flyer) 등이 있으며, 주로 공신력 있는 기관 또는 공공기관에서 제작한 것을 활용한다. 인쇄물 제작 시 너무 많은 내용을 수록하려 하면 내용 전달에 어려움이 발생할 수 있으므로 대상별, 건강주제별로 구분하여 만드는 것이 바람직하다.

인쇄물은 문자를 중심으로 구성되며, 일반적으로 가장 친숙한 매체로써 지식 또는 정보의 전달에 효과적이나 암기적 수단으로 활용될 경우 교육적 효과가 떨어질 수 있다. 장점은 사용자가 간편하게 휴대하여 활용할 수 있고, 대량 제작이 가능하며, 제작비가 비교적 적게 든다. 단점은 기존의 인쇄자료를 활용할 경우 학습자의 수준에 맞게 내용을 편집하기 어려우며, 자료 갱신이 어렵고, 학습자와의 상호작용이 불가능하며, 정의적인 측면 또는 심체적(운동기능적) 영역의 정보 및 지식을 전달하는데 비효과적이다.

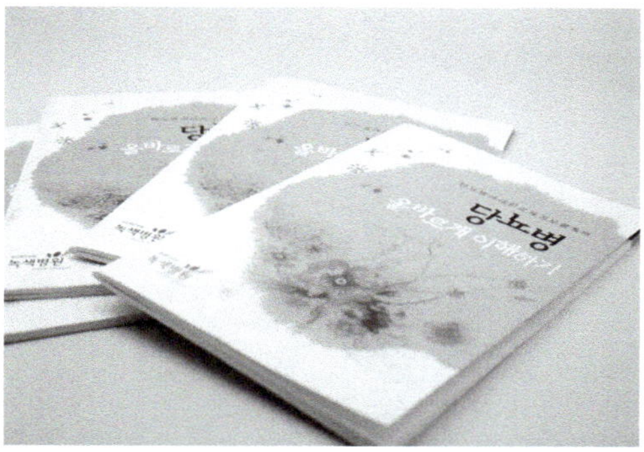


[그림 4-5] 팜플릿

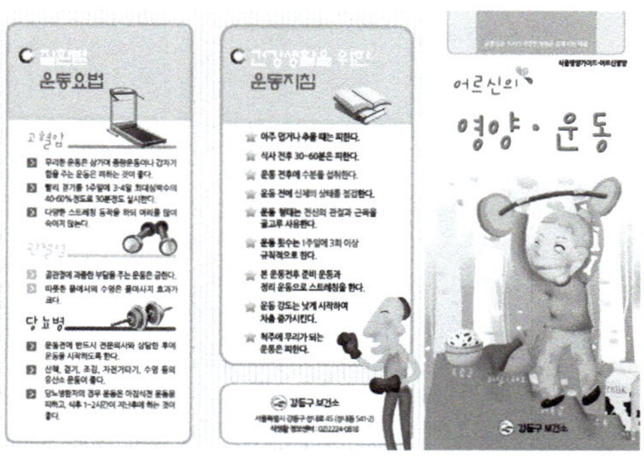


[그림 4-6] 리플릿

### 3) 포스터

포스터는 단순한 내용에 주의를 환기시키거나 행사를 안내하기 위해 사용된다. 교육 내용을 요약하여 전달할 수 있고, 이동이 간편하며, 대상자의 수준을 고려하여 제작할 수 있다는 장점이 있는 반면, 제작에 많은 시간이 소요되고, 제한된 견해만을 제공하며, 청각적 자극이 없다는 단점이 있다. 또한 제작 시 관심 유도를 위해 최신의 기법을 활용하는 것이 효과적이다.

- 포스터의 조건
  - ① 사람의 마음을 끄는 내용
  - ② 아름다운 것
  - ③ 균형 잡힌 구도
  - ④ 움직임의 표현
  - ⑤ 분명한 방향성 또는 초점
  - ⑥ 단순한 내용
  - ⑦ 알기 쉬운 내용
  - ⑧ 호소력이 강한 특징

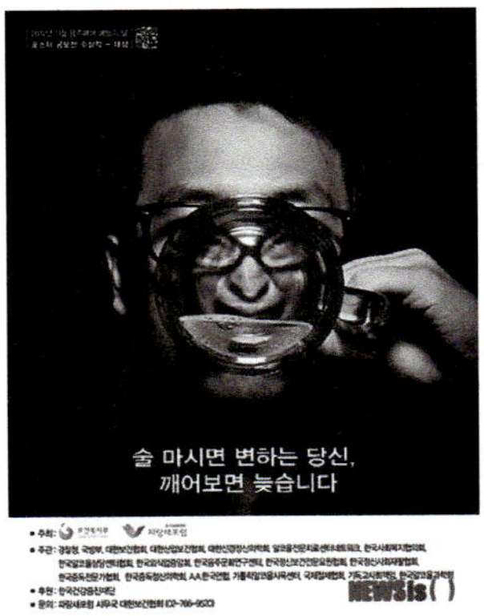


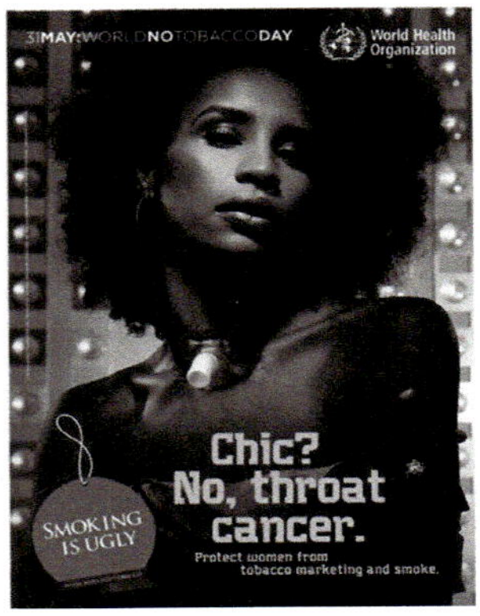


### 4) 게시판

게시판은 간략한 메시지를 전달할 때 효과적인 매체로써, 융판, 자석판 등이 게시판의

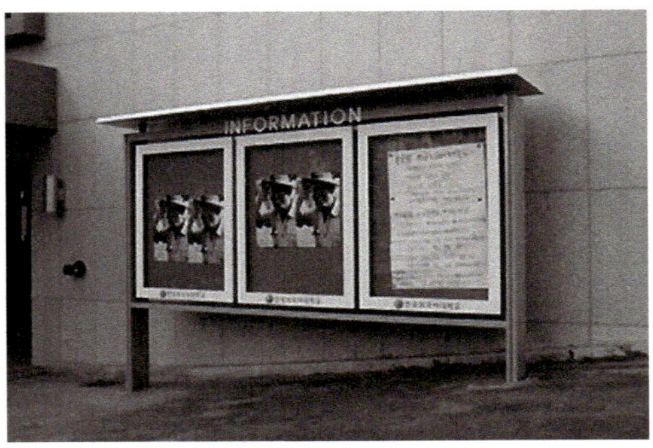

기능을 포함하고 있다. 생동감 있는 전시가 가능하기 때문에 전람회, 이동전, 병원 등의 대합실에서 자주 활용되며, 사용 목적에 따라 게시판의 형태 및 크기를 결정해야 한다. 장점은 다양한 정보를 제공할 수 있고, 동기 유발에 효과적이며, 반복학습을 가능하게 하고, 긍정적인 환경을 조성하는데 기여한다. 단점은 메시지 제공이 단순하고, 정리·정돈을 하지 않은 경우 내용 전달의 효과가 떨어질 수 있다.

### 5) 칠판

칠판은 전통적인 매체 중 하나로써 판서를 통해 교육내용을 자유롭게 설명할 수 있으며, 다양한 색상으로 강조점을 표시할 수 있다는 특징을 지니고 있다. 교육내용을 확인하는데 효과적이나 교수자의 글자체에 따라 교육 내용에 대한 이해수준이 영향을 받을 수 있다.

칠판은 이차원적인 매체로써, 일반칠판, 화이트보드, 전자칠판 등이 있다. 일반칠판은 교수자가 판서를 통해 교육내용을 자유롭게 전달하는데 용이하나, 지우개 사용으로 인하여 먼지가 발생할 수 있다는 단점이 있다. 화이트보드는 빔프로젝터를 활용할 때 스크린으로도 활용할 수 있다는 장점이 있으나, 조명의 위치에 따라 반사광이 발생하여 교육내용을 확인하는데 지장을 초래할 수 있으며, 보드펜과 같은 소모품을 미리 준비해야 한다. 전자칠판은 컴퓨터 소프트웨어를 활용하여 교육내용을 저장하거나 출력할 수 있는 기능을 갖고 있는 반면 활용기능을 사전에 습득해야 하고, 유지 및 보수 비용이 지속적으로 발생한다는 단점이 있다.

**[그림 4-7]** 화이트보드

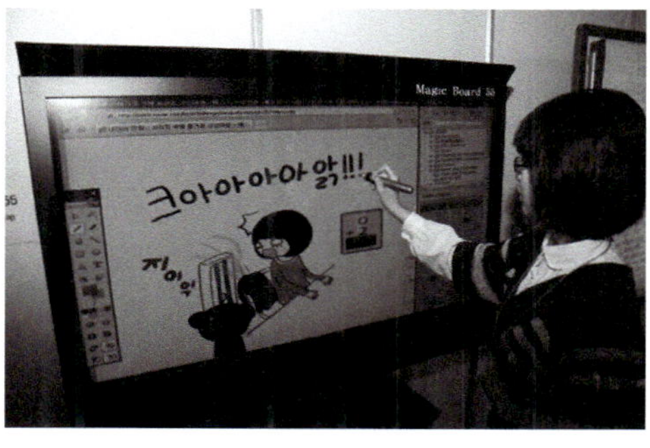

**[그림 4-8]** 전자칠판

## 6) 투시물환등기(OHP)

OHP(over head project)는 별도의 암막 장치 없이 교육자의 뒤편에 설치된 스크린에 크고 선명한 상을 비춰주는 장치이다. TP(transparency)를 활용하여 개념, 과정, 통계 등의 자료를 시각적으로 제시하며, 주로 집단(집체)교육 때 활용된다.

장점은 대상자를 보면서 교육할 수 있고, 암막장치가 없어도 사용이 가능하며, TP의 재사용이 가능하고, 겹치기(over-lap)와 같은 다양한 기법을 사용할 수 있다. 반면 키스톤 현상, 전구 소모에 따른 교체, 자료 준비를 위한 장시간 소요 등의 단점이 있다.

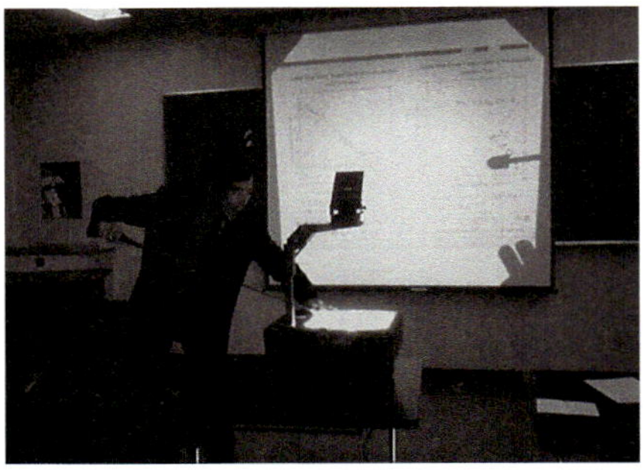

[그림 4-9] 투시물환등기

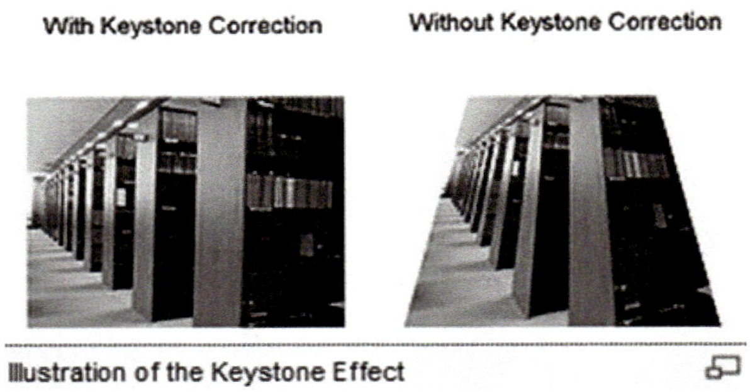


[그림 4-10] 키스톤 현상

## 7) 실물화상기

실물화상기(document camera 또는 opaque projector)는 비디오카메라가 문서나 사진, 물체를 촬영할 수 있도록 렌즈가 복사대(아래)를 향하게 설치되어 있다. 화면에 투명한 물체를 확대하여 보여주기 위해 텔레비전 모니터나 스크린과 같은 출력장치를 함께 사용한다. 자료를 사실적으로 생생하게 보여주고, 선명한 고화질의 영상을 제공한다. 교육자료를 그대로 활용하기 때문에 별도로 보조 자료를 제작할 필요가 없다. 장점은 현장에서 즉시 투사가 가능하며, 크기가 작은 자료를 확대하여 볼 수 있고, 3차원적인 물체들을 확대하여 미세한 부분도 자세히 관찰할 수 있다. 또한 학습자들이 현장에서 완성한 다양한 작품들을 즉석에서 제시함으로써 이에 대한 토론을 가능하게 한다. 단점은 빔프로젝터가 장착되지 않은 경우 모니터와 같은 별도의 투사장치가 필요하며, 좋은 화질을 제공하기 위해 추가 조명을 설치해야 한다.

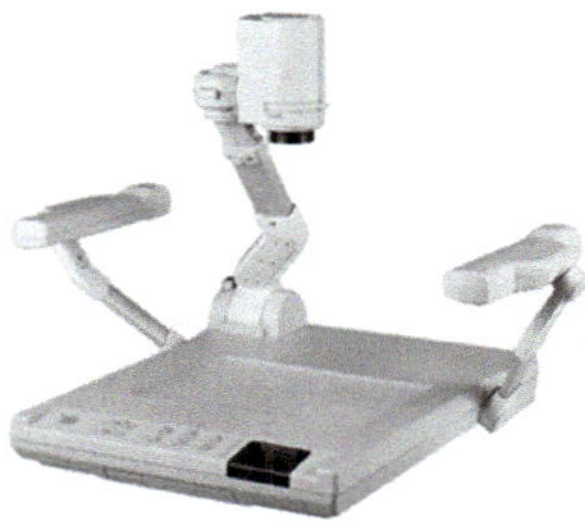

[그림 4-11] 실물화상기

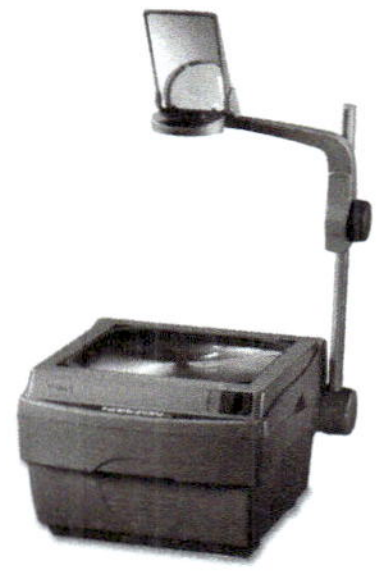

[그림 4-12] 투시물환등기(OHP)

## 8) 동영상

동영상은 세계 각 지역의 현장을 강의실 안으로 가져올 수 있으며, 다양한 학습자 계층을 보유할 수 있는 효과적인 커뮤니케이션 매체이다. 움직임과 현장감 제공, 학습동기 유발 및 정의적 영역의 태도 형성에 효과적이라는 장점이 있는 반면, 일방식(one-way) 교육자료로 학습자와의 상호작용이 어렵고, 전문가를 활용하여 직접 제작할 경우 제작, 관련 장비의 구매, 관리 등을 위한 비용부담이 커질 수 있다.

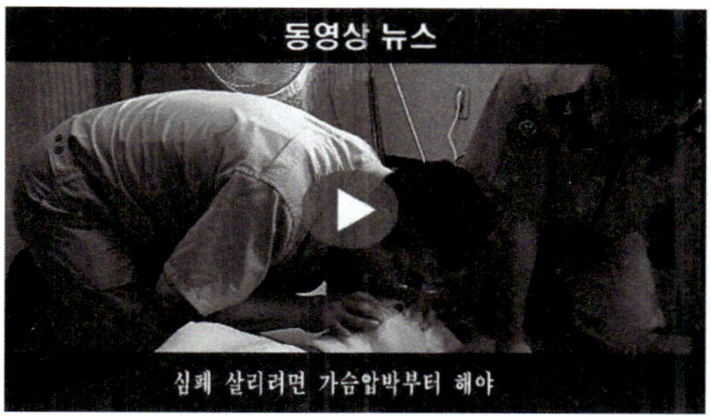


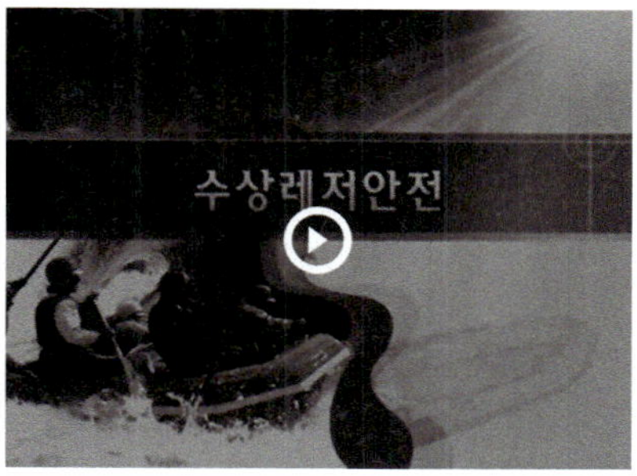


## 9) 멀티미디어

멀티미디어(multimedia)는 문자, 그림, 사진, 영상, 애니메이션, 음향, 음악, 출판 등이 컴퓨터 중심 디지털 방식으로 통합된 커뮤니케이션과 상호작용하는 복합 다중매체이다. 다양한 매체가 통합되어 있어 매체 간의 상호작용이 가능하며, 다량의 정보를 수록할 수 있고, 고질의 음향과 영상을 제공할 수 있으므로 색인과 검색이 가능하다. DVD의 경우

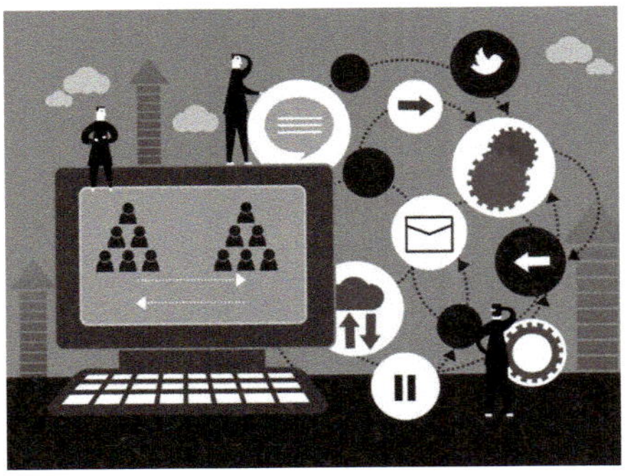

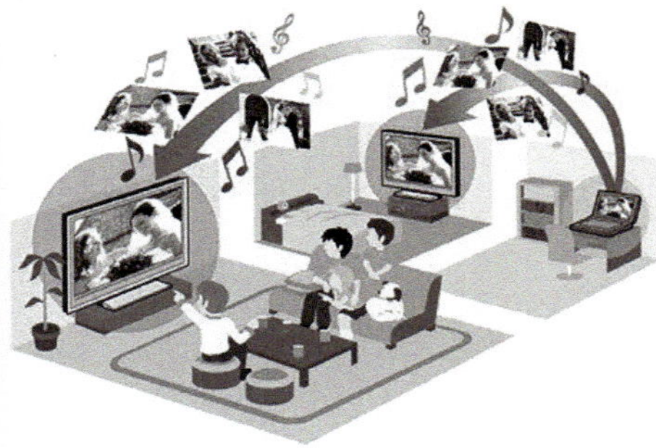

다양한 정보를 대량으로 수록하고 있기 때문에 정해진 교육시간 이외에도 학습자가 편리한 시간에, 가능한 장소에서 필요한 내용을 검색함으로써 교육의 효율성을 높일 뿐만 아니라 반복 학습을 통해 자율적인 학습 태도를 형성하도록 도와준다.

## 10) 대중매체

대중매체(mass media)는 불특정 다수에게 동시에 정보를 전달하여 의식이나 태도, 행동 변화를 유도할 수 있는 파급력이 높은 매체이다. 시청각 효과를 높일 수 있는 매체이며, 중요한 메시지를 강조하여 반복적으로 전달할 수 있다는 장점이 있으나, 의도하지 않은 방향으로 정보가 확산되는 부작용을 초래할 수 있고, 전문장비와 인력이 필요한 경우 경제적 부담과 기술적 부담이 커질 수 있다.

**[표 4-3] 교육매체의 특성**

| 유형 | 특 징 | 장 점 | 단 점 |
| --- | --- | --- | --- |
| 실물 | • 사실성 | • 역동성<br>• 흥미 유발 | • 보관의 어려움 |
| 모형 | • 유사물 묘사<br>• 크기와 모양 조정 | • 사실적 정보 전달 | • 고비용<br>• 이동의 불편<br>• 보관을 위한 공간 점유 |
| 비디오테이프 | • 실제상황에 대한 대리 경험<br>• VTR 사용 | • 재생 및 수정 가능<br>• 반복 학습 가능<br>• 구입 용이 | • 스크린 크기를 고려한 대상자 수 조절<br>• 활용 기술 사전 습득 |

| | | | |
|---|---|---|---|
| 슬라이드 | • 제작, 개선, 저장의 재배치 가능 | • 학습자 수준 고려<br>• 색채감<br>• 현실감 | • 해설집 작성<br>• 그림과 해설의 일치<br>• 동적 매체와 함께 활용 |
| 인쇄물 | • 지식과 정보 전달에 효과적<br>• 친화력이 높은 매체 | • 대량 제작 가능<br>• 휴대의 간편성<br>• 경제성 | • 자료 갱신의 어려움<br>• 정의적 및 심체적 정보 전달의 어려움<br>• 제한된 견해 제공 |
| 포스터 | • 주의 환기<br>• 요약 내용 전달 | • 대상자 수준별 제작<br>• 다양한 제작기법 활용 | • 정보 전달의 제한성<br>• 제작기법의 최신경향 반영 |
| 그림, 사진 | • 명확한 요점 전달 | • 분명한 의미 전달<br>• 정서적 자극 | • 주의 산만 |
| 게시판 | • 간략한 메시지 전달에 효과적<br>• 생동감 있는 전시 | • 다양한 정보 제공<br>• 동기 유발<br>• 반복 학습 | • 정보 전달의 제한성<br>• 정리/정돈 필요 |
| 칠판 · 화이트보드 | • 자유로운 설명<br>• 교육내용 확인<br>• 글자체의 영향 | • 활용의 다양성<br>• 대상자의 관심 유도 | • 이차원적 매체<br>• 소모품의 준비<br>• 먼지, 반사광 발생 |
| 전자칠판 | • 소프트웨어 활용 | • 내용의 저장/출력 | • 활용기술 사전 습득<br>• 고비용(유지 · 보수) |
| 투시물환등기 (OHP) | • 활용의 용이성<br>• 학습자 응시 | • 암막없이 사용<br>• 겹치기 효과 | • 키스톤 현상<br>• 전구 소모와 교체<br>• 장시간의 사전 준비 |
| 실물화상기 | • 사실성<br>• 책, 그림 활용 가능<br>• 확대 투사 가능 | • 자료의 확대<br>• 현장성<br>• 고화질 영상 제공 | • 고비용<br>• 투시장치 사용<br>• 추가조명 요구 |
| 동영상 | • 동적 자료<br>• 현장성 | • 학습동기 유발<br>• 태도 형성에 효과적 | • 일방식 교육자료<br>• 상호작용의 어려움<br>• 전문가 활용 시 고비용 |
| 멀티미디어 | • 복합 다중매체<br>• 매체 간 상호작용 가능 | • 다량의 정보 수록<br>• 고질의 음향과 영상<br>• 색인과 검색 가능<br>• 반복 학습 | • 고비용<br>• 관리의 어려움 |
| 대중매체 | • 불특정 다수에게 동시에 정보 전달<br>• 파급력이 높은 매체 | • 시청각 효과<br>• 메시지 강조<br>• 반복 전달 | • 비의도적 정보 확산<br>• 고비용<br>• 일방식 정보 전달 |

## 2 교육매체 선정기준

교육목표와 교육내용에 맞추어 교육방법을 선정한 후, 교육매체를 선정 또는 개발, 편집, 수정을 할 때는 자료의 정확성, 적절성, 범위, 흥미, 조직, 기술, 동반자료, 물리적 특성, 가격, 추천기관 등을 고려해야 한다.

정확성에서는 내용의 정확성, 사실의 왜곡성, 정보의 최신성, 저자의 공신력 등을 고려해야 하고, 적절성에서는 학습목표와 교육자료의 적합성, 어휘와 개념의 적절성, 개념의 난이도, 자료의 유용성, 주제와 제목·자막·해설의 관련성, 전개방식과 흥미 유발의 적절성 등을 고려해야 한다. 범위에서는 교육내용의 구성수준, 주제의 최신성 등을 고려해야 하며, 흥미에서는 교육내용과 학습자 경험 간의 관련성, 지적 호기심의 충족수준, 창의성 등을 고려해야 한다. 조직에서는 교육내용의 논리성, 편견 배제, 흐름의 적절성, 내용의 통합성, 삽화 등의 적절성을 고려해야 하며, 기술에서는 화상의 질, 음영의 선명성, 현실성, 영상의 정확성, 색채의 적절성 등을 고려해야 한다. 동반자료에서는 안내문의 첨부, 동반자료의 적절성 등을 고려해야 하며, 물리적 특성에서는 자료의 용이성, 포장, 견고성, 수리 가능성 등을 고려해야 한다. 가격에서는 가격의 적정성, 관리 비용의 적정성, 비용-효과성 등을 고려해야 하고, 추천기관에서는 제공기관의 신뢰성 등을 고려해야 한다.

이외에도 이론 및 연구 기반, 학습자의 동기 및 흥미 유발, 내용의 체계성, 조작성 및 활용성, 구체성, 다양성, 접근성, 매력성, 효과성을 고려해야 한다.

**[표 4-4] 교육매체의 선정기준 및 점검사항**

| 선정기준 | 점검사항 |
|---|---|
| 정확성 | ① 소개되는 내용이 정확한가?<br>② 사실의 일부만이 왜곡되어 제시되지는 않았는가?<br>③ 최신의 정보인가?<br>④ 제작자가 만든 그 외의 작품은 어떠한가?<br>⑤ 좋은 평판과 자격을 갖춘 저자와 제작자인가? |
| 적절성 | ① 학습목표 달성에 적합한 자료인가?<br>② 사용된 어휘와 개념이 학습자의 수준에 맞는가?<br>③ 소개되는 개념의 난이도가 학습자의 수준에 적절한가?<br>④ 자료에 포함된 데이터가 유용한가?<br>⑤ 제목이나 자막이 주제와 관련되어 있는가? |

| | |
|---|---|
| | ⑥ 해설, 대호· 및 음향효과가 주제와 관련되어 있는가?<br>⑦ 전개방식이 학습자의 흥미를 유도할 수 있도록 적절하게 되어 있는가? |
| 범위 | ① 제작자가 의도한 내용을 모두 다루었는가?<br>② 최근에 요구되는 주제를 취급하고 있는가? |
| 흥미 | ① 자료의 내용이 학습자의 경험과 관련성이 있는가?<br>② 지적인 도전이나 호기심을 충족시켜주는가?<br>③ 상상력을 유발하는가?<br>④ 창의성을 길러 줄 수 있는가? |
| 조직 | ① 논리적으로 내용이 전개 되었는가?<br>② 내용 전개에 편견은 없는가?<br>③ 흐름이 적절한가?<br>④ 내용이 통합적으로 조직되어 있는가?<br>⑤ 해설과 대화, 음악과 효과 및 배경의 여러 요소가 서로 균형을 이루고 있는가?<br>⑥ 삽화와 캡션의 사용이 적절한가? |
| 기술 | ① 화상의 질은 어떠한가?<br>② 음영이 선경하고 명료하여 이해에 불편이 없는가?<br>③ 초점은 잘 맞는가?<br>④ 실제 크기와의 관련성이 있는가?<br>⑤ 영상과 녹음자료가 정확하게 동조되는가?<br>⑥ 색채는 효과적으로 적절히 사용되었는가? |
| 동반자료 | ① 교수자와 학습자들을 위한 안내문이 첨부되어 있는가?<br>② 동반된 자료가 적절한가? |
| 물리적 특성 | ① 취급, 사용 및 저장의 용이성<br>② 사용 시 지켜야 할 복잡한 준수사항이 있는가?<br>③ 포장<br>④ 견고성<br>⑤ 수리가 간단한가? |
| 가격 | ① 가격의 적정성<br>② 수리에 드는 비용 정도<br>③ 구입하는 것이 유료대여보다 경제적인가?<br>④ 비용-효과적인 측면을 고려했을 때의 가치 |
| 추천기관 | ① 신뢰할 만한 단체나 기관에서 추천한 것인가? |

## 3 교육매체의 효과를 높이는 전략

교육매체를 효과적으로 활용하기 위해서는 '5P'에 해당하는 자료에 대한 사전 검토(preview the material), 자료 준비(prepare the material), 환경 준비(prepare the environment), 학습자 준비(prepare the learner), 학습경험 제공(provide the learning experience)을 고려해야 한다. 교육 수행 전에 교육목표, 교육대상, 교육자료의 적절성을 검토하고, 교육 활동에서 교육매체 및 교육자료의 제시 순서를 반영하여 활용 상황을 연습해야 한다. 학습 교구, 조명, 환기시설 등과 기자재의 정상적 작동을 점검하고, 학습자가 교육활동에 참여할 수 있도록 교육내용의 전반적인 안내 및 학습 동기 유발을 제공해야 한다. 모든 준비가 완료되면, 교육목표를 달성할 수 있도록 교육대상에게 적절한 학습경험을 제공해야 한다.

(1) 교육자료가 교육대상과 교육목표에 적절한가?
(2) 교육 활동을 지원하는 교육매체와 자료가 준비되어 있는가?
(3) 교육매체와 교육자료를 활용할 교육 환경이 준비되어 있는가?
(4) 학습자가 교육 활동에 참여할 준비가 되었는가?
(5) 교육목표를 성취하도록 적절한 학습경험이 제공되었는가?

교육매체를 선택할 때는 각 매체의 특성을 고려하여 선정하는 것이 바람직하다. 매체 선정 시 고려해야 할 사항은 공간성과 시간성, 참여, 속도, 지속성으로 교육 목적에 적합한 매체를 선정함으로써 교육의 효과를 높일 수 있다.

(1) 공간성과 시간성
(2) 참여
(3) 속도
(4) 지속성

## 요 약

보건교육방법은 건강의 유지 및 증진, 질병예방 및 관리에 관한 건강정보를 효과적으로 전달하기 위한 모든 수단이라 할 수 있다. 교육목표를 성공적으로 달성하기 위해 보건교육을 통해 학습할 내용을 전달하고 학습활동을 지원하기 위해 활용하는 모든 방법을 포함한다. 즉 보건교육방법이란 건강 정보를 전달하여 태도를 형성하고 필요한 건강기술을 개발하여 수행할 수 있도록 돕는 일련의 과정 또는 기법을 말한다. 교육방법은 교수–학습과정의 접근법, 교수–학습과정의 주체, 학습의 성과, 학습자의 크기 등에 따라 분류한다. 학습자의 크기에 따라 개인적, 집단적, 대중적 교육방법으로 구분하면, 개인적 교육방법은 개인의 인지–행동적 변화를 촉진시키기 위한 건강상담, 건강코칭(지도), 프로그램학습 등을 포함한다. 집단적 교육방법은 소집단과 대집단으로 구분하며, 소집단의 경우 개인 간 영향력을 높이기 위한 그룹 토의, 협동학습, 그룹 프로젝트, 플립러닝(flipped learning) 등을 포함한다. 대집단의 경우 집회의 효과를 높일 수 있는 심포지엄, 패널토의, 포럼 등을 포함한다. 불특정 다수를 대상으로 한 대중적 교육방법은 다수가 시공간을 초월하여 동일한 건강정보를 접할 수 있도록 원격교육, 인터넷교육, ICT 활용교육 등을 포함한다. 보건교육의 효과를 높이기 위해 보건교육방법을 선정할 때는 교육내용, 교육대상, 교육자원, 조직의 기대를 고려해야 한다.

교육매체는 학습자의 동기 유발을 촉진시키고, 정보의 시각화를 통해 효과적인 교육환경을 구성하며, 협동학습, 문제해결학습, 플립러닝과 같은 새로운 교육방법을 활용할 수 있도록 돕는다. 이와 함께 교수자의 생산성을 증가시키고, 정보화시대에 필요한 헬스 리터러시 및 시각 리터러시와 같은 필요 능력을 습득할 수 있는 기회를 제공한다. 시각매체 중 비투사매체는 실물, 표본, 모형, 그림, 사진, 차트, 그래프, 포스터, 인쇄물, 게시판, 칠판, 전시물 등이며, 투사매체는 필름스트립, 슬라이드, 투시물환등기(OHP), 실물화상기 등이다. 청각매체는 카세트테이프, 오디오카드, MP3, 녹음기, 라디오 등이며, 시청각매체는 영화, 동영상, 애니메이션, DVD, VCR, VTR, TV 등이고, 컴퓨터 활용매체는 전자칠판, 멀티미디어, 스마트TV, 하이퍼미디어, 인터넷 등이다. 교육목표와 교육내용에 맞추어 교육방법을 선정한 후, 교육매체를 선정 또는 개발, 편집, 수정을 할 때는 자료의 정확성, 적절성, 범위, 흥미, 조직, 기술, 동반자료, 물리적 특성, 가격, 추천기관 등을 고려해야 한다. 또한 교육매체를 효과적으로 활용하기 위해서는 '5P'에 해당하는 자료에 대한 사전 검토, 자료 준비, 환경 준비, 학습자 준비, 학습경험 제공 등을 고려해야 한다.

## 참고문헌

강이철. (2004). 교육공학의 이론과 실제, 서울: 학지사.

김명, 서미경, 서혜경, 김영복. (2003). 보건교육 이론과 적용, 서울: 계축문화사.

김영복. (2003). 금연교육방법, 서울: 정담출판사.

박숙희, 염명숙. (2008). 교수-학습과 교육공학, 서울: 학지사.

설양환, 권혁일, 박인우, 손미, 송상호, 이미자, 최욱, 홍기칠 역. (2006). 교육공학과 교수매체, 서울: 아카데미프레스.

이성호. (1999). 교수방법론, 서울: 학지사.

전국대학보건관리학교육협의회. (2014). 보건교육학. 서울: 한미의학.

전국대학보건관리학교육협의회. (2015). 보건교육방법론, 서울: 한미의학.

한국교육학술정보원. (2000). ICT 활용 교수-학습 과정안 자료집. 한국교육학술정보원

한정선, 김영수, 주영주, 강명희, 정재삼, 박성희. (2008). 교육방법 및 교육공학, 서울: 교육과학사.

Bensley, R.J. & Brookins-Fisher, J. (2003). Community health education methods, 2nd ed. UK London Jones and Bartlett Publishers, Inc.

Borich, G. D. (2000). Effective teaching methods, 4th ed. Upper Saddle River, NJ: Merrill.

Donnelly, J. (2003). Health counseling; Application and theory. Thomson Learning, Inc.

Egger, G., Spark, R., & Donovan, R. (2005). Health promotion strategies and method, 2nd ed. McGraw-Hill Australia Pty Ltd.

Gilbert, G. G. & Sawyer, R. G. (2000). Health education creating strategies for school & community health, 2nd ed. UK London Jones and Bartlett Publishers, Inc.

Heinich, R., Molenda, M., Russell, J., & Smadino, S. (2002). Instructional media and the new technologies for learning. Upper Saddle River, NJ: Pearson.

Lowenstein, A. J., Foord-May L., & Romano J. C. (2008). Teaching strategies for health education and health promotion. MA: Jones and Berlett Publishers.

Molenda, M., Pershing, J., & Reigeluth, C. (1996). Designing instructional systems. In R. Craig, Ed. Training and development handbook, 4th ed. NY: McGraw-Hill.

Reay, D. (1994). Selecting training methods. London:Kogan Page.

Rothwell, W. J. & Kazanas, H. C. (1992). Mastering the instructional design process: A systematic approach. San Francisco: Jossey-Bass Publishers.

제5장

# 건강생활실천 및 질병예방·관리 프로그램

제5장

# 건강생활실천 및 질병예방·관리 프로그램

## 제1절 금연프로그램

### 1 금연프로그램 개요

#### 1) 필요성

(1) 금연프로그램은 보건교육의 기본 목적과 같이 개인과 조직, 집단, 지역사회가 건강과 관련된 지식, 태도를 형성하여 흡연예방 및 금연을 실천할 수 있도록 영향을 주는 모든 경험의 종합적인 형태이다.

(2) 흡연을 예방하고 금연을 유도하기 위하여 행동변화를 기반으로 개인과 지역사회가 스스로 건강증진을 할 수 있는 능력을 갖도록 직접적으로 도와주는 수단이다.

#### 2) 목적

보건교육의 궁극적인 목적은 건강증진으로, 금연프로그램은 대상자에게 담배의 폐해에 관한 지식과 올바른 태도를 형성시켜 건강한 행동을 실천하고 올바른 정보를 획득하여 금연을 통하여 건강증진을 실천한다.

### 3) 고려사항

(1) 금연프로그램은 건강행위변화 즉 금연의 성공과 실패의 이분된 범주로 볼 것이 아니라, 점차로 일어나는 역동적인 과정으로 이해해야 한다.
(2) 개인이 건강행위를 시작하고, 유지하는가에 대한 원칙과 과정을 설명하는 통합적 모형으로 각 대상자의 행위변화단계를 검토하여, 각 단계에 맞는 상담을 제공할 필요가 있다.

## 2 금연프로그램의 기획

### 1) 프로그램 기획

건강증진 모형의 여러 가지를 고려하여 개발할 수 있으나, 흡연에서 금연으로 곧바로 이행하는 것이 아니라 일련의 단계(행위변화단계)를 거치게 됨으로 이를 위하여 금연프로그램 기획시 범이론적 모형(Transtheretical model, TTM, Stages of change)을 기반으로 계획한다.

### 2) 프로그램 세부내용

#### (1) 변화과정

행위변화의 단계를 진행하는데 사용되는 과정(인지적 과정, 행동적 과정)

#### (2) 의사결정균형

개인이 특정 행위를 변화시킬 때 자신에게 생기는 긍정적인 측면과 부정적인 측면에 대한 비교와 평가

#### (3) 자아효능감

직면한 상황에서 필요한 행동을 성공적으로 수행할 수 있다는 개인의 신념

### (4) 변화단계

① 문제행위에서 건강한 행위로 변화할 때 개인이 거치게 되는 일련의 단계 앞단계로의 진행을 통하여 건강상 바람직한 생활양식을 갖게 됨

② 계획전 단계, 계획단계, 준비단계, 행동단계, 유지단계

## 3) 변화단계에 따른 프로그램 기획

### (1) 계획전단계 : 행위변화에 대한 의도가 없는 단계

향후 6개월 이내에 건강행동을 할 의향이 없다.

### (2) 계획단계 : 행위변화를 심각하게 고려하는 단계

향후 6개월 이내에 건강행동을 할 생각은 있으나 준비되어 있지 않다.

### (3) 준비단계 : 곧 있을 행위변화를 심각하게 고려하는 단계

향후 6개월 이내에 적극적으로 할 의도가 있다.

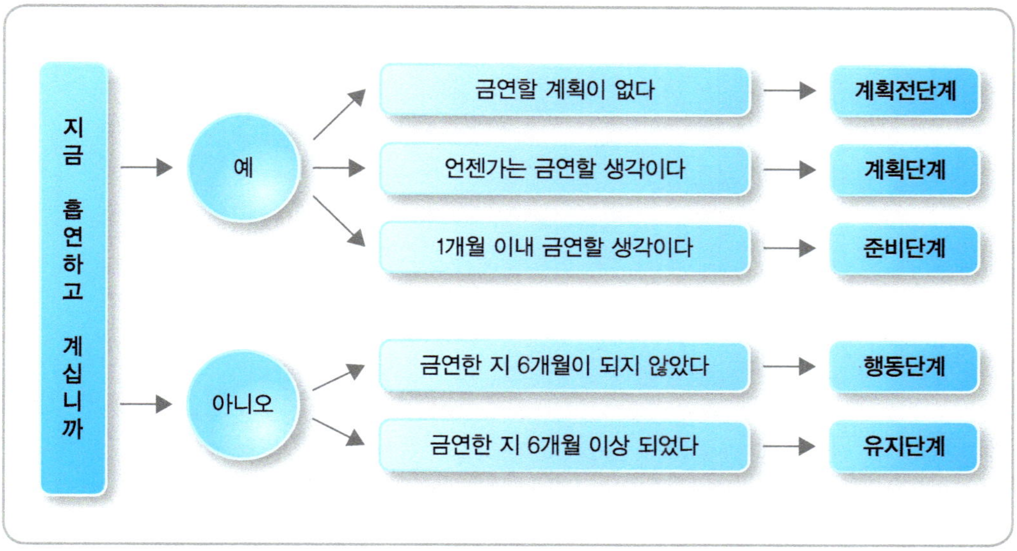


[그림 5-1] 금연의 변화단계

#### (4) 행동단계 : 행위변화를 시도하고 있는 단계

적극적으로 행동한지 6개월이 되지 않았다

#### (5) 유지단계 : 성공적으로 행위변화를 유지하고 있는 단계

건강행동을 6개월 이상 유지하고 있다

## 3 변화단계에 따른 금연상담 계획

### 1) 계획전 단계

#### (1) 행동변화에 대한 준비도

금연을 실천할 준비가 되어있지 않은 단계

#### (2) 행동에 대한 장애요인

① 흡연이 건강에 미치는 영향에 대한 인식부족

② 금연실천을 방해하는 요인이 있음

③ 과거의 금연시도 실패로 인한 좌절감 경험

#### (3) 교육의 목표

① 대상자가 금연실천에 관심을 갖도록 하기

② 금연이 필요한 이유 이해하기

③ 과거 금연시도 실패의 원인 이해하기

#### (4) 전략과 중재

① 자신의 흡연습관을 돌아보는 계기 마련

② 금연에 대한 과거 시도 검토

③ 흡연의 위험과 금연의 혜택에 대한 맞춤식 교육

## 2) 계획단계

### (1) 행동변화에 대한 준비도

금연이 바람직하다고 생각하고 있으나 곧 시작할 준비가 부족한 상태

### (2) 행동에 대한 장애요인

① 금연실천과 관련된 장점과 단점을 동등하게 인식

② 금연을 불가능하게 하는 개인적, 환경적 요인의 존재

### (3) 교육의 목표

금연이 개인에게 가져다 줄 수 있는 장점을 극대화하고 단점을 최소화하여 금연에 대한 의사결정을 가능하게 한다.

### (4) 전략과 중재

① 금연이 주는 혜택에 대한 강화

② 금연에 수반되는 단점에 대응할 수 있는 방안 파악

③ 금연실천 장애요인 극복을 위한 전략

④ 긍정적인 역할모델 제시를 통한 행동의 계기 마련

## 3) 준비단계

### (1) 행동변화에 대한 준비도

가까운 시일 내 금연을 실천할 준비가 되어 있는 단계

### (2) 행동에 대한 장애요인

① 금연시도에 필요한 지원/자원에 대한 접근성 제한

② 개인에게 적절한 금연방법에 대한 지식과 기술부족

### (3) 교육의 목표

① 금연을 위한 구체적인 계획설정

② 개인에 적절한 금연방법에 대한 지식과 기술부족

#### (4) 전략과 중재

① 금연실천 시작일 설정

② 과거 금연시도의 문제점 및 문제해결 전략 파악

③ 구체적인 자원/지원 파악

④ 목적설정

⑤ 금연의 구체적인 방법에 대한 정보와 기술 개발

⑥ 행동계약

⑦ 참여를 위한 기회제공

### 4) 행동단계

#### (1) 행동변화에 대한 준비도

금연을 실천한 지 6개월이 되지 않은 상태

#### (2) 행동에 대한 장애요인

① 금연에 대한 동기 감소

② 과거 흡연습관으로 돌아갈 수 있는 위험상황 발생

#### (3) 교육의 목표

금연지속을 위한 전략설정

#### (4) 전략과 중재

① 자기감시

② 흡연상황에 처했을 때의 대처방안

③ 금연결과의 긍정적 경험 강조

④ 금연 실패경험에 대한 부적절한 귀인 교정

⑤ 사회적 지원 강화

⑥ 자극조절
⑦ 강화(보상제공)
⑧ 장기적 계획설정

## 5) 유지단계

### (1) 행동변화에 대한 준비도

금연을 실천한 지 6개월 이상이 된 단계

### (2) 행동에 대한 장애요인

① 금연에 대한 동기감소
② 과거 흡연습관으로 돌아갈 수 있는 위험상황 발생

### (3) 교육의 목표

금연지속을 위한 전략 설정(재발방지 전략)

### (4) 전략과 중재

① 자기감시
② 흡연상황에 처했을 때의 대처방안
③ 금연결과의 긍정적 경험 강조
④ 금연 실패경험에 대한 부적절한 귀인 교정
⑤ 사회적 지원 강화
⑥ 자극조절
⑦ 강화(보상제공)
⑧ 다른 사람의 역할모델 되기
⑨ 목적의 검토와 수정
⑩ 정기적인 건강검진

# 4 금연프로그램의 평가

## 1) 평가기준

(1) 금연성공을 평가는 평가기간(4주, 6주, 12주, 24주)을 설정한다.

(2) 24주(6개월)의 평가로 금연의 성공유무를 판단한다.

## 2) 금연성공 평가방법

### (1) 자가보고

내담자에게 전화나 대면으로 흡연유무를 질문하여 판단한다.

[표 5-1] 금연성공 평가기준

| 구분 | 질문 | 평가결과 | | |
|---|---|---|---|---|
| | | 실패 | 유지 | 성공 |
| 4주 | 금연상담 시작 후 현재까지 담배를 한 개피라도 피우신 경험이 있습니까? | 예 | 아니오 | |
| 6주 | 금연상담 시작 후 현재까지 담배를 한 개피라도 피우신 경험이 있습니까? | | | |
| 12주(3개월) | 금연상담 시작 후 현재까지 담배를 2개비 초과하여 피운 경험이 있습니까? | 예 | 아니오 | |
| 24주(6개월) | 금연상담 시작 후 현재까지 담배를 2개비 초과하여 피운 경험이 있습니까? | 예 | | 아니오 |

### (2) 호기 일산화탄소

① 짧은 반감기 때문에 이전 24시간 동안 흡연하지 않은 것만 확인할 수 있음

② 4주 및 6주 금연성공 확인은 가능한 대면상담을 통해 확인하고, 자가보고와 함께 호기 일산화탄소 측정을 병행함(비흡연 기준 : 10ppm 이하)

③ 대상자의 환경상태에 따라 흡연과 상관없이 호기 일산화탄소의 수치변동이 가능하므로 자가보고와 불일치할 경우도 있음을 고려함(오랜 시간 자동차 탑승, 간접흡연 노출)

### (3) 소변 코티닌

① 코티닌은 일산화탄소보다 반감기가 길어 금연을 확인하는 보다 신뢰성 높은 지표로 지난 1주일 이내에 흡연여부를 평가할 수 있음

② 흡연과 니코틴 보조제로 인한 니코틴을 구분할 수 없음

# 제2절 절주 프로그램

## 1 알코올의 폐해

음주는 개인과 사회의 건강에 부정적 영향을 미치는 중요한 건강위험행동이다. 우리나라 사람들의 1인당 연간 알코올 소비량은 8.7리터이고, 월간 음주율(최근 1년 동안 한달에 1회 이상 음주한 분율)은 남성의 경우 74.4%, 여성은 46.4%이다(보건복지부, 질병관리본부, 2015).

### 1) 음주의 정의

술이란 알코올(에탄올)을 1% 이상 함유한 음료를 말하며, 술에 포함된 알코올은 우리의 신체 및 정신의 구조 또는 기능을 변화시키는 약물의 일종이다. 우리가 일반적으로 생각하는 술 1잔에는 12g의 알코올이 함유되어 있으며, 12g 이상의 알코올을 섭취한 상태를

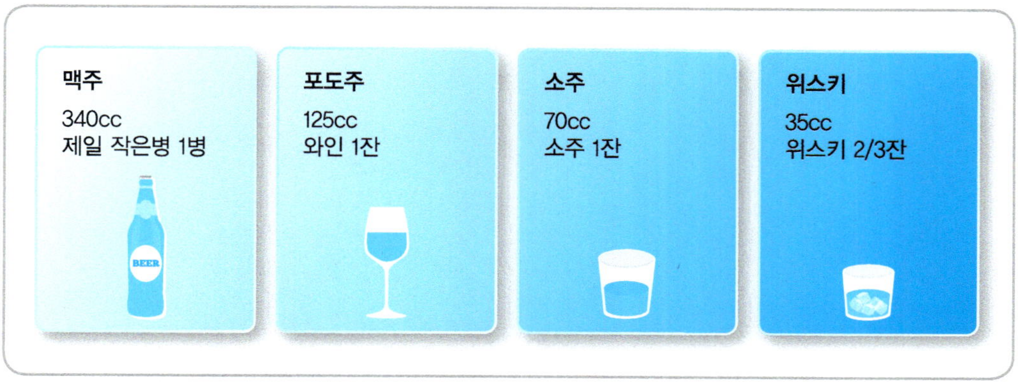
맥주
340cc
제일 작은병 1병
BEER
포도주
125cc
와인 1잔
소주
70cc
소주 1잔
위스키
35cc
위스키 2/3잔

[그림 5-2] 알코올 12g을 포함하는 술의 양

음주상태라고 한다. 크기가 제일 작은 맥주 1병 또는 1 캔(340cc), 포도주 1잔(142cc), 소주 1잔(70cc), 양주 1잔(35cc)에 들어있는 알코올의 양은 12g으로 동일하다.

알코올 사용장애는 알코올 남용과 알코올 의존을 포함하는 개념이며, 고위험음주란 알코올 사용장애는 아니지만, 다양한 수준의 신체적, 심리적, 행동적 문제를 경험하게 만드는 수준의 음주를 말하며, 1회 평균 음주량이 7잔(여자 5잔) 이상이며 주 2회 이상 음주하는 경우를 의미한다(보건복지부, 질병관리본부, 2015).

## 2) 음주에 따른 신체적 변화

사람이 술을 마시게 되면 알코올이 위와 소장을 통해 혈액 속으로 흡수되고, 간에서 산

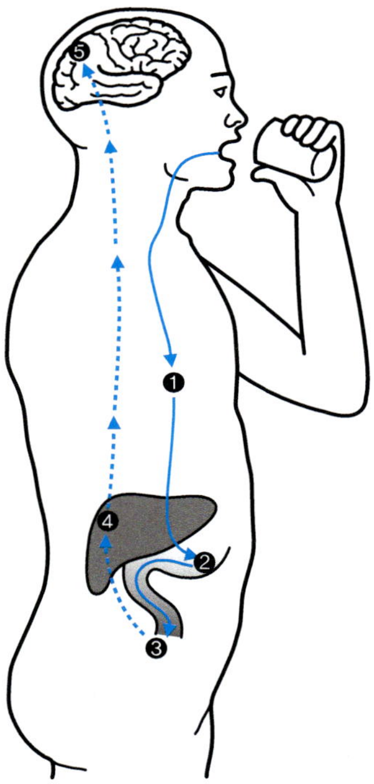

❶ 술을 마시면, 알코올은 식도에서 위로 이동을 시작함

❷ 알코올은 위에서 흡수가 시작됨
약 20%가 위벽을 통해 직접적으로 통과되므로, 위에 있는 음식물은 남은 알코올이 통과되는 동안 소장으로의 이동이 지연되게 됨

❸ 알코올의 80%는 소장으로 흡수됨
소장에서의 흡수는 알코올 농도에 비례함
알코올은 산화를 위해 간장으로 이동됨

❹ 간장에서 알코올은 산화과정을 거치게 됨
간은 시간당 약 ¼~⅓ oz의 순알코올을 산화할 수 있음
산화 후 남은 알코올은 온몸을 거쳐 순환하며, 혈중 알코올 농도를 상승시킴
혈중 알코올농도는 간장이 남아있는 알코올을 산화시키는 것에 따라 점차적으로 낮아지게 됨

❺ 혈중 알코올 농도의 상승은 뇌에 영향을 미쳐 예상하지 못한 변화들이 나타나게 됨
혈중 알코올 농도가 약 0.50% 정도의 수준일 때, 중추신경계의 기능이 억제되어, 심하면 사망에 이를 수도 있음

**[그림 5-3]** 알코올 흡수와 대사 과정

출처 : 김명 등. (2007). 과음 없는 캠퍼스 만들기 워크북. 이화여자대학교 · 서울특별시

[표 5-2] 혈중 알코올 농도에 따른 인체의 변화(65kg의 건강한 남자 기준)

| 혈중알코올농도[1] | 음주량[2] | 심신상태 | 해독시간 |
|---|---|---|---|
| 0.02-0.03% | 2잔 | 약간 기분이 좋은 상태 | 2 |
| 0.05-0.06% | 3잔 | 자극에 대한 반응시간이 늦어짐 | 4 |
| 0.08% | 5잔 | 식별능력 저하, 운동조절 능력 상실 | 6 |
| 0.10% | 7잔 | 신체균형, 정신적인 판단력 저하 | 8 |
| 0.20% | 10잔 | 운동조절 능력 상실 및 정신활동의 혼란 | 9 |
| 0.30% | 14잔 | 거의 인사불성 상태 | 10~12 |
| 0.40% | 20잔 | 의식이 없게 됨 또는 혼수상태 | |
| 0.50% | 21잔 | 호흡부전으로 사망 | |

1) 혈중 알코올농도는 혈액100㎖ 당 0.1g을 0.1%라고 말하는데 남녀 성별, 체중에 따라 다르게 나타난다.
2) 1잔은 소주 기준
출처 : 한국보건사회연구원(2001). 1618 건강파일. 한국보건사회연구원.

화된다. 흡수된 알코올이 뇌에 도달하면 인체의 여러 가지 기능과 반응이 억제된다. 알코올을 분해하는 간의 능력에는 한계가 있으므로, 술을 많이 마시게 되면 간에서 미처 산화되지 못한 알코올이 혈액 속에 남아있게 되어 혈중 알코올 농도가 증가하게 된다.

혈중 알코올 농도의 증가에 따른 인체의 반응은 다르며, 이러한 반응에는 개인차가 존재한다.

## 3) 고위험음주의 영향

알코올은 뇌를 포함하여 인체 각종 장기에 부정적 영향을 줄 수 있는 유해물질이다. 특히 고위험음주는 다양한 형태의 위험을 증가시키며, 음주를 하는 개인뿐만 아니라 사회전반의 위험을 증가시키므로 중요한 공중보건학적 문제로 다루어져야 한다.

### (1) 고위험음주가 신체에 미치는 영향

고위험음주는 뇌에 영향을 주어 만성적으로 기억력을 감퇴시키고 학습장애 등을 발생시킨다. 알코올 자체는 중추신경을 억제시키는 작용을 하나 고위험음주의 경우 폭력적 행동장애의 원인이 되기도 한다. 만성적으로 지방간, 간경변을 일으키고, 구강암, 식도암, 간

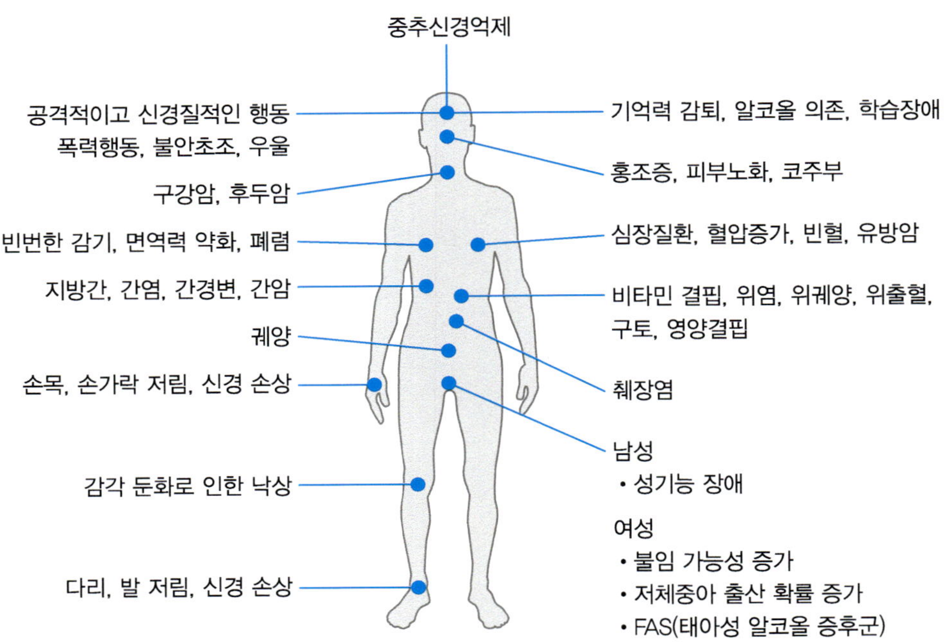


**[그림 5-4]** 고위험음주의 결과

암, 유방암 등 각종 암의 원인이 된다. WHO 산하 국제암연구소는 알코올과 부산물인 아세트알데하이드의 위험성에 대해 석면, 방사성 물질과 동급인 1급 발암물질로 지정하였다. 남성과 여성 모두에서 고위험음주는 생식기능의 장애를 유발한다.

### (2) 여성의 음주

여성은 체질적으로 남성보다 알코올 분해효소가 적게 분비되고, 여성호르몬이 알코올 분해효소의 활동을 저해하기 때문에 같은 양의 술을 마셔도 남성보다 빨리 취한다. 또한, 지속적인 알코올 과다섭취는 여성 생식기에도 영향을 미쳐 결혼 후 불임, 유산, 기형아 임신의 가능성이 높아진다.

임신 중에 알코올을 섭취할 경우, 섭취한 알코올이 태반을 통해 태아의 순환계통으로 들어가게 된다. 이러한 임신 중 음주로 인한 치명적인 신체적, 정신적 문제를 통틀어 태아알코올증후군(Fetal Alcohol Syndrome, FAS)이라 한다. 태아알코올증후군은 얼굴이 납

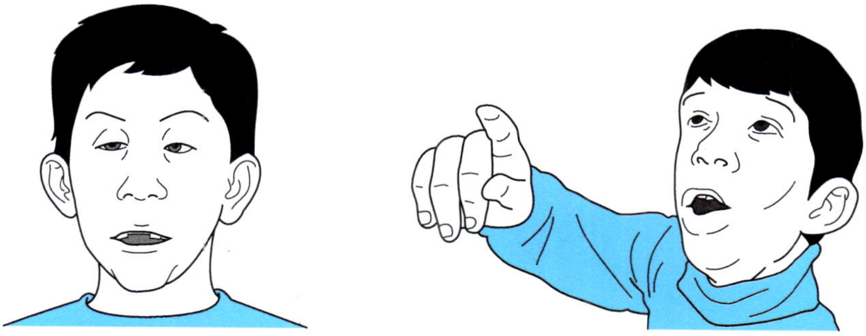

**[그림 5-5]** 태아 알코올 증후군

작하고 코밑 인중이 없고, 윗입술이 아래 입술에 비하여 현저하게 가늘며, 미간이 짧으면서 눈이 작다. 또 중추신경계 이상으로 지능이 낮고 수유장애와 근육 운동 장애 등을 보이며 사회성이 떨어지는 특징이 있다.

### (3) 음주와 위험행동

술이 인체에 들어가면 알코올이 빠른 속도로 뇌신경세포에 확산되어 뇌의 마비현상이 일어나 감각과 운동 기능이 약해지며, 판단력과 합리적 사고력이 저하된다. 폭력의 대부분은 음주와 관련되어 있다. 음주로 인해 지각 및 판단능력이 저하되고 공격성이 증가하여 폭력행동이 유발된다. 피해자의 경우에도 판단력과 순발력 저하로 다칠 가능성이 더욱 커진다. 또한 강간사건의 80%는 음주와 관계가 있다고 알려져 있듯이 음주는 강간 또는 원치 않는 성관계의 가능성을 높이게 된다. 음주로 인한 우발적인 성관계는 성병감염 및 원치 않는 임신이라는 또 다른 부정적인 결과를 야기하기도 한다.

통계에 의하면 치명적 교통사고의 50% 이상은 음주운전 시 발생하며, 추락사와 익사 등의 사고도 음주와 관련이 깊다. 음주 후 사고력과 판단력의 상실로 후회하거나 돌이킬 수 없는 이상위험행동을 하게 되어 개인뿐만 아니라 가족 및 사회에 큰 피해를 끼치게 된다. 반복되는 음주는 불안, 우울증 및 충동적 자살을 유발하기도 한다. 자살한 사람들의 30~40%가 혈중 알코올 농도가 높은 상태라고 하며, 살인 사건의 약 50% 정도가 음주 후 발생하는 것으로 밝혀졌다.

| | 계 | 살인 | 폭력 | 강도 | 교통사고 특례범 | 기타 |
|---|---|---|---|---|---|---|
| 전체 | 3,295 | 49 | 635 | 162 | 772 | 1,677 |
| 음주자 | 1,435 | 31 | 400 | 65 | 498 | 442 |
| 비율(%) | 43.6 | 63.2 | 62.9 | 40.1 | 64.5 | 26.4 |

**[그림 5-6]** 사회범죄별 현행범의 음주여부

출처 : 환경노동위원회 정책자료집(2004)

### (4) 알코올중독

무엇보다도 술이 해로운 이유는 술의 의존성 때문이다. 습관적으로 술을 마시게 되면 알코올 중독에 걸리기 쉽다. 알코올 중독은 음주 조절능력의 상실, 술에 대한 과도한 집착, 악영향 속에서도 지속되는 음주행동들을 보이는 상태를 말하며, 대부분의 알코올 중독자들이 본인이 알코올에 중독된 사실을 부정한다. 결국 알코올중독은 정상적인 생활을 불가능하게 하고 개인을 비롯한 가족의 행복을 파괴하게 된다.

- 스스로 술을 끊어야 되겠다고 생각한 적이 있습니까?(Cut down)
- 음주에 대한 비난 때문에 괴로운 적이 있습니까?(Annoyed)
- 음주에 대한 죄의식을 느낀 적이 있습니까?(Guilty)
- 초조함이나 숙취를 제거하기 위해 아침에 술을 마신 적이 있습니까? 해장술을 한 적이 있습니까?(Eye-opener)

**평가** 3개 이상에 해당되면 알코올 중독
2개에 해당하면 알코올 중독 가능성 높음
1개에 해당하면 문제 음주자

**[그림 5-7]** 문제음주자 선별을 위한 CAGE

## 2 음주행동 영향요인

음주행동에 영향을 미치는 요인도 다수준적으로 분석할 필요가 있다. 우선 개인적 요인으로는 알코올 의존의 가족력, 음주행동에 대한 지식과 태도, 음주에 대한 기대감이 음주의 시작과 고위험음주의 가능성에 영향을 주는 요인이다. 음주에 대한 기대와 더불어 음주에 대한 사회적 압력이 있는 상황에서의 거절기술 수준, 자기효능감의 수준 또한 음주행동에 직접적인 영향을 미치는 중요한 요인이다.

개인 간 수준의 영향요인으로는 가족 구성원, 친구 또는 동료의 음주행태가 영향을 준다. 부모 또는 형제자매가 절주에 대한 모범을 보이지 않는 경우, 친구나 동료 또는 직장상사의 음주압력 등 중요한 주변사람들과의 상호작용이 개인의 음주행동에 부정적 영향을 미칠 수 있다. 조직의 회식문화, 음주문화, 건강문화, 직무 스트레스 수준 등 일상생활을 하는 조직이나 기관의 집단적 행동패턴, 규범, 문화, 규칙 등도 구성원의 행동에 영향을 미친다. 지역사회 및 국가 수준에서 알코올과 관련된 세금정책, 청소년 음주규제정책, 국가의 음주문화, 건강캠페인, 술 광고 규제정책 등 음주관련 환경의 특성 또한 음주행동의 형성에 영향을 주는 결정요인이다.

## 3 음주문제 예방 : 절주 교육 프로그램

### 1) 절주의 정의

절주는 자신과 타인에 건강 및 생활상의 위험을 크게 유발하지 않는 정도의 소량의 조절음주상태를 의미한다. 음주를 할 경우, 이 기준에서 제시하는 정도의 수준으로 조절해서 마셔야 함을 권장하는 개념이다. "적정(moderate)"이라는 용어는 매우 주관적인 의미를 지닌다. 즉 어떤 사람에게는 적정한 음주일지라도, 다른 사람에게는 위험 음주가 될 수 있다.

### 2) 이론 기반 절주 교육 프로그램 개발

#### (1) 절주에 대한 행동변화단계 측정

대상자의 절주실천 여부를 파악하고, 절주 미실천자의 절주실천에 대한 동기유발 정도를 파악하기 위해 변화단계분포를 조사할 필요가 있다. 변화단계는 [그림 5-9]와 같이 측정한다.

| 성별 적정음주 수준 | | 양/일회 | 횟수/일수 |
|---|---|---|---|
| 남 | 적정음주 | 24gm | 3회 |
| | 위험음주 | 양의 초과 또는 횟수의 초과 | |
| | 고위험음주 | 60gm | 2회 이상 |
| 여 | 적정음주 | 15gm | 3회 |
| | 위험음주 | 양의 초과 또는 횟수의 초과 | |
| | 고위험음주 | 48gm | 2회 이상 |

**[그림 5-8]** 적정음주, 위험 및 고위험음주의 정의

출처 : 한국중독정신의학회(2006). 가톨릭대학교 의과대학 의정부성모병원

지난 1달 동안, 소주 5잔 이상(여성의 경우는 4잔 이상)을 마시는 술자리를 한 경험이 있습니까?
〈맥주 : 355cc 4캔(여자 3캔)〉
□ ① 예(☞ 1번으로) □ ② 아니오(☞ 2번으로)

1. 귀하께서는 "예" 라고 답하셨습니다. 그렇다면 아래 응답 중에서 향후 음주에 대한 귀하의 생각에 가장 가까운 의견을 선택하여 주십시오.
   □ ① 앞으로도 술자리에서 계속 5잔 이상 마실 것이다 ☞ 계획전단계
   □ ② 향 후 6개월 이내에 5잔 이상 마시는 일을 하지 않으려 한다 ☞ 계획단계
   □ ③ 당장이라도(1달 이내) 5잔 이상 마시는 일은 하지 않으려 한다 ☞ 준비단계

2. 귀하께서는 "아니오" 라고 답하셨습니다. 그렇다면 귀하의 과거 음주경험에 가장 가까운 문항을 선택하여 주십시오.
   □ ① 지난 6개월 동안 5잔 이상(여성은 4잔 이상) 마신 술자리 경험이 있다 ☞ 행동단계
   □ ② 그 이전에는 있었으나, 지난 6개월 동안에는 5잔 이상(여성은 4잔 이상) 마신 술자리 경험이 없다 ☞ 유지단계
   □ ③ 지금까지 5잔 이상 마신 술자리 경험은 한 적이 없다 ☞ 유지단계(과음무경험)

**[그림 5-9]** 절주 행동변화단계 측정

출처 : http://www.uri.edu/research/cprc/Measures/GHS1991.htm

### (2) 프로그램 목표 설정

교육 프로그램을 통해 대상자 및 사회환경의 무엇을 변화시킬 것인지를 구체화한다.

① 중요하며 변화 가능한 우선순위 행동과 환경조건을 결과목표, 영향목표, 학습목표의 다수준적 목표로 설정한다.

② 결과목표 : 절주실천을 통해 달성하고자 하는 목표이다. 결과목표는 음주관련 사고발생률, 건강문제 발생률, 음주빈도, 음주량을 포함한다.

③ 절주실천과 음주관련 환경조건에 예상되는 변화를 영향목표로 설정한다. 절주실천과 환경변화에는 학생들의 절주실천을 촉진시킬 수 있는 음주문화, 교육과 서비스 제공, 알코올 정책 등 환경조건들을 포함한다.

④ 절주실천을 위해 필요한 인식, 지식, 태도, 기술 등은 학습목표로 설정한다.

### (3) 프로그램 방법과 전략 개발

절주실천과 절주에 영향을 주는 조직과 사회적 요인들을 변화시키기 위해서 범이론적 모형에 근거한 교육 방법과 전략들을 개발한다. 절주실천에 대한 준비도에 따라 대상자들의 절주실천 변화단계를 구분하고, 각 단계에 맞는 맞춤형 방법과 전략을 선정 또는 개발한다. 절주실천 변화단계의 진행을 위한 변수들의 종류와 내용은 다음의 표와 같다.

**[표 5-3] 절주실천 변화단계의 진행을 위한 변수들**

| 구성요소 | 설명(절주의 예) |
|---|---|
| 변화과정(processes of change) | |
| 인지적 과정(cognitive processes) | |
| 인식제고<br>(consciousness raising) | 절주(과음)에 대한 새로운 정보와 이해력을 얻기 위한 노력<br>(적정 음주법에 관한 정보를 얻는다) |
| 정서적 각성<br>(emotional arousal) | 자신의 현 음주습관과 관련된 정서적 경험<br>(현재 나의 과음 습관이 심장병, 간질환 들을 발생시킬 위험이 높다는 것에 대해 두려움을 느꼈다) |
| 환경재평가<br>(environmental reevaluation) | 나의 과음습관이 환경에 미치는 영향에 대한 인식<br>(현재의 과음습관이 지속될 경우, 질병이 발생할 가능성이 높고, 이는 내 자신이나 가족의 생활에 치명적인 결과를 가져온다) |
| 자아재평가<br>(self-reevaluation) | 과음습관이 자신에게 미치는 영향에 대한 재인식<br>(과음습관이 질병발생의 가능성을 높임에도 불구하고, 술에 대한 통제를 못하는 나 자신의 모습은 실망스럽다) |

| | |
|---|---|
| 사회적 해방<br>(social liberation) | 사회자체가 절주문화를 형성하는 방향으로 변하고 있다는 것에 대한 인식<br>(과음, 폭음자는 자기관리를 못하는 사람으로 인식되어 직장에서도 무시당하는 경향이 있다) |
| **행동적 과정(behavioral processes)** | |
| 대체행동형성<br>(counterconditioning) | 과음, 폭음 행위를 건강에 도움이 되는 행위로 대체<br>(회식, 동창회 등 모임 시 운동 또는 문화생활을 하는 것으로 바꾼다) |
| 지원관계형성<br>(helping relationship) | 절주를 위하여 노력하는 과정에서 타인으로부터 받은 신뢰, 인정, 지원<br>(술에 대한 유혹상황에서 도움을 청할 친구나 가족이 있다) |
| 강화<br>(reinforcement management) | 절주의 결과로 얻게 된 보상(절주실천으로 질병발생위험이 감소하였다. 의사선생님 또는 가족의 칭찬을 들었다) |
| 자아해방<br>(self–liberation) | 절주를 실천하고자 하는 자신의 선택과 노력(최선을 다하면 절주에 성공할 수 있다고 다짐한다. 절주를 위해 최선의 노력을 한다) |
| 자극조절<br>(stimulus control) | 과음을 촉진시키는 상황이나 원인에 대한 통제<br>(술을 많이 마시는 친구들과의 만남을 자제한다) |
| **의사결정균형<br>(decisional balance)** | 절주의 긍정적인 측면과 부정적인 측면에 대한 비교분석 |
| pros | 절주의 긍정적인 면에 대한 인식, 절주 촉진요인<br>(절주하면 심장병 음주사고 발생위험이 감소한다) |
| cons | 절주의 부정적인 측면에 대한 인식, 절주의 장애요인<br>(스트레스 해소의 방법이 없어진다) |
| **자기효능감(self–efficacy)** | 직면한 상황에서 절주를 성공적으로 할 수 있다는 개인의 신념<br>(회식자리에서도 절주를 할 수 있다) |

출처 : 김명 등. (2007). 과음 없는 캠퍼스 만들기 워크북. 이화여자대학교 · 서울특별시

계획전 단계에 있는 대상자들은 과음을 하면서도, 절주에 대한 의향이 없는 상태이다. 따라서 절주에 대한 동기가 유발되도록 범이론적 모형에서 제시하는 인식제고, 정서적 각성, 환경재평가, 자아재평가의 개념을 적용한 교육 방법과 전략을 개발할 필요가 있다. 절주실천의 계획단계와 준비단계에 있는 대상자들은 절주를 결심하고 절주실천을 촉구할 수 있도록 의사결정균형과 자기효능감의 개념을 적용한 프로그램을 개발한다. 절주실천에 도움이 될 수 있도록 절주의 지식과 기술로 자극조절, 대체행동형성, 지원관계형성의 개념을 적용한 교육과정을 개발한다. 절주실천을 시작한 단계에 있는 학생들에게는 음주행동 모니터링 기술, 과음 및 폭음 위험상황에 대한 대처기술, 스트레스 및 감정관리 기술, 강화기술 등 절주지속을 위한 기술훈련 중심 교육과정을 개발한다.

**[표 5-4] 절주변화단계에 따른 프로그램 목표, 방법 및 전략**

| 변화단계 | 교육목표 | 중재방법 | 중재 전략 |
|---|---|---|---|
| 계획 전 단계 | 절주에 대한 동기유발 | 인식제고<br>정서적 각성<br>환경재평가<br>자아재평가 | • 술과 음주에 대한 기초지식 제공<br>• 음주문제의 심각성을 제시하는 사례 제시<br>• 과음의 부정적 결과에 대한 지식, 정보 제공<br>• 음주행태에 대한 정보 제공<br>• 자신의 음주습관에 대한 인식기회 제공<br>• 절주의 필요성에 대한 인식기회 제공 |
| 계획단계 | 절주에 대한 의사결정 | 정서적 각성<br>환경재평가<br>자아재평가<br>의사결정균형 | • 과음의 이유에 대한 정보제공<br>• 개인별 과음의 장점과 단점에 대한 인식 평가<br>• 절주습관이 주는 긍정적 결과에 대한 강화<br>• 과음의 부정적 결과에 대한 강화<br>• 절주실천 장애요인파악 및 극복을 위한 전략 제시<br>• 위험음주신호의 정보 제공으로 절주결심 촉구 |
| 준비단계 | 절주를 위한 계획설정 | 자아해방<br>자극조절<br>의사결정균형<br>자기효능감 | • 절주의 긍정적 결과 강화<br>• 절주에 대한 지식과 기술 개발<br>– 적정음주의 개념, 절주의 건강상, 경제적 혜택<br>– 건강음주법<br>• 절주이유 다지기<br>• 행동변화 실천 시작일 설정<br>• 절주계약서 작성<br>• 절주를 위한 준비<br>• 고위험 음주상황에 대한 대처방안 제시 |
| 행동단계 | 절주<br>실천<br>지속 | 대체행동형성<br>지원관계형성<br>강화<br>자극조절<br>자기효능감 | • 절주실천노력의 공표<br>• 자신의 음주습관 모니터링<br>• 과음, 폭음상황 예측 및 대처방안 개발<br>• 음주거절 기술훈련<br>• 스트레스관리 및 감정관리 기술훈련<br>• 절주를 위한 지지적 네트워크 구성<br>• 절주의 긍정적 결과 경험 강조<br>• 절주노력 보상하기<br>• 절주성공 경험을 통한 자기효능감 강화<br>• 일시적 실수경험에 대한 부적절한 귀인 교정<br>• 타인의 절주노력 지원하기 |

| | | | |
|---|---|---|---|
| 유지단계 | 절주<br>실천<br>지속 | 대체행동형성<br>지원관계형성<br>강화<br>자극조절<br>자기효능감 | • 절주실천노력의 공표<br>• 자신의 음주습관 모니터링<br>• 과음, 폭음상황 예측 및 대처방안 개발<br>• 음주 거절기술훈련<br>• 스트레스관리 및 감정관리 기술훈련<br>• 절주를 위한 지지적 네트워크 구성<br>• 절주의 긍정적 결과 경험 강조<br>• 절주노력 보상하기<br>• 절주성공 경험을 통한 자기효능감 강화<br>• 일시적 실수경험에 대한 부적절한 귀인 교정<br>• 다른 사람의 역할모델 되기 |

출처 : 김명 등. (2007). 과음 없는 캠퍼스 만들기 워크북. 이화여자대학교 · 서울특별시

## 4 음주문제 치료와 관리

### 1) 심리치료

알코올 사용장애자를 대상으로 한 심리치료법은 우울증을 치료하기 위해 개발된 심리치료를 알코올 사용장애에 적용할 수 있도록 개발한 심리치료법과 알코올 및 약물 사용장애자들을 위해 특별히 개발된 심리치료법으로 구분된다. 전자의 경우는 인지행동치료법(Cognitive Behavioral Therapy, CBT)이라 하며, 사회학습이론에 기초한다. 문제성 음주가 생활의 다른 문제와 연관되어 있다고 보는 입장으로 치료과정에서 문제음주에만 초점을 두기보다는 생활의 다른 어려움을 함께 해결하는데 효과적이다. 생활상의 어려움에 대처하는 기술과 행동에 대한 훈련을 받는 것으로 기존의 부적응적인 대처 메커니즘을 다른 전략으로 대체시키는 교육과 훈련을 실시한다.

다른 유형의 심리치료는 동기심리학에 기초한 동기강화치료이다. 동기유발면담(Motivational Interviewing, MI)과 동기강화요법(Motivational Enhancement Therapy, MET)이 이에 해당한다. 두 방법은 저항에 맞서지 않고 저항과 함께 구를 것을 권유하는데, 문제음주자가 자신의 자원을 활용해 변화를 초래하도록 동기를 유발하는 접근법이다.

### 2) 약물치료

반복적인 약물치료(detoxification)를 통해 인체에서 알코올을 제거하는 치료법은 장기적으로 치료성과가 좋지 않다는 보고가 있다. 최근에는 전통적 약물치료의 대안으로 또는 보조적으로 활용하여 술을 끊게 하거나 줄이게 하는 중재요법이 활용된다. 디술피람(disulfiram)은 술과 함께 복용할 때 불쾌한 반응을 나타내는 약물이며, 날트렉손(naltrexone)과 아캄프로세이트(acamprosate)는 술에 대한 갈망을 줄여주는 역할을 하는 것으로 알려져 있다. 감마 히드록시 부티르산(Gamma-Hydroxybutyrate, GHB)도 알코올 중독 치료와 알코올에 대한 갈망을 감소시키는데 활용된다.

# 제3절 신체활동 프로그램

신체활동(physical activity)은 골격근의 에너지를 소모하는 모든 신체의 움직임을 말하며, 운동(exercise)은 하나 이상의 체력 개선 또는 유지를 목적으로 하는 계획적, 구조적, 반복적으로 하는 신체활동의 한 종류. 일반적으로 체력, 신체적 수행기술 또는 건강을 유지 및 개선하려는 목적으로 여가시간에 수행하는 신체활동을 의미한다. 한편 기초활동에 추가 시 건강이득을 발생시키는 활동은 건강증진 신체활동이라 한다.

## 1 신체활동의 유익성

신체활동은 만성질환 발생에 기여하는 3대 건강관련 행동 중 하나로 골밀도 증가, 고관절 골절 위험 감소, 수면의 질 향상, 우울증 감소, 스트레스 감소, 복부비만 예방과 관리, 암 예방, 체중유지, 노인의 일상생활기능 향상 등에 도움을 준다. 따라서 신체활동 부족(physical inactivity)은 그 자체로 건강위험 요인이다.

## 2 신체활동 영향요인

신체활동과 관련된 개인적 요인은 다음과 같다.

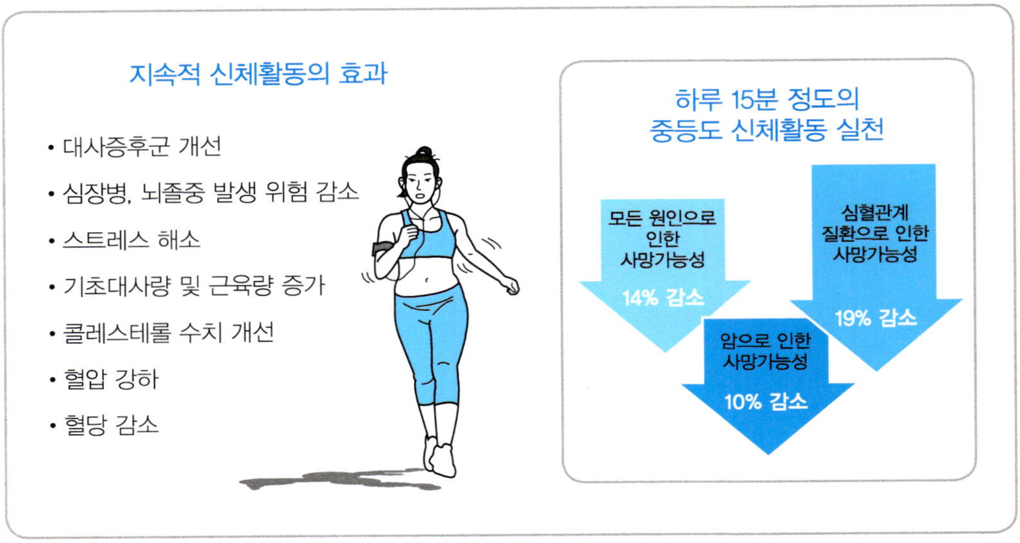


**[그림 5-10]** 신체활동의 효과

출처 : 한국건강관리협회 건강증진연구소. (2013). Healthy Life Plan 프로그램 자가관리 소책자. 한국건강관리협회

(1) 유전, 연령, 성별 등 인구학적 요인
(2) 사회경제적 수준
(3) **건강상태** : 질병여부, 과체중 또는 비만, 신체장애 등
(4) 신체활동의 경험(현재 또는 과거)
(5) **인지변수** : 자기효능감, 규칙적 신체활동의 긍정적 결과기대, 신체활동 의향 등

개인적 요인 외에 신체활동은 사회환경적 요인의 영향을 받는다. 주요 사회환경적 요인은 사회적 관계망과 건조환경(built environment)의 특성이다. 사회적 관계망은 사회적 지지의 원천이 된다. 가족, 친구, 직장동료 등으로부터의 지지가 있을 때 신체활동은 촉진되며 신체활동은 건강개선으로 이어진다. 또한 건조환경(built environment)을 구성하는 건축물, 자연환경, 토지이용 패턴, 교통시스템의 특성이 신체활동에 영향을 주게 된다. 구체적으로 살펴보면 주거지역의 밀도, 여가시설의 이용가능성/접근성, 인도유무, 교통량과 속도, 지역의 미관 등이 지역 구성원들의 신체활동에 영향을 미친다. 교통이 덜 복잡하거나 인도가 있을 때, 범죄로부터 안전할 때 신체활동량은 증가하는 것으로 알려져 있다.

## 3 신체활동 향상을 위한 행동변화 전략

개인 신체활동량 증가를 위해 커뮤니케이션 경로를 통한 인지적, 행동적 전략을 활용할 수 있다. 유용한 행동전략은 목적설정(goal-setting), 자기조절(self-regulation), 신체활동의 혜택에 대한 정확한 정보제공, 인식제고, 신체활동 진보상황에 대한 개인화된 피드백 제공, 장애요인 해결 방안 제공 등이 있다.

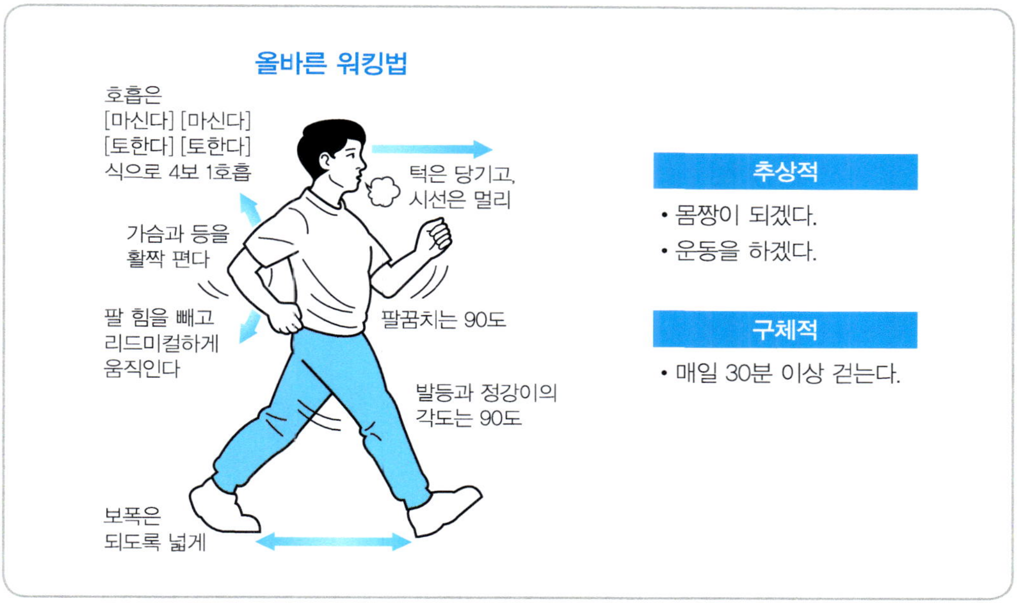
올바른 워킹법
호흡은
[마신다] [마신다]
[토한다] [토한다]
식으로 4보 1호흡
턱은 당기고,
시선은 멀리
가슴과 등을
활짝 편다
팔 힘을 빼고
리드미컬하게
움직인다
팔꿈치는 90도
발등과 정강이의
각도는 90도
보폭은
되도록 넓게
추상적
• 몸짱이 되겠다.
• 운동을 하겠다.
구체적
• 매일 30분 이상 걷는다.

**[그림 5-11]** 신체활동 향상을 위한 바람직한 목적설정

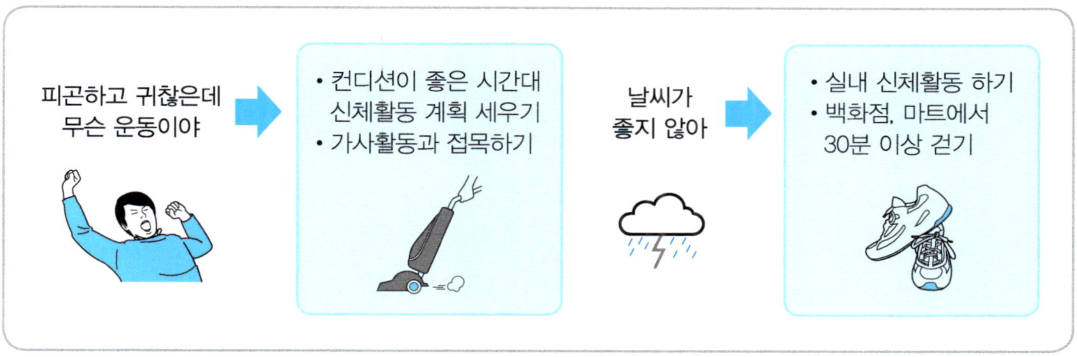
피곤하고 귀찮은데
무슨 운동이야
• 컨디션이 좋은 시간대
신체활동 계획 세우기
• 가사활동과 접목하기
날씨가
좋지 않아
• 실내 신체활동 하기
• 백화점, 마트에서
30분 이상 걷기

**[그림 5-12]** 신체활동 장애요인 극복 전략

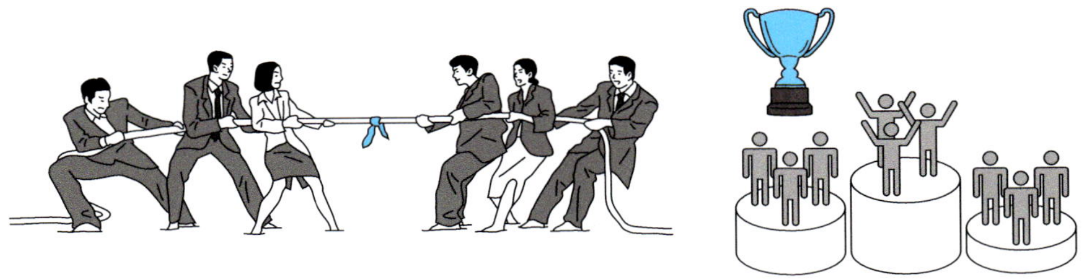

[그림 5-13] 사회적 지지 전략의 활용

사회적 지지 전략을 활용할 수도 있다. 가족, 친구, 동료, 지역사회 수준에서 지지를 주고받을 수 있도록 기회를 마련하는 것이 중요한데 현재의 사회적 네트워크를 활용할 수도 있고 새로운 네트워크를 형성할 수도 있으며, 두 경우 모두 효과적인 것으로 알려져 있다.

신체활동 시작을 위한 핵심요인 즉, 지식, 태도(신체활동의 혜택에 대한 믿음), 기술 학습을 목적으로 한 교육전략을 활용한다. 지역사회 내 신체활동의 기회에 대한 정보를 제공하고 지역사회 내 다른 사람들의 신체활동 실천수준에 대한 정보(규범적 정보제공)를 제공하는 것도 지역사회 주민들의 신체활동 향상을 위한 동기유발에 효과적이다. 한편 신체활동 수준을 증가시킬 수 있도록 운동지도를 실시하는 것도 중요하다. 그 외에도 지역사회 수준에서 인쇄매체, TV, 라디오, 이벤트 등을 활용한 지역사회 캠페인을 제공한다면 보다 많은 지역주민들의 신체활동에 대한 인식이 개선되고 실천에 대한 동기가 증가된다.

## 4 신체활동 향상을 위한 환경조성 전략

환경조성 전략은 신체활동의 장애요인을 제거하는 수단으로 활용된다. 물리적 환경조성으로 인도, 자전거 도로, 공원, 운동시설 등을 설치하거나 거리를 아름답게 꾸밈으로써 신체활동이 촉진될 수 있는 환경으로 변화하게 된다. 환경조성은 행동, 정보, 사회적 중재 전략을 보완하는 역할을 한다.

학교 및 직장에서의 신체활동 향상을 위한 사회적, 물리적 환경 개선으로 근무 중(수업 중) 운동시간 확보, 계단이용 권장, 맞춤형 동기강화 프로그램 실시, 환경적 계기 제공 등이 실시될 수 있다. 행동변화 전략과 환경조성 전략을 함께 활용하는 포괄적인 중재 프로그램이 신체활동 향상에 더 효과적이다.

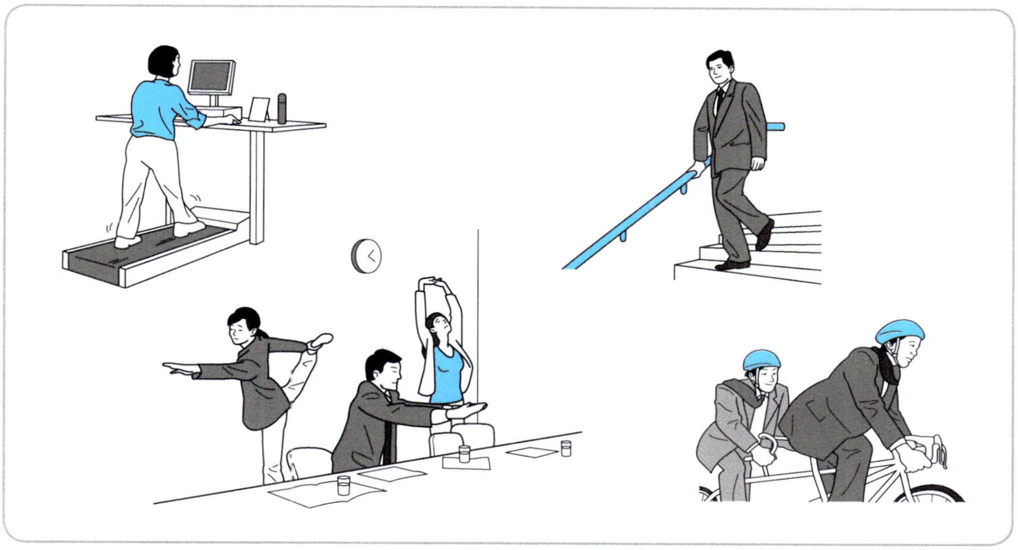

[그림 5-14] 신체활동 향상을 위한 환경조성 전략

## 5 미래의 중재 전략

### 1) 스텔스 개입(Stealth intervention)

스텔스 개입은 건강목적으로 실시하는 개입 프로그램은 아니지만 건강행동을 촉진시키는 부가효과가 발생되는 개입 프로그램을 말한다. 예를들면, 기후변화에 대한 대책, 도시계획의 일환으로 자동차 사용을 억제하게 되면 주민들의 걷기가 촉진되는 것이다. 대기오염, 교통정책, 소음을 줄이는 정책을 실시하면 걷기, 자전거타기가 장려되고 댄스나 활동적인 놀이를 촉진시키는 비디오 게임을 활용하면 신체활동량이 증가하고, 운동기술이 발달하며, 신체활동에 대한 지식, 기술, 태도의 개선이 발생되며 신체활동에 대한 동기가 증가한다. 신체활동 프로그럼 자체가 개인적, 사회적 발달을 촉진시키기도 한다.

### 2) 다각적 건강행동 변화 중재 (Multiple health behavior change program)

많은 건강위험행동들이 만성질환과 관련되어 있다. 신체활동부족, 불건강한 식습관, 흡연, 음주, 만성적인 스트레스는 한 개인에 동시에 발생되면서 한 개 이상의 만성질환 위험요인과 연관되어 있다. 미국 심장협회(American Heart Association)에서는 심혈관건강을 위한 7개 지표를 제시하였는데 3개의 지표는 행동관련 지표(신체활동, 식습관, 금연)이고, 4개 지표는 건강지표(BMI 18–24.9kg/m$^2$, 총콜레스테롤 200mg/dL 미만, 혈압 수축기 120mmHg 미만, 이완기 80mmHg 미만, 혈당 100mg/dL 미만)이다. 이 지표에 따르면 심장건강을 유지하기 위해서는 관련된 몇 개의 건강관련 행동을 동시에 관리해야 한

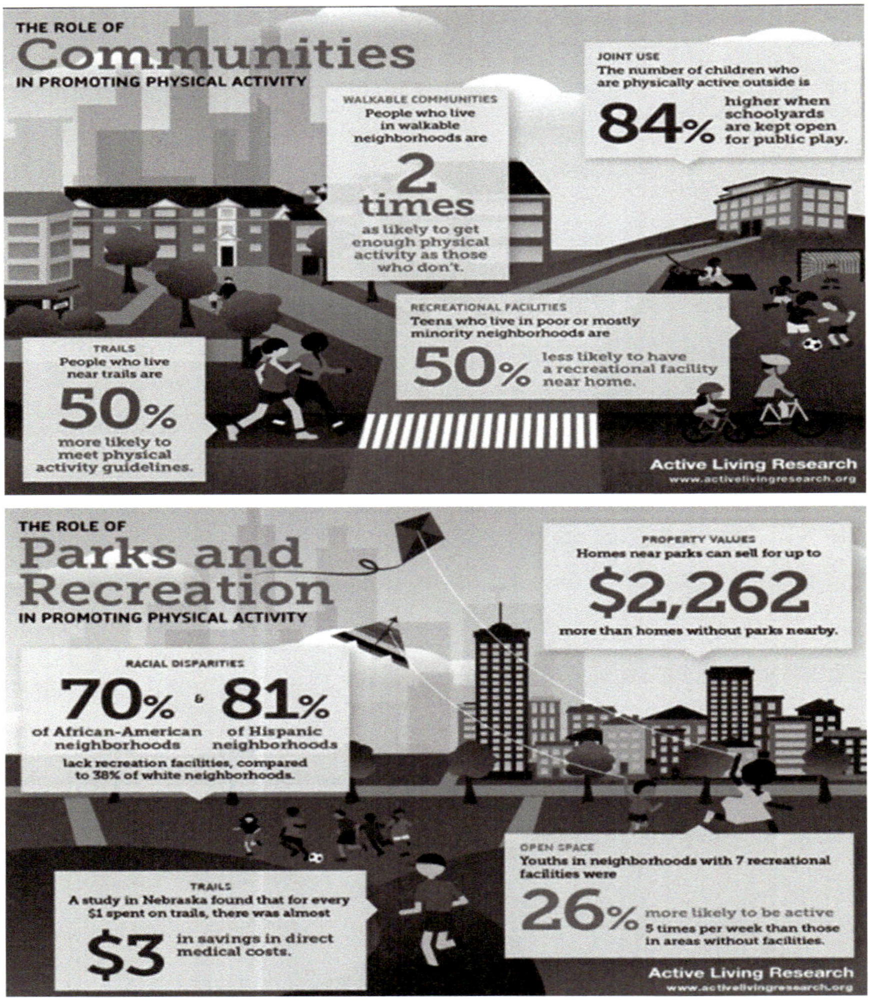


**[그림 5-15]** 신체활동 향상을 위한 지역사회 환경조성의 효과

출처 : Active Living Research, https://kr.pinterest.com/4activeliving/active-living-research/

다. 다각적 건강행동 변화 중재는 몇 개의 관련된 건강행동의 변화를 모두 유도하는 것인데, 한 번에 여러 행동의 변화를 시도할 수도 있고 순차적으로 유도할 수도 있다. 다각적 건강행동 변화 중재는 한 행동의 변화만을 유도하는 프로그램에 비해 더 효과적인데 하나의 행동이 성공적으로 변화하면 다른 행동도 변화시킬 수 있다는 자기효능감이 향상되는 결과를 얻게 된다. 또한 자원을 효율적으로 사용할 수 있어 경제적으로 프로그램을 실시할 수 있다는 혜택도 있다.

## 제4절 영양 프로그램

보건교육건강증진의 관점에서 접근하는 영양 프로그램은 대상자의 식 행동(eating behaviors)을 바람직하게 변화시키기 위한 다수준적 접근을 하는 것이다. 식 행동은 생존을 위해 필수적인 행동이면서도 많은 영향요인들이 관여하고 하루에도 여러 번의 의사결정 과정이 반복되므로 다른 행동에 비하여 변화시키기가 매우 어렵다.

### 1 식 행동 영향요인

식 행동의 변화를 어렵게 하는 장애요인들은 개인적 요인과 사회·환경적 요인으로 구분할 수 있다. 개인적 요인으로는 영양 지식이나 인식, 개인의 기호, 식 행동 변화에 대한 동기 수준 등이 영향을 미치며 개인적 요인 뿐 아니라 문화, 규범, 관습, 식품 접근성, 미디어 등 환경적 요인이 식 행동에 영향을 미칠 수 있다.

**[표 5-5] 식 행동 개선의 장애요인**

| 구분 | 장애요인 |
|---|---|
| 개인적 요인 | 지식의 부족, 경제적 문제, 동기부족, 위험인식 부족, 굶주림, 기호, 인식부족, 식품섭취 습관 등 |
| 사회적 요인 | 문화규범, 명절 및 종교 관습, 가족구성/사회적 소외, 가정에서의 식사 또는 외식, 음식을 공유하는 환경, 건강한 식 행동을 위한 지원부족 등 |
| 환경적 요인 | 식품 접근성(마켓 접근성 등), 외부적 자극(미디어 등), 식품에 노출되는 빈도 및 질 등 |

출처 : Riekert, K. A., Ockene, . K., & Pbert, L. (2014). The handbook of health behavior change, 4th ed. New York, NY: Springer Publishing Company.

## 2 식 행동 개선 프로그램

### 1) 전통적 식 행동 변화 노력

전통적으로 실시되었던 식 행동 변화 노력은 구체적인 사실 또는 지식 제공을 중심으로 한 권고(advice-giving)의 형태로 제공되었다. 정보 제공 중심의 노력은 어느 정도의 효과는 발생하였으나 변화의 크기, 변화의 지속성 측면에서 많은 문제들이 발생되었다. 그 이유는 대상자가 의사결정 과정에 참여하지 않았고, 위험-혜택 분석을 통한 행동변화의 가치발견 노력과 장애요인 파악 및 해결책 마련의 부족에 기인한 것으로 보고되고 있다. 대상자 중심의 접근이 더 효과적이라는 연구결과를 토대로 대상자의 동기유발을 강조하여 대상자가 스스로 변화 목표 및 계획을 수립하고 자발적으로 개인의 장애요인을 파악하고 해결방안을 마련하는 것이 요청된다.

### 2) 식 행동 개선을 위한 행동요법

#### (1) 목적설정(Goal setting)

목적설정은 예상되는 결과를 구체적으로 제시하고, 자기효능감을 지지하는 역할을 한

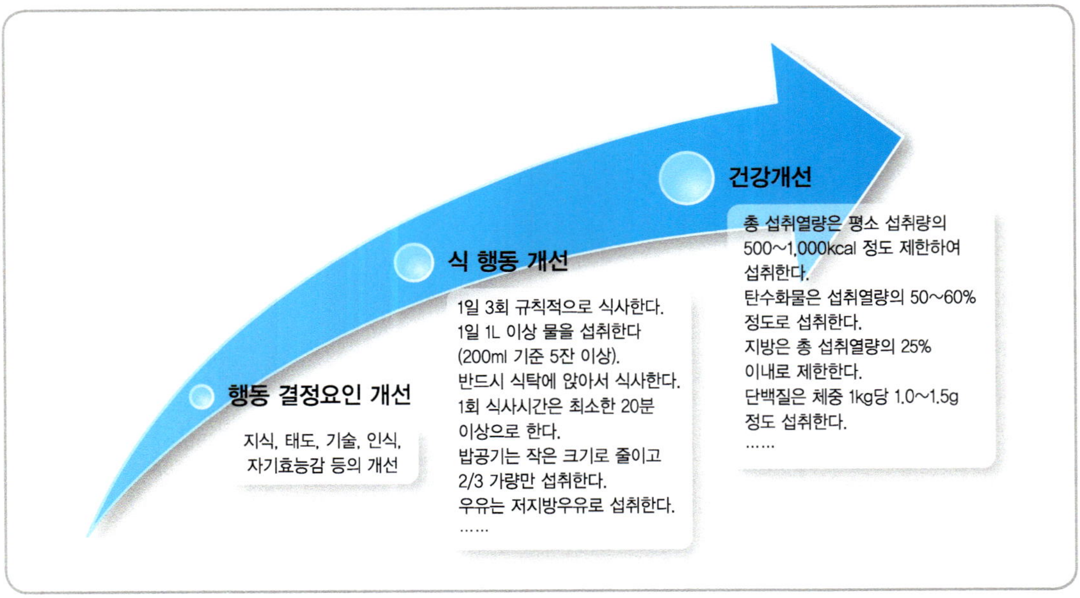


[그림 5-16] 식 행동 개선을 위한 목적설정 사례

다. 목적은 명확하고 구체적으로 설정하도록 하며, 단기간의 목적은 개인화된 형태로 설정하고 장기간의 목적은 재발예방과 회복의 요소를 포함하여 설정한다.

### (2) 자기 모니터링(Self-monitoring)

자기 모니터링의 목적은 자신의 식 행동을 관찰하고 기록하면서 식 행동의 문제를 파악하고 인식하여 건강한 의사결정의 계기(cue)를 제공하는데 있다. 기록내용은 장, 단기 목적과 맞추어서 조정하는 것이 좋으나 일반적으로 모든 섭취 음식, 식사 빈도, 간격, 장소, 시간, 속도, 자극조절 등을 기록한다. 기록방법은 대상자의 특성에 따라 달라진다. 첫 6-12주는 매일 기록하고 이후는 감소시킬 수 있으나 중단해서는 안 된다. 자기 모니터링 결과에 대한 매일의 피드백이 제공될 때 식 행동은 효과적으로 개선된다.

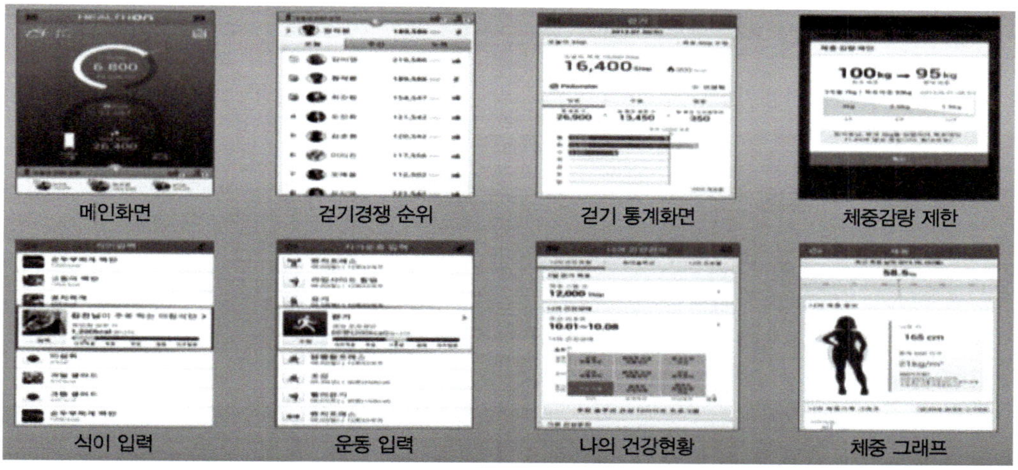


**[그림 5-17]** 웨어러블 기기와 앱을 활용한 식 행동 모니터링 사례

출처 : 헬스온. http://www.health-on.co.kr/

### (3) 그룹의 지지(Group support)

그룹세션 참여 여부는 식 행동 개선 목적달성과 유의하게 관련되어 있다. 따라서 개인상담보다 그룹상담이 더 효과적일 가능성이 높다. 전문가로부터의 지지를 통해 자기효능감이 강화되어 식 행동 변화가 촉진되는데 만남의 빈도, 시간, 질에 따라 효과성이 달라진다. 또한 친구, 동료, 가족의 지지가 건강개선과 밀접하게 관련되어 있으므로 그룹의 지지를 받도록 유도하는 것은 식 행동 개선을 촉진시키는 효과적 행동변화 전략이다.

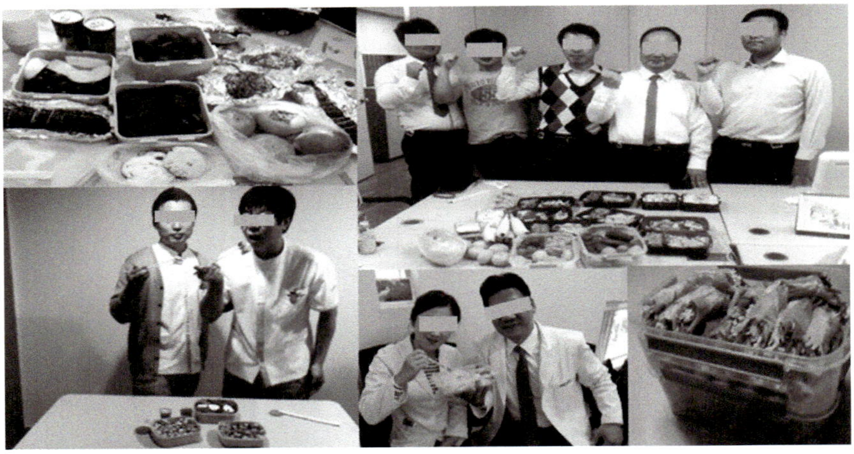

[그림 5-18] 회사 내 그룹지지를 통한 식 행동 개선 프로그램 사례

### (4) 문제해결(Problem solving)

문제 파악이 우선적으로 실시되어야 하며, 이후 문제 해결은 인지적, 행동적 기술을 활용하여 해결한다. 대상자에게 장애요인의 목록을 작성토록 요구한 후, 음식섭취와 관련된 일상생활을 검토하며 추가적인 장애요인을 파악하도록 유도한다. 전문가의 역할은 장애요인을 찾도록, 변화전략을 찾도록 도와주는 것이다.

### (5) 동기강화상담(Motivational interviewing)

동기강화상담은 협력적, 인간중심적 접근을 통해 개인이 변화를 위한 동기를 만들고 강화하도록 유도하는 상담기법이다. 이 상담기법은 식 행동 변화를 위해 빈번하게 활용되는 전략이고 최근 주로 헬스케어 전문가들에 의해 빈번하게 수행되며, 그 필요성 또한 증가하고 있지만 상담기법에 대한 충분한 훈련과정 없이 임상에서 활용하는 것은 매우 위험하다. 이 상담기법을 적용하여 내담자의 식 행동 변화에 대한 양가감정(ambivalence)을 탐색하고 해결함으로써 내면의 변화동기를 강화하게 된다.

### (6) IT 및 E-전략

과거에는 영양상담에서 대면상담, 전화상담, CD-Rom을 통한 정보전달을 주로 실시하였다. 그러나 최근에는 대면상담보다는 스마트폰 앱이나 게임을 활용한 프로그램 활용이 증가하고 있다. 따라서 어떤 IT방법을 활용할지, 어떠한 디바이스를 사용할지, 제공 량과

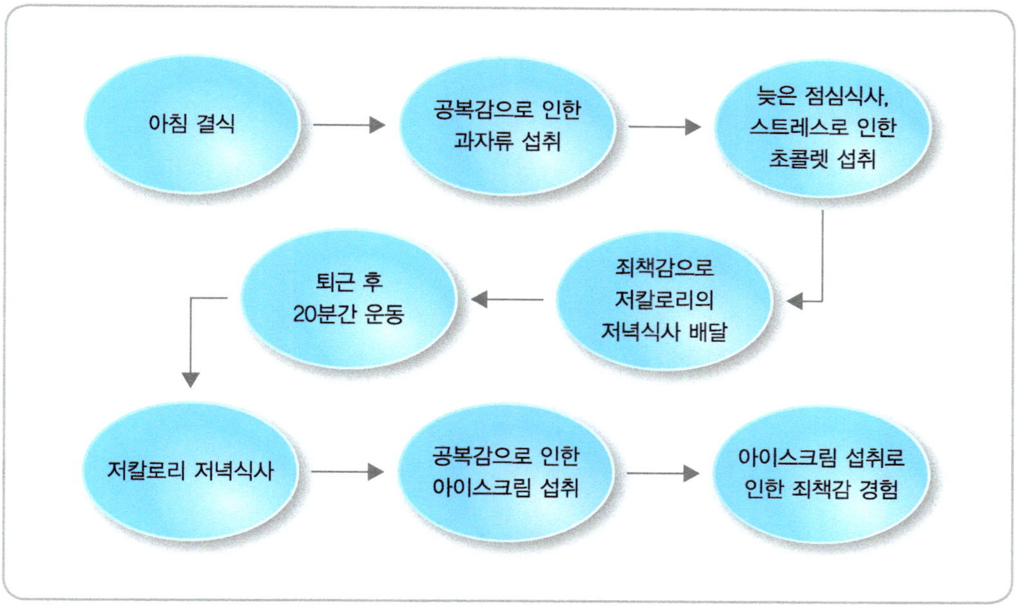


**[그림 5-19]** 식 행동 의사결정 : 변화의 장애요인 파악

출처 : Foster, G. D., Makris, A. P., & Bailor, B. A.(2005). Behavioral treatment of obesity. American Journal of Clinical Nutrition, 82(Suppl.), 230S–235S.

**칼로리코디II(무료)**

- 식품의약품안전처에서 개발한 프로그램
- 체중 변화량, 섭취량, 활동량 통계 및 평가
- 칼로리북, 건강정보 안내
- 매일 식사일지 작성 후 섭취열량 확인
- 만보계, 신체활동량 계산기

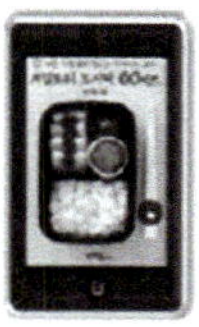

**저칼로리 도시락 60세트(무료)**

- 고열량 대신 저열량식 실천을 돕기 위한 어플
- 저칼로리 도시락 60세트 및 건강 도시락 준비 노하우 제공

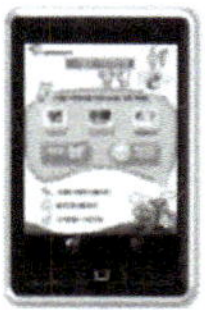

**알림-e(무료)**

- 식품의약품안전처에서 개발한 프로그램
- 식품 검색, 바코드 안식 등을 통한 고열량, 저영양 식품 판별 프로그램

**[그림 5-20]** 식 행동 개선을 위해 활용가능한 어플리케이션 사례

기간이 어느 정도일 때 행동변화가 효과적인지에 대한 연구가 요청된다.

### (7) 식사대용식(Meal replacements)

식사대용식은 식 행동을 개선하고자 할 때 섭취량 조절을 도와준다. 쉐이크, 바, 일정한 칼로리의 냉동식품 등이 식사대용식에 포함된다. 식품선택, 식사준비, 과식예방, 식사량 조절에 도움을 주어 식생활지침 준수, 체중감소, 심혈관 위험요인의 감소에 효과적인 것으로 알려져 있다.

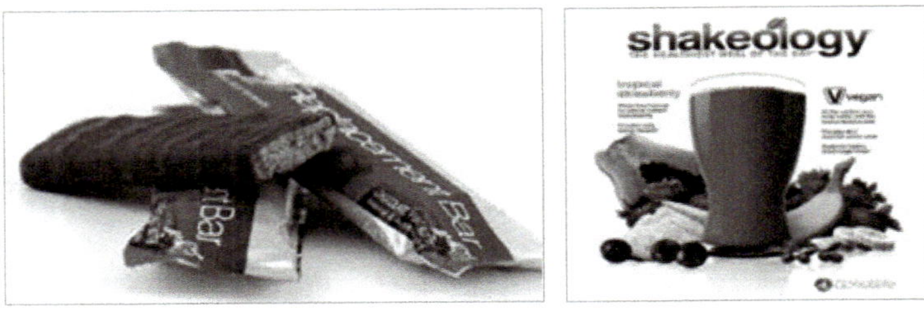


**[그림 5-21]** 식사대용식의 사례

### (8) 구조화된 식단 제공(Structured meal plan)

식단을 만들어서 제공하는 방법은 대상자가 해야 하는 음식의 선택을 단순화시켜 매일의 열량 섭취 목적을 달성하도록 도와주는 전략이다.

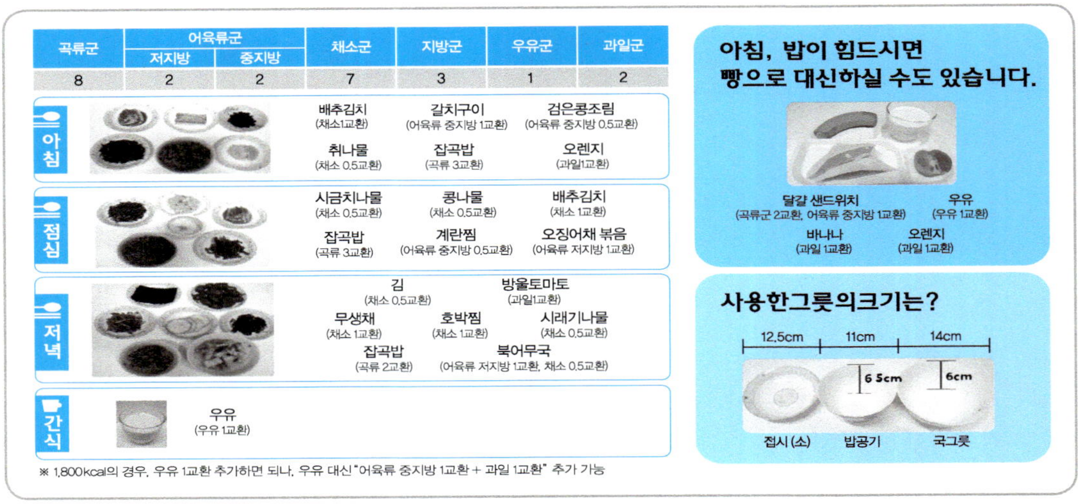


**[그림 5-22]** 구조화된 식단 사례

출처 : 한국건강관리협회 건강증진연구소. (2013). Healthy Life Plan 프로그램 자가관리 소책자. 한국건강관리협회

### 3) 식 행동 개선을 위한 중재 원칙

프로그램 대상자의 식 행동 개선을 촉진하기 위해서는 다음 전략들을 활용하여야 한다.

(1) 자기효능감 발달
(2) 영양권장량 보다는 식품 중심의 중재
(3) 개인이 식단을 구성할 수 있는 역량 강화
(4) 식 행동의 정상화를 우선적으로 유도
(5) 대상자의 식 행동변화를 위한 동기 수준 파악

임상에서의 효과적 식 행동 개선 프로그램을 실시하기 위해서 헬스케어 제공자들은 건강증진을 위한 식 행동의 중요성 및 식 행동 개선을 촉진시키는 효과적 방법에 대한 적절한 교육과 훈련을 받아야 한다. 또한 헬스케어 제공자들의 역할에 다음의 사항이 포함되어야 한다.

(1) **질문**(Ask) : 자신의 체중에 대한 인식, 식 행동에 대한 인식 등
(2) **인정**(Affirm) : 식 행동 변화와 유지의 어려움 인정
(3) **경청**(Listen carefully) : 고객중심의 접근
(4) **공감**(Empathy)의 태도

또한 진료실, 상담실 등의 물리적 환경 개선이 요청되는데, 관련된 교육자료를 비치하고 행동상담에 대한 기술 훈련에 참여해야 한다. 현실적인 기대에 관해 소통하고 생활양식 개선 서비스를 헬스케어서비스에 통합하여 루틴화한다.

# 제5절 만성퇴행성질환과 발병 위험요인 관리 프로그램

## 1 심뇌혈관질환

### 1) 심뇌혈관질환의 개념

심장질환과 뇌혈관질환을 포함하는 혈관질환을 총칭하는 질환으로, 허혈성 심장질환

(심근경색증, 협심증), 심부전증 등의 심장질환과 뇌졸중(뇌출혈, 뇌경색) 등 뇌혈관질환이 대표적이다. 또한 이러한 심뇌혈관질환의 원인이 되는 고혈압, 당뇨. 비만, 이상지질혈증(고지혈증) 등의 선행질환 또한 여기에 포함된다.

### (1) 심근경색

심장에 혈액을 공급하는 관상동맥이 막혀서 심장근육의 일부가 괴사 상태에 빠지는 질병으로, 쥐어짜는 듯한 가슴통증, 팔·등·목·턱·위 상복부 불쾌감, 호흡곤란, 구역 및 구토, 얼굴 창백함, 많은 땀, 수면장애, 피로, 갑작스런 졸음, 불안감 등의 증상이 나타날 수 있다.

### (2) 협심증

심장근육이 일시적으로 충분한 혈액을 공급받지 못해 가슴에 압박감 또는 통증을 느끼는 질환으로, 크게 안정형, 불안정형, 변이형 등 세 종류로 나눌 수 있다.

안정형은 운동할 때, 불안하거나 흥분상태에 있을 때 발생하여 5분 이내로 통증이 지속되며, 휴식을 취하거나 약물을 복용하면 증상이 완화된다. 불안정형은 휴식 중이거나 야간 수면 중에 발생하며 최대 30분까지 통증이 지속될 수 있다. 변이형은 관상동맥이 경련처럼 수축할 때 발생하는데, 주로 새벽이나 이른 아침, 과음 후 술이 깰 때 발생할 수 있다.

### (3) 뇌졸중

뇌에 혈액을 공급하는 혈관이 막히거나 터져서 혈액을 공급받지 못한 뇌 부위가 손상되어 나타나는 신경학적 증상을 말한다. 주요 증상으로 반신마비, 두통, 어지럼증, 실어증, 발음장애, 보행 이상, 치매, 한쪽 시야 장애, 복시(사물이 겹치거나 둘로 보임) 등이 나타날 수 있다.

### (4) 동맥경화

혈액 속에 콜레스테롤이 비정상적으로 많아져서 체내 혈관 중 동맥의 내막이 두터워지고 동맥 안쪽 벽에 지방이 축적되고 이러한 과정이 심화되어 심장으로의 산소와 각종 영양분 공급에 문제가 생기게 되는 것을 동맥경화라고 한다.

혈중 콜레스테롤 수치는 고지방식이 등의 식습관과 유전적 요인에 의해 변화하며, 당뇨는 식사와 무관하게 고콜레스테롤혈증의 원인으로 작용한다. 이외에도 흡연, 운동부족, 고혈압, 복부비만 등이 동맥경화의 주요 원인이다.

### 2) 심뇌혈관질환의 주요 원인

흡연, 고혈압(140/90mmHg 이상) 혹은 항고혈압제 복용, 당뇨병, 콜레스테롤수치 증가, 동맥경화증, 대사증후군, 비만, 운동부족, 염분·지방·당분의 과다 섭취, 가족력, 연령증가 등이 심뇌혈관질환을 유발하는 주요 원인이다. 대부분 식습관, 신체활동, 흡연, 음주 등 생활습관과 밀접한 관련이 있으므로 평소 올바른 건강생활 습관 실천을 통해 예방하는 것이 중요하다.

### 3) 심뇌혈관질환의 예방 및 관리

심뇌혈관질환은 생활습관 개선만으로도 예방할 수 있으며, 심근경색, 뇌졸중 등 중증 심뇌혈관질환으로 인한 조기 사망 위험을 80% 이상 감소시킬 수 있다.

다음은 의학계와 질병관리본부가 공동으로 제작한 '심뇌혈관질환 예방관리 9대 수칙'과 '심장마비 예방관리 7대 수칙'이다.

#### (1) 심뇌혈관질환 예방관리 9대 수칙 (보건복지부, 질병관리본부, 한국만성질환관리협회. 2013)

① 담배는 반드시 끊는다.

㉠ 흡연 시 발생하는 연기 속에는 담뱃잎과 담배 종이가 타면서 4천여 종의 화학물질들이 기체나 입자 형태로 섞이게 되며, 이것이 각종 암 및 질병의 원인이 된다.

㉡ 흡연자는 심근경색증, 뇌졸중에 걸릴 위험이 비흡연자에 비해 2배 정도 높다.

㉢ 간접흡연 역시 심뇌혈관질환의 위험을 증가시킨다. 비흡연자가 흡연자와 같이 사는 경우 심혈관질환의 발생이 1.3배, 뇌혈관질환의 발생이 2배 이상 증가한다.

㉣ 흡연하는 당뇨병 환자는 비흡연자보다 합병증이 더 일찍 발생할 수 있다.

㉤ 금연 후 시간이 지남에 따라 신체 기능이 서서히 회복된다.

| 금연 후 경과 시간 | 회복 내용 |
| --- | --- |
| 12시간 | 혈중산소량, 일산화탄소량 정상화 |
| 72시간 | 체내 니코틴이 대부분 소실 |
| 1년 | 심근경색증 및 뇌졸중에 걸릴 위험이 절반으로 감소 |
| 15년 | 심근경색증의 위험이 비흡연자와 거의 동일 |

ⓑ 보건소, 의료기관 금연클리닉, 금연콜센터 등이 제공하는 금연실천 프로그램의 도움을 받아 금연을 실천하도록 한다.

② 술은 하루에 한두 잔 이하로 줄인다.

㉠ 우리나라는 음주율이 해마다 꾸준히 증가하고 있으며, 고위험 음주자의 비율이 높다.

* 고위험음주자(WHO) : 한번의 술자리에서 남자는 소주 7잔 이상(또는 맥주 5캔), 여자는 소주 5잔 이상(또는 맥주 3캔)을 마시는 사람

㉡ 한두 잔의 술은 혈관이 좁아지거나 막혀서 생기는 허혈성 심뇌혈관질환의 예방에 도움이 될 수 있지만, 과도한 음주는 부정맥과 심근병증을 유발하는 원인이기도 하며 뇌졸중의 위험을 증가시킨다.

③ 음식은 싱겁게 골고루 먹고, 채소와 생선을 충분히 섭취한다.

㉠ 우리나라 사람의 하루 평균 소금 섭취량은 11.2g으로, 세계보건기구(WHO)/세계식량기구(FAO) 목표수준인 5g(나트륨 2g)보다 훨씬 많은 양이다. 짜게 먹는 습관은 혈압을 높여 심뇌혈관질환을 유발할 수 있다.

㉡ 채소에는 비타민, 무기질, 섬유소, 각종 항산화 물질이 들어 있어 심뇌혈관질환의 예방에 도움을 줄 수 있으므로, 채소와 과일을 하루 5번 이상 섭취한다.

㉢ 혈중 콜레스테롤을 적정수준으로 유지하기 위해서 기름진 음식은 가급적 피한다. 조리 시 동물성 기름보다 식물성 기름을 주로 사용하고, 육류의 기름, 닭의 껍질(지방층)은 반드시 제거하고 조리하며, 소시지 등 가공육류는 가급적 섭취하지 않는 것이 좋다.

㉣ 등푸른 생선에 들어있는 오메가-3 지방산은 혈중 중성지방을 낮추고 혈전 형성을

예방하는 등 심뇌혈관질환의 위험을 줄이는 데 기여하므로 주 2회 이상 섭취하도록 한다.

④ 가능한 매일 30분 이상 적절한 운동을 한다.

㉠ 적절한 신체활동은 혈압과 혈당을 낮추고, 체중을 감소시켜 심뇌혈관질환 관련 사망위험을 줄여준다.

㉡ 주 5회 이상 30분 이상 빠르게 걷기, 조깅, 자전거타기, 수영, 에어로빅, 체조 등의 유산소 운동과 아령운동, 단거리 달리기 등의 근력강화 운동을 꾸준히 하면 심뇌혈관질환의 위험을 감소시킬 수 있다.

㉢ 특히 걷기운동은 심뇌혈관질환은 물론 관련 질환의 예방, 스트레스 해소, 폐활량 증가, 골다공증 및 관절염 예방에도 도움이 된다.

㉣ 흡연, 고혈압, 당뇨병, 이상지질혈증(고지혈증) 등 심근경색증 및 뇌졸중의 위험요인을 많이 가진 성인일수록 본인의 심장 기능에 무리가 되지 않는 수준에서 적절한 운동계획을 세워 꾸준히 실천해야 한다.

㉤ TV시청, 컴퓨터 보기 등은 가급적 줄이고, 계단 오르기, 산책하기, 집안일하기, 대중교통 이용하기, 틈나는 대로 스트레칭하기 등 일상생활에서의 신체활동을 증진시킨다.

⑤ 적정 체중과 허리둘레를 유지한다.

㉠ 비만은 고혈압, 당뇨병, 이상지질혈증(고지혈증)의 위험을 2배 이상 증가시키며, 심뇌혈관질환의 발생률을 높이는 것으로 알려져 있다.

㉡ 비만의 진단 기준은 체질량지수를 기준으로 25kg/m² 이상이다.

> * 체질량지수 : 몸무게(kg)를 키(m)의 제곱으로 나눈 수치
> 예) 키 160cm, 몸무게 70kg인 경우 체질량지수는 $70/(1.6)^2 = 27.3$
> * 복부비만의 진단기준 : 허리둘레 남자 90cm, 여자 85cm 이상

㉢ 체질량지수가 25kg/m² 이상이면 고혈압, 당뇨병, 이상지질혈증(고지혈증)의 위험이 2배 이상 증가하며, 30kg/m² 이상인 경우에는 각 질환의 사망률이 1.5배 증가한다.

㉣ 소아 비만은 성인 비만으로 이어지기 쉬우므로, 빠른 속도로 늘어가는 소아 비만

에 대한 적극적인 대처가 필요하다.

⑥ 스트레스를 줄이고, 즐거운 마음으로 생활한다.

㉠ 스트레스는 혈압을 상승시키고, 부정맥을 유발하며 동맥경화를 촉진하여 심뇌혈관질환의 위험요인이 되며, 흡연, 음주, 폭식 등 다른 심뇌혈관질환 위험 행태의 원인이 되기도 한다.

㉡ 우울증은 흡연, 신체활동 감소, 비만 등과 관련이 있으며, 고혈압의 발생을 증가시킨다. 따라서 긍정적인 마음으로 생활하는 것이 심뇌혈관질환 예방에 중요하다.

㉢ 스트레스 해소 및 관리를 위해서는 긴장 해소를 위한 이완법, 심호흡법 등을 실천하며, 취미를 갖고 주변 사람들과 대화하며 숙면을 취하고 자신만의 시간을 갖는 등의 다양한 방법을 활용하는 것이 좋다.

⑦ 정기적으로 혈압, 혈당, 콜레스테롤을 측정한다.

㉠ 고혈압, 당뇨병, 이상지질혈증(고지혈증)은 심뇌혈관질환의 중요한 원인으로 알려져 있으나, 이들 질환은 진행되어 합병증이 생기기 전까지 뚜렷한 증상이 없다.

㉡ 고혈압, 당뇨병 발생이 증가하는 40대 이후에는 정기적인 검사를 통해 자신의 혈압, 혈당, 콜레스테롤 수치를 반드시 알고 있어야 한다.

㉢ 조기에 발견하여 치료하면 심근경색증 및 뇌졸중 등 중증 심뇌혈관질환의 발생이 줄어들 수 있으므로 검사상 이상이 의심되면 방치하지 말고 의사의 진료를 받는 것이 중요하다.

㉣ 가족력 등 다른 위험요인을 가진 사람의 경우 자신의 혈압, 혈당, 콜레스테롤 수치에 대해 보다 적극적인 관심이 필요하다.

⑧ 고혈압, 당뇨병, 이상지질혈증(고지혈증)을 꾸준히 치료한다.

㉠ 고혈압, 당뇨병, 이상지지혈증(고지혈증)의 약물치료는 반드시 의사 처방에 의해 이루어져야 하며, 약물 변경이나 중단 등을 임의로 결정해서는 안된다.

㉡ 본격적인 약물 치료 이전에 규칙적인 운동, 저염식, 체중 조절, 금연 등의 생활습관 개선이 선행되어야 하며, 약물 치료가 시작된 후에도 꾸준히 지속해나가야 한다.

㉢ 검증되지 않은 민간요법이나 건강기능식품에 의존하는 행위는 현 질환을 악화시키고 합병증을 불러오는 결과를 초래할 수 있다.

⑨ 뇌졸중, 심근경색증의 응급 증상을 숙지하고 발생 즉시 병원에 간다.

㉠ 갑작스런 반신마비나 감각이상, 어지럼증, 언어장애, 의식저하 등이 나타나면 뇌졸중을, 가슴을 쥐어짜는 듯한 통증이 지속되는 경우는 심근경색증을 의심해볼 수 있다.

㉡ 증상이 발생하면 즉시 응급실에 내원하여 적절한 치료를 받는 것이 중요하다. 빨리 치료할수록 사망률이 낮으며, 특히 뇌졸중의 경우 잘못 알려진 민간요법으로 적절한 치료시기를 놓쳐 후유 장애가 남는 경우가 많다.

### (2) 심장마비 예방을 위한 생활요법(대한심장학회)

① 담배는 반드시 끊는다.
② 고혈압은 반드시 치료한다.
③ 포화지방산과 콜레스테롤 섭취를 줄인다.
④ 당뇨병이 있는지 정기적으로 검사한다.
⑤ 규칙적으로 운동을 한다.
⑥ 피임약은 반드시 의사의 처방에 따라 적절히 사용한다(먹는 피임약은 관상동맥질환을 일으키거나 혈압을 높일 수 있다).
⑦ 정기검진을 받는다.

### (3) 심뇌혈관질환을 진단하는 검사 방법

① **심전도 검사** : 심장의 전기적 활동 정도
② **흉부 X선 검사** : 심장의 크기, 형태 등
③ **혈액검사** : 혈중지질, 혈당, 혈단백 수치
④ **관상동맥 조영술** : 관상동맥의 협착정도 및 위치
⑤ **운동부하 검사** : 운동 후 맥박, 심전의 변화로부터 심장의 활동 평가
⑥ **심장초음파** : 심장의 형태, 움직임 파악, 판막질환, 허혈 등 진단
⑦ **경동맥초음파** : 목 부위에 있는 경동맥의 이상 유무 확인
⑧ **MRI, MRA** : 뇌종양, 뇌출혈, 뇌경색, 죽상경화증, 혈관 협착 등 뇌혈관질환 유무

## 4) 대사증후군 예방과 관리

### (1) 대사증후군의 개념

심근경색이나 뇌졸중의 위험인자인 비만, 고혈압, 당뇨, 고지혈증 등이 한 사람에게 집중적으로 나타나는 현상으로, 특히 복부비만은 심근경색이나 협심증 등 심뇌혈관질환을 일으키는 중요한 위험요소이다. 아래의 5가지 항목 중 3가지 이상이 복합적으로 나타나는 경우를 대사증후군으로 판정한다.

- 허리둘레 : 남자 : 90cm(35인치), 여자 : 85cm(33인치) 이상
- 혈압 : 130/85mmHg 이상
- 혈당 : 공복혈당 100mg/dl 이상
- 중성지방 : 중성지방(TG) 150mg/dl 이상
- HDL 콜레스테롤 : 남자 : 40mg/dl 미만, 여자 : 50mg/dl 미만

### (2) 대사증후군의 주요 위험요인

고혈압, 고LDL-콜레스테롤혈증, 저HDL-콜레스테롤혈증, 고혈당, 비만(특히 복부비만), 혈액응고 이상 등 관상동맥질환의 위험요인이 대사증후군의 주요 위험요인이며, 이러한 질병들에 영향을 미치는 흡연, 음주, 운동 및 식생활 등 생활습관, 가족, 연령 등도 대사증후군 발병에 영향을 미친다고 알려져 있다. 따라서 심뇌혈관질환의 주요 원인인 대사증후군의 예방 및 관리를 위해서는 생활습관 개선이 무엇보다 중요하다.

미국 성인의 심혈관질환 예방을 위한 콜레스테롤 관리 지침(NCEP ATPⅢ)에서도 심뇌혈관질환 예방을 위한 콜레스테롤 관리의 주요 목표로 혈중LDL콜레스테롤 조절 및 대사증후군 치료를 강조하고 있다.

### (3) 대사증후군의 예방 및 관리

① 올바른 식사

[대사증후군의 식사원칙]
체중조절, 혈액 내 지질의 정상 수준 유지, 혈압 조절을 위한 식습관 개선

㉠ 규칙적으로 적당량의 식사를 천천히 한다.
㉡ 과식과 폭식을 피한다.
㉢ 지방 섭취를 줄인다.
㉣ 단 음식은 주의한다.
㉤ 기름기 적은 육류, 생선, 콩, 두부 등을 매일 적당량 섭취한다.
㉥ 밥, 국수, 빵, 떡 등의 탄수화물을 너무 많이 먹지 않는다.
㉦ 수분과 섬유소가 많은 채소와 해조류는 충분히 섭취한다.
㉧ 술, 음료는 주의한다.
㉨ 소금 섭취를 줄인다.
㉩ 총 섭취 칼로리는 감소시키고, 소비 칼로리는 증가시킨다.

② 적당한 운동과 신체활동량 증가
㉠ 걷기, 조깅, 자전거타기, 수영, 줄넘기, 계단 오르기 등 유산소 운동을 한다.
㉡ 준비운동, 본 운동, 정리운동의 순서를 지켜 운동한다.
㉢ 운동은 적어도 일주일에 3회 실시한다. 단, 이상적인 운동은 주당 5회이다.
㉣ 1시간 이상 운동할 시간이 없다면, 한번에 10분 이상 여러 번에 나누어 운동한다.
㉤ 일상생활에서 활동을 늘리고, 꾸준하게 활동을 유지한다.

③ 적당한 음주

[적절음주란?]
• 남자 : 주당 14잔 이하
• 여자 및 노인 : 주당 7잔 이하
※ 하루 2~3잔을 초과하여 음주하는 사람은 비음주자보다 고혈압 발생 위험이 남자는 1.6배, 여자는 1.8배 높고, 5~6잔 이상 음주자는 남자 2.5배, 여자 2.8배 높다.

㉠ 절주를 해야 하는 이유를 명확하게 정한다.
㉡ 1회 적정 음주량을 알고 실천한다.
㉢ 건강음주법을 실천한다.
ⓐ 공복 시에는 음주를 하지 않는다.
ⓑ 가능한 천천히 마신다.

ⓒ 알코올 함량이 높은 술은 희석하여 마신다.

ⓓ 병 채 마시지 말고 작은 잔에 따라 양을 재면서 마신다.

ⓔ 낮은 도수에서 높은 도수 순서로 술을 마신다.

ⓕ 과음하였을 때에는 2~3일은 금주한다.

㉣ 과음을 하게 되는 상황에서 절주할 수 있는 자신만의 방법을 생각한다.

㉤ 술을 마시지 말아야 하는 상황에서는 술을 마시지 않는다.

ⓐ 운전을 해야 할 경우

ⓑ 알코올에 반응하는 약을 복용하고 있을 경우

ⓒ 술로 인한 질병을 앓고 있는 경우

ⓓ 한 번 술을 마시기 시작하면 주체할 수 없는 경우

㉥ 필요한 경우, 전문기관을 방문해 전문가의 도움을 받는다.

④ 금연

㉠ 금연을 해야 하는 이유를 명확하게 정한다.

㉡ 성공할 수 있다는 사실을 잊지 않는다.

㉢ 2주가 넘지 않는 범위에서 금연 시작일을 정하고 담배와 관련된 모든 것을 정리한다.

㉣ 가족, 직장동료, 친구들 앞에서 금연을 선포한다.

㉤ 흡연을 야기하는 상황에서 금연할 수 있는 자신만의 방법을 생각한다.

㉥ 필요한 경우, 금연보조제를 적절하게 사용한다.

㉦ 금연클리닉 등을 방문해 전문가의 도움을 받는다.

⑤ 스트레스 관리

㉠ 내부의 에너지 증가, 긴장을 해소, 자신감을 심어줄 수 있도록 매일 땀이 날 정도로 30분 이상 운동을 한다.

㉡ 흡연 및 음주는 일시적으로 스트레스를 해소시키는 것처럼 보이나 장기적으로 보면 스트레스에 대한 대처능력을 감소시키므로 반드시 금연, 절주를 실천한다.

㉢ 균형 잡힌 영양섭취를 통해 피로도를 줄일 수 있다. 특히 무기질과 비타민이 많은 음식을 섭취하는 것이 필요하다.

㉣ 하루에 7~9시간 정도 충분한 수면을 취하는 것이 피로감이나 긴장감을 줄일 수 있으므로 숙면을 취한다.

ⓜ 긴장을 완화시키는 명상, 심호흡법 등을 실천하고, 마음의 여유를 가질 수 있도록 하는 등 자신만의 스트레스 해소법을 선택하여 실천하는 것도 도움이 된다.

### (4) 행동변화단계 및 사회인지이론을 토대로 한 대사증후군 예방 및 관리 프로그램(예)

**[표 5-6] 교육프로그램 목표**

| 영 역 | 목표 분류 | 목 표 |
|---|---|---|
| 생리적 위험요인 | 대사증후군 유소견자의 생리적 위험 요인 감소 | • 허리둘레를 감소시킨다<br>• 고밀도지단백콜레스테롤 수준을 증가시킨다<br>• 혈중 중성지방 수준을 감소시킨다<br>• 혈압을 감소시킨다<br>• 공복 혈당을 감소시킨다 |
| 식습관 | 프로그램목표 | • 건강한 식습관 실천율을 증가시킨다 |
| | 영향목표 | • 균형잡힌 식습관 실천을 위한 행위변화단계의 바람직한 변화를 유도한다<br>• 섭취량 감소를 위한 행위변화단계의 바람직한 변화를 유도한다<br>• 저지방식이를 위한 행위변화단계의 바람직한 변화를 유도한다<br>• 과일과 채소 섭취량 증가를 위한 행위변화단계의 바람직한 변화를 유도한다 |
| | 학습목표 | • 균형잡힌 식습관 실천 및 저지방 식이, 과일과 채소 섭취량 증가에 대한 자기효능감을 증가시킨다<br>• 건강한 식습관 실천의 혜택/불편한 점에 대한 판단력을 향상시킨다<br>• 건강한 식습관 실천을 방해하는 요인을 파악하고 이를 극복할 수 있는 방안을 마련한다. |
| 운동(신체활동) | 프로그램목표 | • 하루 평균 운동량을 증가시킨다<br>• 체력을 향상시킨다<br>• 근육량을 증가시킨다 |
| | 영향목표 | • 규칙적 운동실천행위 변화단계의 바람직한 변화를 유도한다<br>• 일상생활에서의 신체활동 증진을 위한 행위변화단계의 바람직한 변화를 유도한다 |
| | 학습목표 | • 규칙적 운동실천과 일상생활에서의 신체활동 증진에 대한 자기효능감을 증가시킨다<br>• 규칙적인 운동실천과 일상생활에서의 신체활동 증진에 따른 혜택/불편한 점에 대한 판단력을 향상시킨다<br>• 규칙적 운동실천 등을 방해하는 요인을 파악하고, 고위험상황에서 효과적으로 대처하는 방법을 습득한다 |

| | | |
|---|---|---|
| 금연, 절주, 스트레스 관리 | 프로그램목표 | • 하루 평균 흡연량을 감소시킨다<br>• 과음 경험률을 감소시킨다<br>• 긍정적인 스트레스 관리 실천율을 증가시킨다 |
| | 영향목표 | • 금연 행위변화단계의 바람직한 변화를 유도한다<br>• 절주 행위변화단계의 바람직한 변화를 유도한다<br>• 스트레스 관리를 위한 행위변화단계의 바람직한 변화를 유도한다 |
| | 학습목표 | • 금연, 절주, 스트레스 관리에 대한 자기효능감을 증가시킨다<br>• 금연, 절주, 스트레스 관리의 혜택/불편한 점에 대한 판단력을 향상시킨다<br>• 흡연 및 과음 권유, 스트레스 유발하는 고위험상황에서 효과적으로 대처하는 방법을 습득한다 |

출처 : 노인의 대사증후군 개선을 위한 TLC 교육 프로그램 개발 및 효과성 분석, 2009. 이화여자대학교

**[표 5-7] 건강생활실천 영역별 교육프로그램 내용(예)**

| 영 역 | 이론적 적용 | | 프로그램 내용 |
|---|---|---|---|
| | 변화단계 | SCT | 세부 내용 |
| 식생활 | 계획전<br>→<br>계획단계 | 지식,<br>결과기대 | • 대사증후군의 정의<br>• 대사증후군 유병률<br>• 비만과 대사증후군 발생 관련성<br>• 대사증후군 문제의 심각성<br>• 대사증후군 발생 위험요인 및 개선 가능한 위험요인 제시 |
| | 계획<br>→<br>준비단계 | 결과기대<br>자기효능감<br>모델링 | • 생활습관 변화(건강한 식생활 실천)가 대사증후군 증상 개선에 미치는 영향 : 모범 사례 제시<br>• 대사증후군 증상 개선을 위한 건강한 식생활 실천의 혜택 강조, 불편함에 대한 재평가<br>• 대사증후군 관리와 체중감소, 건강증진을 위해 바람직한 식생활 실천이 필수적임을 강조<br>• 건강한 식생활 실천 장애요인 및 극복방안 제시<br>• 대사증후군의 효과적 관리 및 예방을 위한 식생활 개선권고사항 제시 |
| | 준비<br>→<br>행동단계 | 결과기대<br>자기효능감<br>행동기술<br>목적설정 | • 건강한 식생활 실천 시작일, 목표 설정<br>• 건강일지 기입을 통한 자신의 식생활 점검<br>• 균형식/저지방 식이/저염식 실천지침<br>• 섭취량 제한지침<br>• 대사증후군의 효과적 관리, 예방을 위해 섭취해야 하는 음식, 제한해야 하는 음식 구분<br>• 영양성분표시 확인의 필요성 |

| | | | |
|---|---|---|---|
| | 행동<br>→<br>유지단계 | 결과기대<br>자기효능감<br>행동기술<br>모니터링<br>강화<br>귀인훈련 | • 건강생활실천으로 인한 변화 파악<br>• 바람직하지 않은 식생활 자극 상황 및 고위험상황에서 대처하는 방법<br>• 건강한 외식방법, 건강 조리법 제시<br>• 대사증후군 개선을 위한 건강 식단 제안<br>• 잠깐의 실수에서 돌아오는 방법<br>• 대사증후군 관리를 위한 정기적 건강검진계획수립 |
| 운동, 신체활동 | 계획전<br>→<br>계획단계 | 지식,<br>결과기대 | • 대사증후군의 정의<br>• 대사증후군 유병률 강조<br>• 대사증후군 문제의 심각성<br>• 대사증후군 발생 위험요인 및 개선 가능한 위험요인 제시 |
| | 계획<br>→<br>준비단계 | 결과기대<br>자기효능감<br>모델링 | • 생활습관 변화(규칙적인 신체활동 실천)가 대사증후군 증상 개선에 미치는 영향 : 모범 사례 제시<br>• 대사증후군 증상 개선을 위한 규칙적인 신체활동의 혜택 강조, 불편함에 대한 재평가<br>• 중등도의 신체활동이 대사증후군 증상 개선에 미치는 긍정적인 영향<br>• 규칙적인 신체활동 실천의 장애요인 및 극복방안 제시<br>• 대사증후군 증상 개선을 위한 신체활동 지침 |
| | 준비<br>→<br>행동단계 | 결과기대<br>자기효능감<br>행동기술<br>목적설정 | • 자신의 몸 상태에 맞는 운동 선택하기<br>• 일상생활에서 신체활동을 증진시키는 방법<br>• 걷기가 대사증후군 증상개선에 미치는 영향<br>• 효과적으로 걷기 위한 방법<br>• 가사일과 병행하여 할 수 있는 신체활동 |
| | 행동<br>→<br>유지단계 | 결과기대<br>자기효능감<br>행동기술<br>모니터링<br>강화<br>귀인훈련 | • 건강생활실천으로 인한 변화 파악<br>• 규칙적인 신체활동을 방해하는 고위험상황에서 대처하는 방법<br>• 무리하지 않고 운동해야 하는 상황<br>• 잠깐의 실수에서 돌아오는 방법<br>• 대사증후군 관리를 위한 정기적 건강검진계획수립 |
| 금연, 절주, 스트레스 관리 | 계획전<br>→<br>계획단계 | 지식,<br>결과기대 | • 대사증후군의 정의<br>• 대사증후군 유병률 강조<br>• 대사증후군 문제의 심각성<br>• 대사증후군 발생 위험요인 및 개선 가능한 위험요인 제시<br>• 금연, 절주, 스트레스 관리 준비정도 파악<br>• 효과적 대사증후군 관리를 위한 금연, 절주, 스트레스 관리의 필요성 |

| | | | |
|---|---|---|---|
| | 계획<br>→<br>준비단계 | 결과기대<br>자기효능감<br>모델링 | • 생활습관 변화(금연, 절주, 스트레스 관리)가 대사증후군 증상 개선에 미치는 영향 : 모범 사례 제시<br>• 대사증후군 증상 개선을 위한 금연, 절주, 스트레스 관리의 혜택 강조, 불편함에 대한 재평가<br>• 효과적으로 금연을 준비하는 방법<br>• 금단증상 미리 준비하기<br>• 1회 적정 음주량 |
| | 준비<br>→<br>행동단계 | 결과기대<br>자기효능감<br>행동기술<br>목적설정 | • 금연, 절주, 스트레스 관리 시작일, 목표 설정<br>• 건강일지 기입을 통한 자신의 금연, 절주, 스트레스 관리 정도 파악<br>• 금단증상 대처법, 금연 중의 일상생활<br>• 건강한 음주법, 술을 마시지 말아야 하는 상황<br>• 즐겁게 스트레스 해소하기 |
| | 행동<br>→<br>유지단계 | 결과기대<br>자기효능감<br>행동기술<br>모니터링<br>강화<br>귀인훈련 | • 건강생활실천으로 인한 변화 파악<br>• 흡연, 과음 유혹상황을 효과적으로 극복하는 방법<br>• 흡연, 과음 재발에 대한 예방전략 : 흡연, 과음 대체 행동 제시<br>• 새로운 스트레스 관리 방법<br>• 잠깐의 실수에서 돌아오는 방법<br>• 대사증후군 관리를 위한 정기적 건강검진계획수립 |

출처 : 노인의 대사증후군 개선을 위한 TLC 교육 프로그램 개발 및 효과성 분석, 2009. 이화여자대학교

## 2 건강검진

### 1) 건강검진의 필요성

멀쩡하던 사람이 어느 날 갑자기 무슨 암, 혹은 무슨 질병으로 위독하다는 말, 또는 직장에서 받은 건강검진에서, 혹은 어떤 증상이 있어 병원에서 검사를 받아 보고 만성질환을 발견해 조기에 치료했다는 이야기, 검사 결과를 통해 건강을 확인했다는 이야기 등을 주변에서 접할 때가 많다.

이런 사례에서도 알 수 있듯이 정기적인 건강검진은 모르고 있던 질병을 찾아내어 조기에 치료를 할 수 있도록 함으로써 건강을 보장하고 과도한 의료비의 지출을 막아 줄 수 있다. 또한 자신의 건강상태를 확인함으로써 심리적인 건강 효과까지도 기대할 수 있다. 특히 사업장에 근무하는 근로자들은 직업과 관련하여 질병에 이환될 가능성이 있으므로 이

에 대한 검진도 함께 받는 것이 바람직하다.

건강검진의 목적은 건강하다고 생각하는 사람이 자신이 느끼지 못하는 질병을 조기에 발견하여 조기에 치료하거나 예방하는 것이다. 특히 건강검진 결과 건강 고위험군에 속하는 경우 생활습관 개선을 통해 건강상태를 개선할 수 있도록 하는 것도 중요한 목적 중의 하나이다.

## 2) 건강검진 수진의 원칙

### (1) 어릴 때부터 체계적으로 받아야 한다

건강검진이라고 하면 40~50대의 성인이 받으면 되는 것으로 생각하기 쉽지만, 건강검진이 필요한 사람이나 연령이 따로 정해져 있는 것은 아니다. 건강한 사람이 질병 예방을 목적으로 받는 것인 만큼 연령이나 성별 이전에 누구에게나 필요한 것이 건강검진이기 때문이다. 예를 들어 갓 출생한 아기에게 일반적으로 생각하는 건강검진이 필요한 것은 아니지만, 기초 체위 검사, 선천성 대사 이상이나 간염, 빈혈 등 건강의 기초가 될 수 있는 검진은 건강한 성장을 위해 필수적이다.

이외에도 성장 과정에서 연령이나 가족력, 유전 등과의 관련성 혹은 해당 연령층에서 발생률이 높은 질병과 관련하여 다양한 검사와 건강상담이 필요하다. 세 살 버릇 여든까지 간다는 말이 있듯이 어릴 때부터 건강검진과 바른 건강 생활 습관을 실천하는 것이 평생 건강을 좌우할 수 있다.

### (2) 나이 · 성별 · 건강 위험 요소 등에 따른 항목 선택 필요

건강검진은 연령이나 성별에 따른 필수 검진 항목과 더불어 생활습관에 따른 건강 위험 요소, 가족력 등에 따라 개개인에게 필요한 건강검진 항목을 추가하는 것이 바람직하다. 그리고 보다 정확한 건강진단과 건강관리를 위해서는, 한 순간의 진찰 소견이나 검사 결과보다는 지속적인 경과 관찰과 변화 여부를 보는 것이 필요하므로 한 곳에서 꾸준히 정기적으로 받는 것이 중요하다.

### (3) 건강검진 주기는 연령이나 건강상태, 가족력 등에 따라 결정

건강검진의 주기는 개인의 연령이나 건강상태, 가족력 등에 따라 결정해야 한다. 20대~30대는 건강에 대해 과신하기 쉬운 연령인 동시에 정기 건강검진을 통해 질병의 발생에 미리 대비할 수 있는 시기다. 1년 혹은 2년마다 정기검진을 받는 것이 좋다.

40대~60대는 신체적으로 어떤 증상을 느낄 수 있는 시기지만 바쁜 사회생활 등으로 인해 건강검진을 그냥 넘기기 쉬운 연령층으로, 과로사나 심장병·각종 암·중풍·간 질환·폐 질환 등이 주요 사망원인인 시기이므로 1년, 최소한 2년에 한 번씩 정기 건강검진을 반드시 받아야 한다. 노화로 인해 많은 질병에 노출되기 쉬운 노인이나 질병을 앓고 있는 사람들은 6개월에 한번 혹은 병원에서 권하는 시기에 건강검진을 받도록 한다.

### (4) 건강검진을 받기 전과 후에 반드시 건강상담을 받도록 한다.

건강검진과 더불어, 개개인의 특성에 맞는 건강 생활 습관 처방을 받는 것도 중요하다. 이를 위해 건강검진 전후의 건강상담은 필수 요건이다. 건강검진 전에는 평소의 생활 여건이나 병력, 가족력, 건강상태에 대한 기초적인 상담을 통해 적절한 건강검진 프로그램을 결정한다. 건강검진을 마친 후에는 검진 전 상담과 검사 결과를 토대로 치료의 필요성 여부, 식생활·운동 등의 필요성과 실천 방법, 기타 생활환경 및 습관의 개선 등에 관한 상담을 통해 일상생활에서 건강을 지킬 수 있도록 해야 할 것이다.

### (5) 결과에 대한 과신은 금물

정기적인 건강검진은 건강할 때 건강을 지키기 위해서이다. 그러나 건강검진이 곧 '건강의 보증수표'는 아니라는 사실을 잊어서는 안된다. 건강검진을 통해 모든 질병을 찾아낼 수도 없거니와 검사 결과 정상 판정이 나왔다고 해서 앞으로의 건강까지 보장받는 것은 아니기 때문이다. 검사수치로는 정상범위에 속하지만 질병에 이환될 가능성이 높은 경우도 있고 반대로 검사 상으로는 이상이 있지만 모든 결과로 볼 때 치료가 필요하지 않은 경우도 있다.

또 건강검진 당시에는 지극히 정상이었지만 어떤 원인에 의해 급성 질환이 발생할 수도 있다. 예를 들어, 건강검진 결과는 정상이었는데도 몇 달 후 질병이 발생했다는 사람을 간혹 볼 수 있는데 바로 이러한 경우에 해당되므로 반드시 결과에 대한 상담을 통해 앞으로 어떻게 관리하고 어떻게 검진과 치료를 받아야 할지를 충분히 지도 받도록 한다.

또한 반드시 기억해야 할 것은 질병 발견을 위한 건강검진도 중요하지만 이러한 2차적 예방보다는, 생활습관 자체를 점검하고 개선함으로써 질병 발생을 사전에 예방하는 1차적 예방에 중점을 둔 건강관리가 중요하다는 것이다.

[올바른 건강검진 상식]

- **정기 건강검진이 꼭 필요할까?** 정기 건강검진은 모르고 있던 질병을 찾아내어 조기치료토록 하여 건강을 보장하고 과도한 의료비 지출을 막을 수 있는 방법이다.
- **자신의 건강상태와 생활습관을 점검**하여 심리적 건강효과를 얻는 한편 바른 생활습관에 대한 의식을 환기한다.
- **건강검진이 모든 질병을 다 발견하지는 못한다.** 건강검진은 질병의 이상 유무를 조기에 판단하기 위해 실시하는 것이며 일정한 선택 기준에 의한 검사항목으로 구성되어 있으며, 모든 검사항목이 포함되어 있는 것이 아니다.
- **건강검진의 결과는 현재의 건강상태를 반영한다.**
  - 건강검진의 결과는 현재의 건강상태를 반영할 뿐이지 **건강검진 후 발생할 질병까지 예측하여 검사해 내지는 못한다.**
  - 검진 결과 이상이 없더라도 **검진 후 새로운 신체적 증상이나 징후가 나타나면 즉시 진료**를 받아야 한다.
- **건강검진 결과 이상이 없더라도 나쁜 건강 습관은 빨리 고쳐야 한다.** 건강검진에서 이상이 발견되지 않았다고 나쁜 건강 습관을 고치지 않으면, 당장은 이상이 없지만 앞으로 암을 비롯한 각종 질병이 발생할 위험이 높아진다.
- **건강검진은 어릴 때부터 체계적으로 한다.** 건강검진은 건강한 사람이 질병 예방을 목적으로 받는 것인 만큼 어릴 때부터 체계적으로 필요한 검진을 받아야 평생 건강이 보장된다.

### 3) 건강검진 항목 선택의 기준

건강검진 항목의 선택 기준은, 조기 진단이 가능하고 임상적으로 치료가 가능해야 하며 질병의 조기발견이 삶의 질 향상이나 수명 연장에 도움이 되어야 한다는 것이다. 따라서 종합건강검진에 모든 질병의 검사 항목이 다 포함되는 것이 아님을 우선 명심해야 한다. 건강검진에 포함되는 질환의 범위는 다음과 같다.

(1) 삶의 질과 수명에 현저히 영향을 주는 질병

(2) 어느 정도 일반인에게 많이 발생하는 질병

(3) 증상이 없는 기간에 발견되었을 때 치료하고 관리하면 질병의 증상과 합병증을 현저히 감소시킬 수 있는 질병

(4) 증상이 나타날 때까지 치료가 지연되는 것보다 증상이 없는 시기에 치료하는 것이 훨씬 좋은 치료 결과를 가져오는 질병

(5) 발견된 질병에 대한 치료와 관리를 위한 의료시설과 의료인력 등이 있는 질병

## 4) 건강검진의 종류

### (1) 국가 지원 건강검진

출생의 순간부터 평생 동안 전 국민을 대상으로 정기 건강검진을 국가가 지원하는 것으로, 연령별, 성별로 기본적이고 필수적이며, 질병 이환율이 높은 만성 질환을 중심으로 구성되어 있다.

① 영유아 건강검진

㉠ 질병 예방 중심으로 성장과 발달에 있어 중요한 시기에 필수적인 검사와 보호자에게 건강교육을 실시하는 검진을 말하며, 6세 미만의 영유아에게 실시한다.

㉡ 생후 4개월부터 71개월까지의 영유아를 대상(4, 9, 18, 30, 42, 54, 66개월)으로 실시한다.

㉢ 전체 대상자에 대한 문진 및 진찰, 신체계측, 건강교육, 발달선별검사 및 상담, 18개월부터 65개월까지 구강문진 및 진찰, 구강보건교육 등을 실시한다.

㉣ 비용부담

ⓐ 건강보험가입자 : 공단 전액 부담

ⓑ 의료급여수급권자 : 국가 및 지자체에서 부담

② 학생건강검진

㉠ 초등학교 1, 4학년, 중 1, 고 1을 대상으로 실시하는 건강검진이다.

㉡ 근골격 및 척추, 시력, 눈병, 청력, 귓병, 코, 목, 피부, 구강검사, 기관능력, 소변검사, 혈액형 검사, 혈압 검사를 실시한다.

③ 일반건강검진

㉠ 고혈압, 당뇨병 등 심뇌혈관질환을 조기에 발견 치료하고 지속적인 생활습관의 개선을 통해 건강한 삶을 영위하기 위하여 실시하는 검진을 말한다. 직장가입자, 지역세대주, 만 40세 이상의 직장피부양자와 세대원인 지역가입자, 의료급여수급권자(만 19~64세 세대주, 만 40세~64세 세대원)를 대상으로 한다. 비용은 건강보험가입자는 건강보험공단에서, 의료급여 수급자는 국가 및 지자체가 부담한다.

㉡ 매 2년마다 1회 실시하며, 비사무직은 매년 실시한다.

㉢ 기초검사 및 신체계측(진찰, 상담, 신장, 체중, 허리둘레, 체질량지수, 시력, 청력, 혈압측정), 총콜레스테롤, HDL콜레스테롤, LDL콜레스테롤, 트리글리세라이드, AST(SGOT), ALT(SGPT), 감마지티피, 공복혈당, 요단백, 혈청 크레아티닌, 혈색소, 신사구체여과율(e-GFR), 흉부방사선촬영, 구강검진, 치매선별검사(만 70세, 74세)

㉣ 1차 검진 결과 질환 의심자에게 2차 검진을 실시한다.
2차 검진 : 건강검진 진찰 및 상담, 고혈압 의심자(혈압측정), 당뇨병 의심자(공복혈당 측정) 등

④ 암검진

㉠ 우리나라에서 발생률이 높고, 비교적 간단한 방법으로 조기에 발견하여 치료할 수 있는 5대 암(위암, 간암, 대장암, 유방암, 자궁경부암)을 대상으로 하며, 암검진 사업실시기준 검진주기에 해당하는 자에게 실시한다.

㉡ 비용부담

ⓐ 공단 90%, 수검자 10% 부담(단, 자궁경부암은 전액 공단 부담)

ⓑ 생애전환기건강진단 대상자, 국가암검진사업 대상자, 의료급여수급권자는 수검자 부담 없음

㉢ **위암** : 만 40세 이상 성인 대상 2년 간격으로 위내시경 혹은 위장조영 촬영

㉣ **간암** : 만 40세 이상 성인 중 고위험군 대상 6개월 간격으로 간초음파 및 혈청알파태아단백검사

㉤ **대장암** : 만 50세 이상 성인 중 1년마다 분변잠혈검사 이상 소견시 대장내시경 혹은 대장조영촬영

㉥ **유방암** : 만 40세 이상 여성 대상 2년 간격으로 유방 촬영

㉦ **자궁암** : 만 20세 이상 여성 대상 2년 간격 자궁경부세포 검사

⑤ 생애전환기 건강진단

㉠ 생애전환기(생애주기 중 중년기, 노년기)에 해당하는 전국민을 대상으로 성별, 연령별 특성을 고려한 맞춤형 건강검진으로, 개인별 건강위험평가와 적극적인 생활습관평가, 처방까지 포괄하는 사전예방적 건강검진을 말한다. 일반건강검진 대상자 중 생애전환기에 해당하는 만 40세, 만 66세의 건강보험가입자와 의료급여수급권자에 대해 실시한다.

㉡ 1차 검진 검사항목 : 일반건강검진 항목 외에 만 40세 치면세균막, 간염검사, 만 66세 골밀도, 노인신체기능검사 추가

㉢ 2차 건강검진은 1차 검진 결과와 관계없이 1차 수검자 전체가 2차 건강검진을 받을 수 있다.

ⓐ 1차 건강검진 결과 및 HRA 상담

ⓑ 생활습관검사 – 생활습관 평가 및 처방 도구

- 흡연 : 현재 흡연자
- 음주 : 위험 음주 해당자(적정 음주가 아닌 사람)
- 운동 : 신체 활동량이 부족한 자
- 영양 : 저체중, 비만 또는 복부비만, 빈혈, 위험음주, 운동부족, 이상지질혈증, 고혈압, 66세 이상이면서 일상기능 저하
- 비만 : 비만, 복부비만

* 비흡연자, 비음주자는 평가(흡연, 음주) 비대상임

ⓒ 정신건강검사 – 우울증 검사 대상자, 인지기능장애 선별검사 대상자(문진 항목

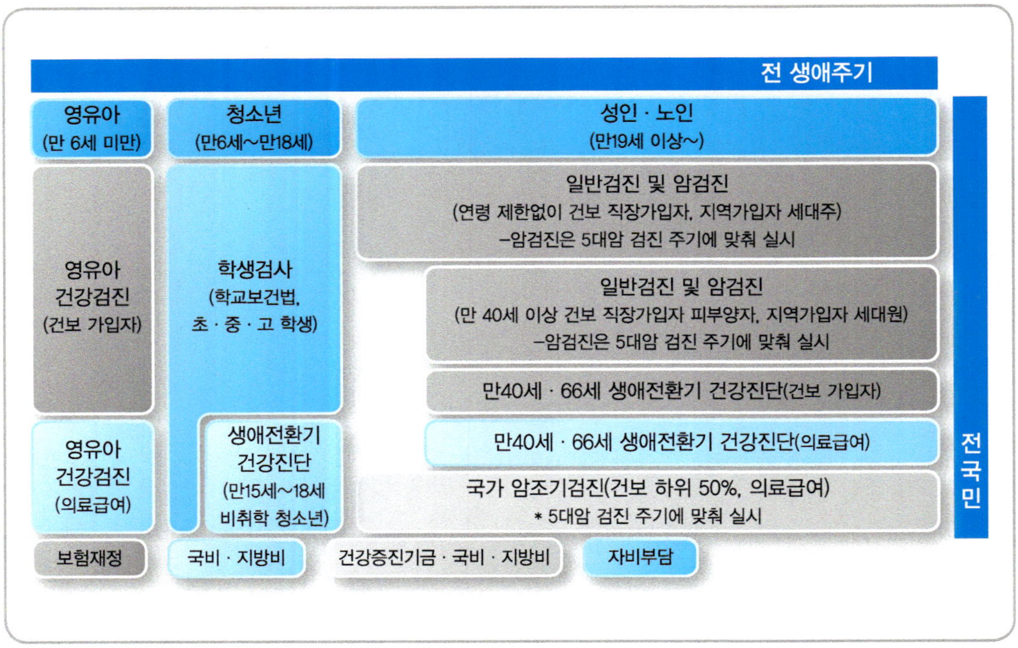


**[그림 5-23]** 국가건강검진 실시 체계

중 관련 문항을 충족하는 경우)

ⓓ 고혈압, 당뇨병 2차 확진검사

㉣ **비용부담**

ⓐ 건강보험가입자 : 공단 전액 부담

ⓑ 의료급여수급권자 : 국가 및 지자체에서 부담

### ⑥ 국가건강검진 항목의 선정 원칙

㉠ **국가건강검진위원회 건강검진 원칙**(2011년)

ⓐ 중요한 건강문제일 것

ⓑ 조기에 발견하여 치료가 가능한 질병일 것

ⓒ 질병을 조기에 진단할 수 있는 정확한 선별검사방법 및 검사 주기가 존재할 것

ⓓ 조기발견에 따른 근거 있는 치료 및 관리방법이 있고 이용 가능할 것

ⓔ 검진방법이 수용성이 있을 것

ⓕ 국민이 쉽게 받아들일 수 있는 방법일 것

ⓖ 인프라가 구축되어 있을 것(검진기관 수, 시설, 장비, 인력 등)

ⓗ 검진으로 인한 이득이 손해보다 클 것

ⓘ 비용대비 효과가 있을 것

㉡ **WHO 원칙**(1968년)

ⓐ 중요한 건강문제를 다룰 것

ⓑ 질병의 자연사가 잘 알려진 것을 다룰 것

ⓒ 조기에 발견이 가능한 질병일 것

ⓓ 조기에 발견하여 치료가 가능한 질병일 것

ⓔ 적절한 진단방법이 있을 것

ⓕ 용이한 진단방법이 있을 것

ⓖ 이상소견 발견 시, 추가조치(치료 등) 할 수 있는 장비가 있을 것

ⓗ 점진적으로 발병하기 때문에 정기적인 검사로 발견이 가능할 것

ⓘ 검진으로 인한 득이 해보다 클 것

ⓙ 비용 대비 효과가 증명될 것

### (2) 개인별 맞춤형 건강검진

국가 건강검진 외에 개인의 유전적 소인, 생활환경, 신체 상태에 따라 적정한 검진을 선별해서 받을 수 있다. 예를 들어 유방암 가족력과 관련 유전자 변이가 있는 여성의 경우 25세부터 매년 유방암 검진을 실시하며, 대장암 관련 유전자 변이가 있거나 가족성 용종증이 있는 경우는 매년 대장내시경 검진을 실시하는 것이 바람직하다.

## 5) 주요 건강검진 항목

(1) **생활습관 조사** : 흡연, 음주, 영양, 운동, 스트레스 정도, 질병력, 가족력 등 기초 생활습관 조사

(2) **기초적 신체검사** : 체온, 혈압, 맥박수, 호흡수, 시력, 청력, 체중 및 신장, 비만도 등 측정

(3) **대, 소변 검사** : 소변(당뇨병, 신장, 요관련 질환, 임신반응 검사 등), 대변(소화관 염증 및 궤양, 기생충 검사 등)

(4) **일반 혈액검사** : 혈액질환(빈혈, 백혈병, 영양장애 등), 간기능, 심혈관계 질환, 근육, 고지혈증, 당뇨, 신장기능, 통풍, 간염, 류마티스 관절염, AIDS, 성병, 갑상선, 풍진, 알러지, 골다공증 등

(5) **암표지자 검사**(혈액) : 간암, 대장암, 소화기암, 폐암, 췌장암, 혈액암, 전립선암, 난소암, 자궁내막암 등 각종 암

(6) **생리기능 검사** : 심장(심전도), 호흡기, 안저·안압 검사 등

(7) **내시경검사**(위, 대장) : 소화기계 질환

(8) **방사선(X-선) 검사**

① **흉부 X선** : 폐결핵, 기관지 늑막질환

② **위장조영촬영** : 식도, 위, 십이지장 등 위장질환

③ **유방 X선** : 유방암, 석회화

④ **대장조영촬영** : 대장암, 폴립, 대장질환

⑤ CT **촬영** : 뇌, 흉부, 경추, 요추, 복부 등의 질환

⑥ **골밀도** : 요추부 및 대퇴부의 골다공증

⑦ **초음파** : 상복부, 하복부, 유방, 갑상선, 질, 전립선, 경동맥, 심장 등

⑧ MRI : 뇌 MRI 및 MRA, 경부혈관 MRA, 경추, 요천추, 근골격계, 견관절 조영 등

⑨ 자궁경부암검사 : 세포진, HPV(인유두종바이러스), 액상자궁경부세포 검사 등
⑩ 호르몬 검사 : 성 호르몬 및 성장 호르몬

(9) 구강검진

# 제6절 감염질환 관리 프로그램

## 1 감염병의 발생과정 및 현황

### 1) 감염병의 개념

감염병(infectious diseases)은 감수성 있는 숙주에 병원성 미생물이 감염되어 발생하는 질병이다. 예를 들면, 아프리카의 AIDS, 영국의 광우병, 중국의 SARS나 조류인플루엔자, 중동의 MERS 등을 들 수 있다.

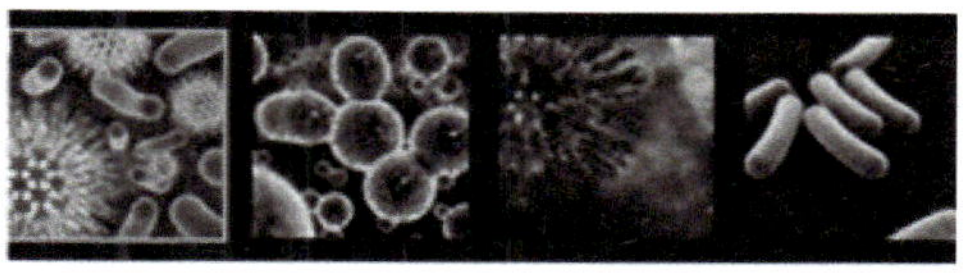

### 2) 감염병 발생의 조건

감염원, 감염경로, 숙주의 감수성으로 인해 감염병이 발생된다.

(1) 감염원 : 감수성 있는 숙주에게 병원체를 전염시킬 수 있는 근원이 되는 환자, 보균자, 전염동물, 토양 등을 말한다.
(2) 감염경로(환경적 인자) : 감염원에서 감수성이 있는 숙주집단으로 병원체가 운반될 수 있는 과정으로 접촉감염, 공기전파, 동물에 의한 전파, 개달물에 의한 전파가 있다.
(3) 숙주의 감수성 : 침입한 병원체에 대하여 감염이나 발병을 저지할 수 없는 상태로 감수성이 높을 경우 유행이 만연하게 된다.

### 3) 감염병의 생성 과정

감염병이 유행하려면 병원체, 환경 및 숙주가 상호작용해야 한다. 병원체 → 병원소 →

병원소로부터 병원체의 탈출 → 전파 → 새로운 숙주에 침입 → 숙주의 감수성의 6개 요소가 연쇄적으로 작용하며, 이 6개 요소 중 어느 한 요소만 차단되어도 감염병은 발생하지 않는다.

### 4) 우리나라 감염병 현황[1)]

(1) 지난 10년간 국내 발생 감염병은 대부분 퇴치되거나 감소하는 추세이다. 디프테리아, 폴리오, 발진티푸스 등은 최근 10년간 보고되지 않고, 콜레라, 홍역 등은 퇴치수준(인구 1백만명 당 환자 1명 미만)으로 관리되고 있다.

(2) 전통적 감염병인 수인성 식품매개 감염병(이질, 장티푸스 등), 인수공통 감염병(브루셀라증, 탄저 등), 곤충매개 감염병(발진티푸스, 신증후군출혈열 등)은 대부분 통제가 가능한 상태이다.

(3) 결핵 등 일부 감염병은 국내 유행이 지속되고 있으며, 기후변화와 세계화 등으로 인한 신종 감염병이 국내로 유입, 발생되고 있다.
   ① OECD 가입국 중 결핵 발생 및 사망률 1위, 수두와 A형간염 환자 지속 발생
   ② 2011년 결핵 신 환자 39,557명(사망자 2,364명), 2012년 수두환자 27,176명, A형간염 환자 1,191명
   ③ 우리나라에서 발생하지 않던 열대열 말라리아, 뎅기열의 해외 유입 증가, 유비저('11), 웨스트나일열('12) 등 출현

## 2 감염병의 예방과 관리 정책

### 1) 감염병 예방원칙

감염병을 예방하는 방법은 다음과 같다.

(1) **병원소 제거** : 가축일 경우 예방접종을 하거나 감염된 가축은 도살한다. 사람일 경우 감염균이 존재하는 장기를 제거하거나 환자를 격리하고, 치료로 감염력을 약화시킨다.

---

1) 보건복지부, 질병관리본부. (2013). 감염병의 예방 및 관리에 관한 기본계획(2013~2017)의 내용을 요약하였음

⑵ **전염경로의 차단** : 검역과 격리를 강화하고 환경위생을 개선한다(상수도 및 우유의 소독, 음식물 유통관리, 매개충 관리 등).

⑶ **숙주의 면역증강** : 예방접종을 통해 면역력을 향상시키고 영양관리, 적절한 운동과 휴식 등을 통한 저항력을 향상시킨다.

## 2) 정책 환경

### (1) 새로운 감염가능성 증대

신종 바이러스 출현, 생물테러 위협 증가 등으로 인해 공중보건 위기 가능성은 지속되고 있다. 그러나 위기상황에 적정하게 대응할 수 있는 위기대응 역량 및 인프라가 미흡하고, 관련 기술개발에 대한 투자도 부족한 시점이다. 또한 국제교류 증가로 해외 발생 감염병의 국내 유입 가능성이 증가하고 있으나 해외질병 발생 정보 공유 등 국제사회와의 유기적 협력체계가 미비하다. 기존 지역사회 감염과 전파양상이 다른 의료관련 감염병이 이슈화되고 있다.

### (2) 사회적 영향력 등 외부효과 증가

생활양식 및 환경 변화로 인한 감염병 발생 규모가 확대되었다. 따라서 감영병 유행 시 공중보건위기로 확대될 가능성이 증대되었으나 초동단계에서의 조사 및 진단 역량은 미흡한 실정이다. 인구고령화로 인해 감염 관련 취약계층이 증가하였으나 예방접종률 차이로 저소득층의 면역 취약 가능성 또한 제기되고 있다. 존의 환자중심 관리방식은 많은 한계를 지니고 있으므로 예방관리를 위한 자원의 확보, 전문화된 대응 시스템 구축, 정확한 정보전달을 위한 커뮤니케이션 시스템을 개선할 필요가 있다.

## 3) 감염병의 예방과 관리 정책

### (1) 감염병의 예방 및 관리에 관한 법률

우리나라는 1910년 감염병예방법이 제정되었으며 2010년 감염병예방법과 기생충질환예방법이 통합되어 감염병의 예방 및 관리에 관한 법률이 시행되었다. 감염병의 예방 및 관리에 관한 법률 제7조에 근거하여 5년마다 기본계획(제1차 기본계획 : 2013년~2017년)을 수립함으로써 국가차원의 종합적이고 체계적인 감염병 예방과 관리를 진행하고자 노력하

**[표 5-6] 우리나라 법정 감염병의 분류기준**

| 구분 | 특 성 |
|---|---|
| 제1군(6종) | 마시는 물 또는 식품을 매개로 발생하고 집단 발생의 우려가 커서 발생 또는 유행 즉시 방역대책을 수립하여야 하는 감염병 |
| 제2군(12종) | 예방접종을 통하여 예방 및 관리가 가능하여 국가예방접종사업의 대상이 되는 감염병 |
| 제3군(19종) | 간헐적으로 유행할 가능성이 있어 계속 그 발생을 감시하고 방역대책의 수립이 필요한 감염병 |
| 제4군(20종) | 국내에서 새롭게 발생하였거나 발생할 우려가 있는 감염병 또는 국내유입이 우려되는 해외 유행 감염병 |
| 제5군(6종) | 기생충에 감염되어 발생하는 감염병으로서 정기적인 조사를 통한 감시가 필요하여 보건복지부령으로 정하는 감염병 |
| 기타 | 지정감염병, WHO 감시대상 감염병, 생물테러감염병, 성매개감염병, 인수공통감염병, 의료관련감염병 |

고 있다. 기본계획의 주요 범위는 감염병 예방·관리 기본목표 및 추진방향, 주요 감염병 예방·관리에 관한 사업 계획 및 추진방법, 전문인력 양성 및 감염병 위기대응 역량 강화 방안, 감염병 통계 및 정보 관리 방안, 그밖에 감염병 예방 및 관리에 필요한 사항이다.

### (2) 감염병의 예방 및 관리에 관한 정책

우리나라 감염병 예방과 관리 정책의 추진방향은 다음과 같다.

① **초동대응능력 제고** : 시도 감염병 관리본부 시범운영 및 확산, 중앙 감염병 대응 상황실 운영

② **예방접종 지원 확대** : 추가접종을 포함한 완전접종률 퇴치 수준으로 향상(95%), 국가정기예방접종 완전무료 실시

③ **공중보건위기 대비·대응 역량 강화** : 국가지정 입원치료병상 설치 병원수 확대(16 → 25개), 백신 등 필요물자 전 국민 대비용 비축

④ **환자 안전 증진과 의료관련 감염 관리 선진화** : 특정시설감시 참여의료기관 확대(200병상 이상), 감염관리 표준지침 확대(5개 → 25개)

⑤ **감염병 별 맞춤형 대응과 리스크 커뮤니케이션** : 감염병 관리방식 개선(유행관리 → 퇴치관리), 평상 시 리스크커뮤니케이션 역량확보에 기반한 위기시 대응

⑥ **국제협력 추진** : 주요국 연구기관과 정기 인력교류, 대북 관리사업 지원

⑦ 질병관리에 기반한 바이오산업 육성과 창조경제에 기여 : 질병관리와 연계한 바이오산업 육성

## 3 감염병 예방과 관리 프로그램

감염성 질환을 예방하고 관리하기 위한 보건교육은 다음의 원칙에 따른다.

(1) 행동변화 및 리스크 커뮤니케이션 이론에 근거한 행동 결정요인 파악

(2) 대상자의 요구에 맞는 행동중심의 교육목표 개발

(3) 생활기술 습득에 초점을 둔 교육목표와 내용개발

(4) 포괄적 보건사업 내에서의 보건교육

### 1) 이론에 근거한 행동 결정요인 파악

건강행동이론 중 건강신념모형과 같은 설명이론은 사람들이 어떠한 상황에서 감염질환의 예방행동 또는 관리행동을 실천하게 되는지를 설명한다. 또한 사회인지이론과 같은 설명이론은 어떠한 조건에서 예방 또는 관리행동이 실천되는지를 설명한다. 따라서 건강행동이론을 적용한 보건교육 프로그램을 개발하여 실시하는 것이 중요하다.

**[표 5-7] 감염질환의 예방과 관리 프로그램 개발을 위한 건강행동이론의 적용 사례**

| 이 론 | 구성 요소 | 설 명 |
|---|---|---|
| 건강신념모형 | 지각된 감수성 | 메르스에 걸릴 가능성에 대한 인식 |
| | 지각된 심각성 | 메르스에 걸렸을 때 결과의 심각성에 대한 인식 |
| | 지각된 유익성 | 예방행동의 유익성에 대한 인식 |
| | 지각된 장애요인 | 예방행동실천의 장애요인에 대한 인식 |
| 사회인지이론 | 결과기대 | 예방행동실천의 긍정적 결과 |
| | 자기효능감 | 예방행동실천을 잘 할 수 있다는 개인적 확신 |
| | 행동기술 | 예방행동실천기술 |
| | 강화 | 예방행동을 실천했을 때 얻게 된 보상 |
| | 관찰학습 | 예방행동실천의 모범사례를 통한 간접강화 |

**비 전**

감염 질환 퇴치로 국민의 안전과 건강 보호

**목 표**

▶ 감염병의 퇴치와 유행 억제
▶ 해외 발생 감염병의 국내 유입 억제
▶ 신종감염병 대응 역량 강화로 국내 피해 최소화

**추진전략**

**감염병별 맞춤형 대응**

| 감염병 | 내용 | 감염병 | 내용 |
| --- | --- | --- | --- |
| 수인성 · 식품매개 및 접촉전파 감염병 | • 전통적 수인성 감염원 통제를 기반으로 새로운 유행 발생 방지 | 호흡기 감염병 | • 항생제로 통제 가능한 감염병의 유행 발생 억제 |
| 예방접종 대상 감염병 | • 예방접종 지원 확대<br>• 백신 디바이드 현상 해소 | 신종 감염병 및 공중보건 위기 | • 신종감염병 공중보건 위기 대비 선제적 자원확보 및 대응체계 확립 |
| 결 핵 | • 감염 및 발병예방사업, 모니터링, 관리체계 개선으로 결핵발생률 반감 | 생물테러 감염병 | • 조기인지, 초기 대응능력 향상 및 필수물자 비축으로 인명피해 최소화 |
| 인수공통 감염병 | • 가축감염병 통제를 통한 사람 전파차단<br>• 인의-수의 유기적 관계 구축 | 기생충 감염병 | • 신속한 진단 및 보고체계를 통한 효율적인 국가 감시 및 유행 관리 |
| 매개체 전파 감염병 | • 인간과 공존하는 매개곤충 관리<br>• 기후변화 선제적 대처 | 의료관련 감염병 | • 의료관련 감염 감시 · 평가 등 관리강화 및 예방활동 재정 지원 · 홍보를 통한 감염 감소 |
| 성매개 감염병 | • 신규감염 및 조기사망 예방<br>• 감염인 권리 보장 | 해외유입 감염병 | • 검역체계를 통한 해외 감염병의 조기 발견 및 유입 차단 |

**감염병 대응 인프라 강화**

감시체계 정비 | 역학조사 체계 정비 | 실험실 감시체계 개편 | 환자관리체계 강화

① 다변화 감염병에 신속 대응을 위한 감시 강화
② 미래 환경 대비 선제적 역학조사 및 역량 강화
③ 시 · 도 감염병 관리본부 설치
④ 감염병 대응을 위한 국가 전략적 예방 · 관리 연구 강화
⑤ 국제기구와의 유기적 협력체계 구축 등 국제협력 강화
⑥ 감염병 병원체 국가안전관리 운영 강화
⑦ 병원체 연구자원의 인프라 구축
⑧ 검역 체계 선진화

**대내외 역량 강화 및 협력**

① 감염병 예방관리 대북사업 지원
② 국제기구와의 유기적 협력체계 구축 등 국제협력 강화
③ 감염병 예방 관리를 위한 대국민 캠페인
④ 질병관리본부 전문 인력 정규직 충원

**[그림 5-24]** 감염병의 예방 및 관리에 관한 기본계획의 비전과 목표, 주요과제

출처 : 보건복지부, 질병관리본부. (2013). 감염병의 예방 및 관리에 관한 기본계획[2013~2017]

### 2) 행동중심의 교육목표 개발

보건교육 프로그램의 목적은 대상자의 특성을 고려해 설정한다.

**[표 5-8] 대상자 범주에 따른 보건교육의 목적**

| 대상자 범주 | 교육의 목적 |
|---|---|
| 건강한 자 | 감염예방 |
| 환자 | 타인에게 전파 예방 및 회복 |
| 환자를 돌보는 자 | 자신 및 다른 가족구성원 보호 |

또한 보건교육의 프로그램의 목표는 구체적으로, 측정가능한 형태로 설정한다.

**[표 5-9] 감염예방을 위한 구체적 보건교육 목표**

| | |
|---|---|
| 기침/재채기를 하는 사람과 거리를 둔다. | • 기침/재채기를 하는 사람과는 2m 이상 거리를 둔다.<br>• 악수 등 신체접촉을 삼가한다.<br>• 사람이 모이는 장소에 머무는 시간을 줄인다. |
| 아플 때는 집에 머무른다. | • 집에서 학습 또는 근무한다.<br>• 가능하면 의료진 상담 시 전화를 이용한다.<br>• 사소한 일상업무는 주변인에게 부탁한다 |
| 기침과 재채기 시 입을 가린다. | • 일회용 휴지를 사용해서 입을 가린다.<br>• 사용한 휴지는 바로 휴지통에 버린다.<br>• 기침과 재채기 후 바로 손을 씻는다.<br>• 휴지가 없을 시 옷소매로 가림으로써 분비물이 공기 중에 노출되는 것을 막는다. |
| 손을 비누와 물로 씻는다. | • 손을 자주 씻는다.<br>• 외출 후 또는 물건을 만진 후에는 손을 씻는다<br>• 손을 얼굴에 대지 않는다. |

### 3) 생활기술 습득을 위한 교육 프로그램 개발

생활기술(life skills)은 매일의 일상생활에서 오는 요구들을 효과적으로 다룰 수 있는 적응적, 긍정적 행동능력을 의미한다. 보건교육은 건강 지식 뿐 아니라 태도의 개선이 필요하고, 예방 및 관리행동 실천을 촉진시키기 위해서는 생활기술 발달의 교육 프로그램이 필요하다.

**[표 5-10] 생활기술 중심 감염질환 예방 프로그램 사례**

| 의사소통과 대인관계기술 | 의사결정과 비판적 사고기술 | 대처와 자기관리기술 |
|---|---|---|
| • 예방행동실천의 이유에 대하여 주위 사람들에게 정보 전달하기<br>• 타인에게 예방행동실천을 요청하기<br>• 주변인이 예방행동실천을 하지 못하는 이유를 듣고 이해하기<br>• 감염질환 예방과 관리에 관한 정책을 시행토록 학교고위관계자들 설득하기<br>• 주변인의 불건강 행동 압력에 저항하기<br>• 예방행동을 실천 하려는 타인에게 도움주기 | • 감염질환의 심각성에 대한 정보 모으기<br>• 예방행동실천의 장점과 단점에 대하여 비교 분석하기<br>• 예방행동을 잘 실천하는 사람들의 실천이유 파악하기<br>• 예방행동의 실천 결정하기<br>• 전문적 도움을 받을 곳 찾기<br>• 예방행동과 관련된 유언비어에 대해 비판적으로 생각해보기<br>• 예방행동을 잘 실천할 수 있는 나만의 전략적용하기 | • 검사 받기<br>• 운동, 명상 시간관리를 통하여 스트레스 해소하기<br>• 예방행동실천을 지지해 줄 수 있는 사람과 친구되기 |

## 4) 포괄적 보건사업 내에서의 보건교육

보건교육의 효과성을 극대화하기 위해서는 같은 목표의 보건정책, 서비스, 환경조성 등의 요소가 복합적으로 구성된 포괄적 보건사업의 수행이 요청된다.

**[표 5-11] 신종 인플루엔자 학교관리를 위한 포괄적 학교보건 프로그램 사례**

| 학교보건 영역 | 프로그램 내용 |
|---|---|
| 1. 학교보건정책 | • 신종 인플루엔자 비상대책반 구성<br>• 학교자체 기본대응계획 마련<br>• 환자발생확인 및 환자 등교정지 정책<br>• 임시휴업 및 휴교정책<br>• 출결처리, 정기고사 관리 및 수업결손 최소화 조치 등 |
| 2. 학교보건교육 | • 개인위생교육(건강인, 환자, 환자를 돌보는 자 대상)<br>• 예방접종 전후 보건교육 |
| 3. 건강한 환경조성 | • 학교 내 개인위생관련 시설 구축(개수대, 1회용 마스크 구비 등)<br>• 교실환기, 교실 등 소독<br>• 교내 환자격리 공간 마련 |

| | |
|---|---|
| 4. 보건서비스 | • 일일 발열감시 시행<br>• 의심증상 발현 시 즉시 병원진료 의뢰<br>• 고 의험군 및 해외 여행한 학생 등 관리<br>• 예방접종 실시및 예방접종 이상반응 모니터링 |
| 5. 가족 및 지역사회 연계 | • 가정통신문 발송<br>• 관할교육청, 보건소, 의료기관과의 연락체계 구축<br>• 등교 정지 시 가정에서 취해야 할 요령 제공<br>• 예방접종 전후에 대한 보호자 보건교육 |
| 6. 교직원 건강증진 | • 교직원 개인위생교육 • 예방접종 • 교직원 복무관리 |

출처 : 교육과학기술부, 보건복지부, 질병관리본부. (2010). 신종 인플루엔자 대비 · 대응 교육기관 관리 매뉴얼

# 제7절 안전환경 관리 프로그램

## 1 손상과 안전의 개념

### 1) 손상의 개념

손상(Injury)은 질병 이외의 외적 요인에 의해 다치는 것 즉, '의도적 혹은 비의도적 사고의 결과로서 발생하는 신체나 정신에 미치는 건강상의 해로운 결과'로 규정하고 있으며, 다양한 중재전략을 수행하여 충분히 예방가능하다.

손상은 고위험군(high-risk group)이 있으며 인간(host)과 유발요인(agent) 혹은 매개체(vector), 위험 환경(environment) 요인들이 서로 복합적으로 관련되어 있어 이를 적절히 통제한다면, 충분히 예방 가능한 건강문제이다(조준필, 2000). 그러나 일반적으로는 사고(accident)가 손상(injury)이라는 용어로 혼용되어 사용되기도 하는데, 사고(accident)란 불안전한 상황의 결과로서 손상이 발생하거나 발생할 수 있는 사건을 의미한다. 보건전문가들은 '사고'란 용어의 광범위한 사용이 의미상의 혼란을 야기했을 뿐만 아니라 손상을 감소시키기 위한 노력을 저해해 왔다고 언급하고 있다. 손상을 유발하는 사건들은 무작위로 발생하는 것이 아니라, 이미 알려져 있는 위험요소들을 가지고 있으며 이러한 사건들에는 사람, 도구·장비, 물리적 사회적 환경들 간의 상호작용들이 반영되어 있다.

손상은 크게 손상발생행위의 의도 또는 손상기전에 따라 구분된다.

손상발생행위의 의도에 따라서는 비의도적 손상(unintentional injury)과 의도적 손상(intentional injury), 의도미확인 손상(undetermined injury)으로 구분된다. 비의도적 손상에는 교통사고, 낙상, 충돌, 화상 이외에도 교통수단과 관련이 되어 있거나, 집, 직장, 공공장소 등 일상 생활환경에서 발생되는 손상이 포함되며, 의도적 손상에는 자살(자해), 타살(가해), 학대, 테러나 전쟁 등과 관련된 손상이 포함된다. 손상기전에 따른 일반적인 분류는 국제표준질병분류기준(International Classification of Diseases version 10:ICD-10)을 활용하고 있으며 손상에 대한 전문 분류기준으로는 국제손상분류기준(International Classification of External Cause of Injury:ICECI)을 적용하고 있다.

## 2) 손상의 사회경제적 부담

현대 사회는 산업화 및 도시문명의 발달로 인한 사망률의 하락, 평균수명의 증가 등으로 인해 질병구조가 변화하고 있다. 과거와는 달리 최근에는 비전염성·만성퇴행성 질환과 함께 운수사고나 자살, 중독 등에 기인하는 손상(injury)이 증가하고 있다.

손상은 심뇌혈관질환, 암, 그 외의 질병으로 인해 생애주기에서 일을 할 수 있는 기간을 단축시키는 것 보다 더 많은 기간 동안 일을 할 수 없게 하는 등 노동력 상실과 함께 사망뿐만 아니라 사망까지 이르지는 않지만 손상으로 인한 후유장애, 입원, 의료기관 이용에 이르기까지 매우 큰 영향을 미친다.

손상은 의료비와 노동력 상실, 가족들의 부담 등 인적·물적 피해 등을 유발하여 막대한 사회 경제적 비용 발생을 초래하고, 이는 결국 세금이나 보험료 등의 형태로 국민 개개인이 부담해야 하기 때문에, 손상의 예방과 안전의 확보는 사회경제적으로 매우 중요하다.

손상으로 인해 발생하는 사회경제적 비용은 안전정책(사업)을 수행함에 있어 사망률, 발생률 등 손상지표와 함께 정책 결정의 유용한 근거자료로 활용될 수 있다. 관련 연구결과에 따르면 2012년 우리나라 20대 대분류 질병군 중 사회경제적 비용이 가장 큰 질병군은 손상 및 중독 등으로 전체 비용의 16.2%(19조 5,401억 원)에 해당되었다. 자살은 대표적인 손상 및 중독에 해당되며, 손상 및 중독 등에 따른 사회경제적 총비용의 33.2%를 차지하고 있음을 알 수 있다.

'손상'을 유발하는 요인에는 사고 이외에도 자해, 폭력, 자연재해, 재난, 전쟁 등 많은 원인들이 존재하고 있다. 사고는 손상을 유발하는 여러 요인 중의 하나에 불과하며(WHO, 1989), 주로 비의도적 손상(교통사고, 추락, 재난재해 등)의 범위로 이해되고 있기 때문에 최근 그 규모와 심각성이 대두되고 있는 자살, 폭력과 같은 의도적 손상에 대한 의미를 내포하지 못하는 등의 문제가 발생할 수 있다. 따라서 손상예방을 위해서는 사고, 손상 등의 개념에 대한 포괄적인 이해가 전제되어야 한다.

### 3) 손상예방전략

사고나 손상의 원인분석에 있어 어떠한 사고나 손상의 경우이든 단일 원인은 거의 없으며 일반적으로 여러 원인이 복합적으로 작용한다. 1970년대 초 Haddon은 손상의 원인분석에 대한 두 차원의 접근방법을 제시하였는데, 손상의 역학적 세 인자인 인적요소(host)와 매개체(agent), 환경(물리적 환경, 사회적 환경)을 시간적 흐름에 따라 사고 전 단계(pre-event phase), 사고 단계(event phase), 사고 후 단계(post-event phase)로 나누어 손상을 분석하였다. 사고 전 단계에서는 사고로 인하여 손상이 발생될 것인지를 결정하는 모든 결정요소가 포함되며, 사고 단계에서는 사고로 인한 손상의 정도를 결정하

**[표 5-12] Haddon's matrix : 교통사고 원인분석**

| 시간 | 사람 (host) | 매개체 · 원인 (agent) | 물리적 환경 (Physical environment) | 사회적 환경 (social environment) |
|---|---|---|---|---|
| 사고전 | • 어린이 특성 (충동 · 판단력부족)<br>• 알코올 섭취 · 약물중독<br>• 시력 혹은 청력약화<br>• 피로<br>• 운전중 핸드폰 사용<br>• 음식 섭취<br>• 연령, 심리적 상태<br>• 행동특성 | • 타이어 마모<br>• 정비 불량<br>• 차량규격 제정<br>• 비잠금제동장치 등 | • 도로조건 열악 (급경사 · 급커브)<br>• 야간 시야확보 어려움<br>• 도로구분 불법주정차<br>• 보행자 보호장치 | • 과적, 과속<br>• 법, 규제위반<br>• 가벼운 처벌<br>• 올바른 차량이용 인지부족<br>• 통학버스운전자 안전불감증 |
| 사고 당시 | • 어린이안전시트 미착용<br>• 오토바이안전모 미착용 | • 차량내 장착물건<br>• 안전띠, 에어백 | • 충격완화용 장애물 | • 목격자 도움 부족 (신속한 신고) |
| 사고후 | • 건강상태 | • 폭발 · 화재 | | • 신속한 응급처치 부족 |

출처 : Haddon W. (1974). Strategy in preventive medicine. Journal of Trauma. 14(4):353–354

는 위험 인자들이 포함되며, 사고 후 단계에는 이미 받은 손상의 정도를 최소화하기 위한 인자들이 포함된다(Haddon W, 1974).

이러한 Haddon's Matrix는 손상을 예방하는 수단의 개발을 위한 체크리스트로서 사용되며, 각각의 칸은 개별적인 전략들로 개발되어 활용될 수 있다(표 5-12).

손상(injury)은 예방으로 인한 삶의 질 향상효과가 극히 높은 영역 중의 하나이다(조준필, 2000). 더욱이 치명적 손상(fatal injury)의 경우 적절한 치료법도 없으며, 장애(impairment)가 발생하면 재활에 따른 점진적인 향상도 불가능하기에 예방이 가장 최선의 방법으로 제시된다(Saari J, 2001).

사회 전체적인 관점에서 자살 및 각종 손상, 중독 등 사고로 일어나는 사회경제적 손실이 다른 질병군을 능가했다는 것이 확인됨에 따라 기존 재난이나 개별 사고로 인한 사회경제적 비용뿐만 아니라 불안전의 결과로 초래되는 최종 결과인 손상이나 사고 발생의 수준을 감소시키는데 목표를 두고, 이러한 손상이나 사고 발생에 영향을 미치는 제반 환경적, 행태적, 제도적 위험요인 및 인프라 구축정도에 대한 포괄적 파악을 통한 안전증진정책의 강화가 무엇보다 우선적으로 필요함을 알 수 있다.

### 4) 안전의 개념

안전은 범죄나 폭력예방을 위한 수단, 교통사고로 인한 사망의 감소, 위험이 없는 것에 대한 느낌, 인간의 성장발달을 위한 긍정적 상태의 유지 등 매우 다양할 수 있다. 안전(safety)이란 다양한 중재방안을 통해 이러한 신체적 또는 정신적 손상이나 불안감, 손상발생위험 등이 초래되지 않도록 적절하게 조절되는 상태를 의미하는 포괄적 개념이며 동적인 개념이다. 안전하지 못한 상황에서 발생할 수 있는 손상(injury) 문제와 위험요인에 대한 파악이 안전을 확보하기 위한 출발점이라 할 수 있다.

안전수준을 향상시키고자 하는 안전증진(safety promotion)은 불안전의 결과인 신체적 또는 정신적 손상이나 불안감, 손상발생 위험 등이 초래되지 않도록, 국가, 지역사회나 학교 등의 집단과 함께 구성원 개개인이 안전의 개념을 이해하고, 안전이라는 목표달성을 위해 행해지는 모든 계획된 노력을 의미한다. 이는 개인의 태도와 행동 뿐 아니라 사회 문화 정책 제도 등의 구조적 변화를 통해 안전을 충분히 제공하고 확보할 수 있는 환경을 만드는 것이다.

사회 구성원의 안전은 그 개인이 생활하고 있는 다양한 환경에 의해 영향을 받을 수 있다. 사회를 안전하게 만든다는 것은 사회 환경내의 모든 구성원들이 손상예방 및 안전증진이라는 목표달성을 위해 구성원의 태도와 행동뿐 아니라 건강에 영향을 미칠 수 있는 물리적, 사회적 환경의 변화를 통해, 구성원들의 안전을 충분히 확보할 수 있는 지지적 환경을 만드는데 그 목적이 있다. 따라서 안전증진 사업수행에 있어서는 무엇보다도 먼저 손상 및 안전의 개념에 대한 포괄적 이해를 토대로 하는 근거에 기반한(evidence-based) 과학적인 접근이 필수적으로 요구된다고 할 수 있다.

또한 기존의 재난관리 하드웨어 중심, 협의의 안전 관점에서 벗어나 포괄적 안전에 대한 개념으로 확대하여야 하며, 삶의 질 향상을 위해 해결해야 할 주요한 문제의 하나로 손상과 손상을 유발하는 위험요인을 이해하고 이에 수반되는 적극적인 안전정책 수립과 수행이 요구된다.

## 2 안전증진 전략

안전증진 전략을 개발할 때 반드시 고려해야 할 점은 손상의 세가지 역학적 인자인 인적요소(Host), 환경(Environment), 매개체(Agent)의 상호작용이 중요하다는 점이며, 프로그램의 전략 개발에 있어 3E 전략, 즉 교육적 전략(Education)과 환경 및 공학적 개선(Environment and Engineering), 규제강화 전략(Enforcement)을 효율적으로 활용하여야 한다는 것이다(Christoffel과 Gallagher, 2006). 예를 들어 어린이의 놀이터 낙상예방을 위해서는 놀이기구 사용규칙을 잘 준수하는 어린이(인적요소), 안전한 놀이터환경 및 감독자 보유(환경), 규격기준의 안전한 놀이기구(매개체)의 세 가지 요소가 모두 갖추어져야만 한다. 즉, 어린이에게 안전교육만 시키는 프로그램보다는 안전교육과 함께 놀이터 환경의 개선, 철저한 놀이터 관리 및 감독 등의 전략이 모두 적절히 조화될 때 안전증진의 최대효과를 기대할 수 있다. 이러한 접근은 어느 한 구성요소만이 아닌 전체적 관점에서 구성원 모두가 책임감을 공유하며, 가령 인적요소의 문제가 발생하더라도 그들의 단점을 보완해 줄 수 있는 환경 및 매개체 요소로 인해 사고 및 손상예방이 가능하다는 점에서 강조되고 있다.

안전한 사회를 만들기 위한 구체적인 접근전략으로는 먼저 구성원에게 발생하는 손상문제의 정도와 범위를 이해하는 것이 가장 우선시 되어야 한다. 두 번째는 손상원인 위험요인의 규명-손상의 문제가 확인된 후 추가적으로 손상의 원인과 위험요인을 검토하는 것이 필요하다. 이는 손상예방의 우선순위와 손상예방프로그램을 개발하는데 필수적으로 요구되는 자료이기 때문이다. 세 번째는 손상위험요인에 대한 다양한 손상예방 중재

방법을 개발하고 실행하는 단계이다. 이는 해당 손상문제의 해결을 위한 근거(evidence) 있는 방법이어야 하며, 구체적 목표를 수립하고, 그 방안의 효과를 과학적으로 평가할 수 있어야 한다. 마지막으로는 손상예방 및 안전 프로그램은 반드시 과정에 대한 모니터링과 실행 후 결과 평가를 통하여 더욱 향상된 프로그램으로 개선되어야 한다는 점이다.

안전증진을 위한 요소로는 크게 물리적 환경과 사회적 환경, 안전교육, 보건의료서비스 및 위기 대처 능력, 개인의 연계집단인 가족과 지역사회 등과의 연계 등으로 구성되어 있다.

### 1) 물리적 환경과 사회적 환경

공학적 요소를 포함하는 물리적 환경과 관련해서는 개인이 생애주기에 따라 생활하게 되는 다양한 공간 즉, 어린이집, 도로, 학교, 직장, 지역사회 등의 안전수준이 해당된다. 사회적 환경은 개인이 생활하는 단위에서 안전이 우선순위로 다루어지며, 사회를 안전하게 만들기 위한 사회적 분위기를 의미한다. 구체적으로는 안전 관련 규칙이나 기준을 제정하고, 사회 구성원의 적극적인 참여와 협조, 유기적 연계 활동 등이 해당된다.

### 2) 안전교육과 보건서비스 및 위기대처 역량

안전교육은 개인의 생애주기별 생활터별로 개인의 발달단계에 적합한 주제와 깊이로 다루어져야 한다. 이러한 교육활동에는 의도적 손상(폭력, 자해 등)에 대한 프로그램이 반드시 포함되어져야 하며, 수행된 교육활동에 대한 평가와 환류시스템이 반드시 포함되어져야 한다. 보건서비스로는 중재방안 개발의 근거로서 개인의 손상발생에 대한 정보수집, 분석 및 환류 시스템이 마련되어 있어야 하며, 손상발생시 대처할 수 있는 프로그램과 각종 응급상황에 대처할 수 있는 각 생활터별 구체적인 계획과 이에 대한 교육, 훈련 등이 해당된다.

### 3) 가족 및 지역사회 연계

개인, 기관 및 사회의 안전 확보와 연관되어 있는 기관 간의 유기적 협력체계 구축, 개인, 기관 및 지역사회가 적극적으로 참여할 수 있는 다양한 프로그램을 개발, 안전증진사업에 대한 결과의 공유를 통해 지속적으로 안전 환경을 구축할 수 있는 기반을 마련해야 한다.

### 4) 안전교육 및 안전증진 전략 개발시 고려사항

#### (1) 안전에 대한 이해와 적극적 수행의지 확보

안전을 확보하고 강화하는 것은 단순히 안전에 대한 지식을 개인에게 전달하는 것 또는 외부 전문기관에 의존한 안전교육이 이루어지는 것이 아니라 구성원 스스로가 주체가 되어 지역사회 자원들과의 유기적 연계를 통해 안전 환경 조성을 위해 노력해가는 실천적 활동이라 할 수 있다. 이러한 과정에서는 해당 단위의 의사결정자의 의지와 함께 구성원의 안전에 대한 이해와 동의를 확보하는 과정이 필수적이며, 안전 정책 마련 및 안전증진에 책임이 있는 대상간의 파트너십 및 협력체계 구축이라는 과정을 거쳐야 지속적 사업수행 및 긍정적인 결과를 기대할 수 있다.

#### (2) 손상문제 및 위험요인에 대한 파악

구성원에게 가장 많이 발생하는 손상과 그 원인, 위험요인을 알기 위해서는 손상발생에 대한 자세한 세부내용이 요구된다. 현재 해당 기관에서 발생하는 손상현황을 파악할 수 있는 자료원은 거의 전무하다. 학교의 경우 보건실 이용이나 학교안전공제회 보상청구자료를 이용할 수 있고, 산업장의 경우 산재보험의 보상청구자료를 이용할 수 있다. 지역사회의 경우 의료기관의 응급실을 이용한 경우에만 응급실 손상감시체계를 통해 손상자료를 파악할 수 있을 뿐 전체 규모나 세부 발생기전 및 내용에 대한 파악이 용이하지 않다. 손상의 예방을 위해서는 누가, 언제, 어디서, 무엇을 하다가, 무엇 때문에, 어떻게 다쳤는지 등 손상발생상황에 대한 자료수집이 필요하며 이를 통한 손상발생위험요인에 대한 파악이 가능해야 한다(물리적 환경, 사회적 환경, 교육정도, 대응정도 등). 이러한 손상발생현황에 대한 분류기준은 국제적으로 통용되는 국제손상분류기준(ICECI : International classification of external cause of injury)을 따르도록 해야 한다.

#### (3) 손상예방 프로그램의 개발과 평가

이는 손상 발생의 감소를 위해 무엇을 해야 할 것인지를 정하는 것과 수행한 활동에 대한 평가이다. 해당 조직의 손상발생현황 및 위험요인에 대한 조사결과에 근거하여, 고위험 대상과 환경에 초점을 맞춘 비용효과적인 근거중심 프로그램을 개발하고 운영해야 한다. 또한 다양한 구성원들과 모든 환경, 상황을 포함하는 장기적으로 지속 운영 가능한 프로그램이 기획되어져야 한다. 또한 수행되는 프로그램은 손상예방에 어느 정도의 효과가 있었는지에 대해 지속적인 평가 및 피드백이 이루어져야 한다. 일반적으로 사업에 대한 평가는 사업 수행후 이루어지는 사후평가를 통해 측정되어지는데, 보다 더 정확한 사업(프로그램)의 효과를 평가하기 위해서는 반드시 사전평가가 반드시 필요하나(사전, 사후 비교) 가장 놓치기 쉬운 것이 바로 사전평가이다. 결과평가 지표는 효과 평가영역과 만족도 평가영역으로 구분할 수 있다. 선행연구결과 고찰에 의하면 사업 대상자와 사업담당자의 만족도가 높으면 동기부여가 잘 되어 사업 수행의 결과도 좋아진다는 실증적 결과를 근거로 하여 설정하였다. 정기적인 평가결과는 구성원들이 자체적으로 사업을 평가하고 지속적인 개선활동을 수행하는데 도움을 줄 수 있을 것이다. 또한 객관적인 사업 성과평가에 활용되어 효과적인 예산지원 및 종합적 사업 계획수립에 기여할 수 있을 것이다.

## 3 2016-2018 학교안전사고 예방 기본계획

2016-2018년 교육부의 학교안전사고 예방에 관한 기본계획에 따르면 안전하고 건강한 학교생활의 구현이라는 비전을 세우고 더 안전한 학교를 위한 지속적 예방과 환경조성을 목표로 하고 있다. 세부 전략으로는 학교 안전사고 저감을 위한 선제적 활동의 강화, 학교 안전사고 관리의 선순환 구조 구축, 학교 안전강화를 위한 학교 지역사회협력 활성화를 제시하고 있다(그림 5-25).

아동 청소년의 주요 생활터인 학교가 추진 주체로서 활동해야 하는 과제로는 학교내 안전사고 예방관련 조직의 일원화, 교육청과 지역사회와의 안전협력체계 구축, 학교 안전계획의 수립과 시행, 학교안전위험성 진단 실시, 취약분야 맞춤형 안전교육(수상 안전사고예방교육, 현장체험학습 예방교육, 실습교육 안전사고예방, 생활속 안전위험분야 예방교육 강화), 체험위주 안전교육강화(학교 맞춤형 재난대응훈련계획의 수립, 실제상황을 가상한 맞춤형 대응훈련 시행), 교직원 대상 안전교육 직무연수 실시, 응급처치교육 강화, 재난대비 교육시설 안전성 강화, 학교밖 교육활동 안전관리 강화(안전한 수학여행 진로체험, 야외 수련활동), 안전사고 취약분야 예방강화(어린이 교통안전사고, 학교급식안전관리, 저녁돌봄교실 안전관리, 장애학생 안전보호강화), 안전사고 대비 비상 대응체계구축(위기관리

| | | | | | |
|---|---|---|---|---|---|
| 성과지표 | 학교안전사고발생 연평균 증가율 : 7.8%(12~14년) → 0%(16~18년) | | | | |
| 비전 | 안전하고 건강한 학교생활 구현 | | | | |
| 목표 | 더 안전한 학교를 위한 지속적 예방과 환경조성 | | | | |
| 전략 | • 학교 안전사고 저감을 위한 신체적 활동 강화<br>• 학교 안전사고 관리의 선순환 구조 구축<br>• 학교 안전강화를 위한 학교 · 지역사회 협력 활성화 | | | | |
| 주요 과제 | 학교안전 사고 예방체제 구축 | 체험중심의 안전교육 강화 | 학교 구성원의 예방능력 강화 | 안전한 교육 활동여건 조성 | 안전한 학교 풍토 조성 |

**[그림 5-25]** 학교안전사고예방 기본 방향

출처 : 교육부(2015). 2016-2018 학교안전사고예방 기본계획

매뉴얼의 정기적 수정, 보완, 비상배낭비치를 통한 안전사고 대비), 학교 안전문화의 확산(안전한 학교풍토의 진단 개선, 각종 행사시 안전분야 참여 및 공유 확산, 학교 생활속에 스며드는 안전문화 조성(주간 안전의 날, 학교 안전의날 운영), 안전사고 처리후 평가활동 강화 등)이 제시되어 있다.

## 요 약

금연프로그램은 보건교육의 기본 목적과 같이 개인과 조직, 집단, 지역사회가 건강과 관련된 지식, 태도를 형성하여 흡연예방 및 금연을 실천할 수 있도록 영향을 주는 모든 경험의 종합적인 형태이다. 절주는 자신과 타인의 건강 및 생활상의 위험을 크게 유발하지 않는 정도의 소량의 조절음주상태를 의미한다. 음주를 할 경우, 이 기준에서 제시하는 정도의 수준으로 조절해서 마셔야 함을 권장하는 개념이다. 이론 기반 절주 교육 프로그램 개

발을 위해서는 대상자의 절주실천 여부를 파악하고, 절주실천에 대한 동기유발 정도를 파악하기 위해 변화단계분포를 조사할 필요가 있다. 교육 프로그램을 통해 대상자 및 사회환경의 무엇을 변화시킬 것인지를 구체화한 후, 절주실천과 절주에 영향을 주는 조직과 사회적 요인들을 변화시키키기 위한 중재 방법과 전략들을 개발한다.

신체활동 부족은 그 자체로 건강위험 요인이다. 신체활동은 개인적 요인 외에 사회환경적 요인의 영향을 받는다. 개인 신체활동량 증가를 위해 커뮤니케이션 경로를 통한 인지적, 행동적 전략을 활용할 수 있다. 행동변화 전략과 환경조성(사회적 관계망과 건조환경조성) 전략을 함께 활용할 때 신체활동 향상은 더 효과적으로 달성될 수 있다. 보건교육과 건강증진의 관점에서 접근하는 영양 프로그램은 대상자의 식 행동을 바람직하게 변화시키기 위한 다수준적 접근을 하는 것이다. 식 행동의 변화를 어렵게 하는 장애요인들은 개인적 요인으로는 영양 지식이나 인식, 개인의 기호 등이며, 문화, 규범, 관습, 식품 접근성, 미디어 등 환경적 요인이 식 행동에 영향을 미친다. 따라서 정보제공 중심의 식 행동 변화 노력은 개선되어야 하며, 목적설정, 자기모니터링, 사회적지지 제공, 문제해결중심, 동기강화상담 중심 등의 행동변화전략을 활용하여야 한다.

심뇌혈관질환은 우리나라 국민의 주요 사망원인이며, 건강수명을 저해하는 건강위험요인이다. 심뇌혈관질환의 예방과 관리는 대부분 식습관, 신체활동, 흡연, 음주 등 생활습관과 밀접한 관련이 있어, 심근경색, 뇌졸중 등 중증 심뇌혈관질환으로 인한 조기 사망 위험을 80% 이상 감소시킬 수 있다. 대사증후군은 비만, 고혈압, 당뇨, 고지혈증 등이 한 사람에게 집중적으로 나타나는 현상으로 심뇌혈관질환과 당뇨병 발생의 위험상태로 볼 수 있다. 대사증후군의 관리는 올바른 식사, 신체활동, 적당한 음주, 금연, 스트레스 관리를 중심으로 구성된다. 만성퇴행성질환의 예방과 관리에서 중요한 건강관리는 규칙적인 건강검진을 받는 것이다. 건강검진 결과 건강 고 위험군에 속하는 경우 생활습관 개선을 통해 건강상태를 개선할 수 있도록 한다. 국가건강검진 프로그램을 내용을 잘 이해하고, 참여하는 것이 효율적으로 질병을 조기에 예방, 관리하는 방안이 된다.

지난 10년간 국내 발생 감염병은 대부분 퇴치되거나 감소하는 추세이다. 결핵 등 일부 감염병은 국내 유행이 지속되고 있으며, 기후변화와 세계화 등으로 인한 신종 감염병이 국내로 유입, 발생되고 있다. 감염병을 예방하는 방법은 병원소를 제거하거나 전염경로를 차단, 또는 숙주의 면역력을 증강시키는 것이다. 감염성 질환을 예방하고 관리하기 위한 보건교육은 행동변화 및 리스크 커뮤니케이션 이론에 근거한 행동 결정요인 파악, 대상자의 요구에 맞는 행동중심의 교육목표 개발, 생활기술 습득에 초점을 둔 교육목표와 내용개발, 포괄적 보건사업 내에서의 보건교육 전략을 따른다.

안전은 단 기간내 완료될 수 없는 지속가능성이 보장되어져야 하는 주제이다. 무엇이 안전을 확보하기 위한 문제인지를 파악하고, 이를 해결하기 위해 구성원의 안전행태에 대한 자발적인 변화 유도를 위한 교육적 개입이나 지원과 함께 불안전 환경에 대한 개선, 다양한 차원에서의 사회적, 경제적, 조직적, 정책적 접근 등 환경적 접근을 시도하며, 필요에 따라 강제성을 띨 수 있는 법적·규제적 접근을 포함한다. 안전증진 및 손상예방사업의 목표는 구성원의 안전에 대한 책임감 증대, 다양한 전략을 이용한 안전 인식 및 태도의 양성, 안전 문화의 조성, 위험요인에 대한 자기 통제력의 증가, 지역사회와의 유대관계 강화를 통해 궁극적으로는 손상발생을 감소시켜 삶의 질 저하와 사회경제적 손실을 예방하고자 하는데 있다.

## 참고문헌


교육과학기술부, 보건복지부, 질병관리본부. (2010). 신종 인플루엔자 대비 · 대응 교육기관 관리 매뉴얼.

교육부. (2015). 2016-2018 학교안전사고예방 기본계획

국가건강정보포털. http://health.mw.go.kr

국민건강보험공단. (2016). 2016 국가건강검진 안내.

국민건강보험공단 건강in. http://hi.nhic.or.kr

김명 등. (2007). 과음 없는 캠퍼스 만들기 워크북. 이화여자대학교 · 서울특별시.

김미숙외. (2015). 국민건강과 안전을 위한 아동안전전략 구축방안-아동손상예방전략을 중심으로. 한국보건사회연구원

대한심장학회. http://www.circulation.co.kr

박남수. (2014). 학교기반 손상예방사업을 위한 국제안전학교모델 적용 방안. 한국학교보건학회지, 22(1).

박남수. (2016). 학교안전의 이해. 보문각

보건복지부, 질병관리본부. (2013). 감염병의 예방 및 관리에 관한 기본계획[2013~2017].

보건복지부, 질병관리본부. (2015). 2014 국민건강통계(국가승인통계 제11702, 국민건강영양조사).

보건복지부, 질병관리본부, 한국만성질환관리협회. (2013). 심뇌혈관질환 예방관리를 위한 9대 생활수칙.

이은희. (2009). TLC프로그램이 노인대사증후군 개선에 미치는 효과.

조준필, 문혜원. (2000). 낙상 노인의 삶의 질 증진을 위한 실태 조사(제1차년도). 서울: 보건복지부.

조준필, 박남수. (2008). 지역사회안전증진이론과 실제. 군자출판사.

지선하, 김혜경, 이은희 등. (2006). 한국인의 생활습관과 대사증후군과의 관련성 규명 및 맞춤형 중재 프로그램 개발 · 지원효과 분석.

질병관리본부 국가손상감시체계. http://injury.cdc.go.kr

질병관리본부. http://www.cdc.go.kr/

한국건강관리협회 건강증진연구소. (2013). Healthy Life Plan 프로그램 자가관리 소책자.

한국보건사회연구원. (2001). 1618 건강파일. 한국보건사회연구원. 한국건강관리협회.

한국중독정신의학회. (2006). 가톨릭대학교 의과대학 의정부성모병원.

헬스온. http://www.health-on.co.kr/

환경노동위원회 정책자료집. (2004).

Active Living Research. http://kr.pinterest.com/4activeliving/active-living-research/

Christoffel, T., & Gallagher, S. (2006). Injury prevention and public health: practical knowledge, skills, and strategies. Jones & Bartlett Learning.

Foster, G. D., Makris, A. P., & Bailor, B. A.(2005). Behavioral treatment of obesity. American Journal of Clinical Nutrition, 82(Suppl.), 230S-235S.

Haddon W. (1974). Strategy in preventive medicine. Journal of Trauma. 14(4):353-354.

Riekert, K. A., Ockene, . K., & Pbert, L. (2014). The handbook of health behavior change, 4$^{th}$ ed. New York, NY: Springer Publishing Company.

Saari, J. C. (2001). The sights along route 65. Nature genetics, 29(1).

제6장

# 인구집단 기반 보건교육건강증진 프로그램

제1절 생애주기별 보건교육건강증진 프로그램

제2절 지역사회 보건교육건강증진

제3절 직장 보건교육건강증진

제4절 의료기관 보건교육건강증진

제5절 학교 보건교육건강증진

제6장

# 인구집단 기반 보건교육건강증진 프로그램

인구집단 기반 보건교육건강증진 프로그램은 생애주기별 접근법과 생활터별 접근법으로 구분하여 살펴볼 수 있다. 생애주기별 접근을 통한 보건교육건강증진 프로그램은 연령대별로 생애주기를 구분하여 각 주기의 건강요구를 진단하고, 건강요구를 해결할 수 있는 프로그램을 기획하게 된다. 반면에 생활터별 보건교육건강증진은 대상자들이 주로 생활하는 환경의 영향력을 고려하여 개인 차원의 접근과 함께 생활터의 환경을 변화시키고 조성하는 생활터 접근방식(setting approach)을 활용하게 된다.

**[표 6-1] 생활터 별 보건교육건강증진 프로그램의 특성**

| 구분 | 지역사회 | 학교 | 직장 | 의료기관 |
|---|---|---|---|---|
| 개념 | 건강한 지역사회<br>(Healthy community),<br>건강도시<br>(Healthy cities) | 건강증진학교<br>(Health promoting<br>school) | 건강증진직장<br>(Worksite health<br>promotion) | 건강증진병원<br>(Health promoting<br>hospital) |
| 대상 | 주민(위험집단우선)<br>보건인력<br>공공 및 민간조직<br>커뮤니티 | 학생<br>교직원<br>학부모 | 근로자<br>근로자 가족 | 환자<br>환자가족<br>병원직원 |
| 범위 | 개인, 집단, 조직 변화<br>지역사회 조직화, 구축<br>지역사회 역량강화 | 정규교육<br>(보건교과과정)<br>수시교육<br>(행사 및 보건서비스) | 안전교육<br>건강생활실천<br>산재예방 | 처방순응교육<br>가족교육<br>커뮤니케이션교육<br>건강증진서비스 등 |

그러나 프로그램의 대상집단을 생애주기별로 구분하는 방법과 생활터별로 구분하는 방식은 서로 배타적이지 않으며 많은 부분이 유사한 특징을 보이는데, 이는 특정 연령대에 해당하는 인구집단이 사회적 역할에 따라 특정 생활터에서 많은 시간을 보내고, 그 생활터의 환경적 특성에 의해 영향을 받기 때문이다.

# 제1절 생애주기별 보건교육건강증진 프로그램

## 1 생애주기별 접근을 통한 보건교육건강증진의 중요성

생애주기는 연령별, 생물학적 요인별, 사회적인 역할 변화에 따라 각 시기를 구분할 수 있다. 생애주기를 적용한 건강행동과 보건교육의 요구도를 분석하여 시기별 보건교육의 과학적 근거를 마련함으로써 생애주기별 인구집단의 건강수준을 효과적으로 개선시킬 수 있는 보건교육 프로그램을 제공할 수 있다.

### 1) 생애주기별 보건교육건강증진의 목적

생애주기별 보건교육은 인간이 태어나서 죽을 때까지의 전 과정을 성장, 발달, 퇴화의 과정으로 보고, 이를 주기별로 구분하여 접근함으로써 각 시기별 보건교육의 효과를 높이는데 그 목적을 두고 있다.

### 2) 생애주기별 보건교육의 이점

(1) 보건교육을 위한 적절한 시기를 파악할 수 있다.
(2) 생애주기는 연령별, 생물학적 요인별 또는 사회적인 역할 변화에 따라 구분할 수 있기 때문에 각 특성에 따른 다양한 보건교육을 제공할 수 있다.
(3) 하나의 건강 주제를 가지고 생애주기와 전환기에 따라 개인별 맞춤형 보건교육 프로그램을 기획할 수 있다.
(4) 모든 보건교육 프로그램을 건강행동이론에 근거하여 생애주기별로 개발할 때, 프로

그램의 성공적 수행을 기대할 수 있다.

## 2 생애주기별 보건교육건강증진 프로그램의 특성

### 1) 생애주기별 보건교육건강증진 프로그램의 유형

#### (1) 성장 · 발달단계에 따른 생애주기별 보건교육건강증진 프로그램

성장·발달단계에 따른 생애주기별 보건교육은 성장·발달단계를 유아기, 아동기, 청소년기, 중년기, 노년기 등으로 구분하여 집단별 보건교육건강증진 프로그램을 제공한다.

#### (2) 특정 건강 주제에 관한 생애주기별 보건교육건강증진 프로그램

특정 건강 주제에 관한 생애주기별 보건교육은 하나의 건강 문제에 대하여 전 생애에 걸쳐 다르게 접근하는 맞춤형 보건교육건강증진 프로그램을 제공한다. 예를 들어, 금연사업의 경우, 유아기에는 흡연예방사업, 청소년기에는 조기 흡연예방사업, 성인기에는 금연사업으로 접근하게 된다.

#### (3) 생애전환기 보건교육건강증진 프로그램

생애전환기 보건교육은 인생의 전환점이 되는 시기, 즉 사춘기, 부모 역할, 갱년기, 배우자 상실 등을 중심으로 생애전환기 보건교육건강증진 프로그램을 제공한다.

#### (4) 건강행동 이론을 적용한 생애주기별 보건교육건강증진 프로그램

건강행동이론을 적용한 생애주기별 보건교육은 연령별 요인, 사회적 역할의 변화 등을 고려하여 건강행동이론에 근거한 중재 요소를 적용한 보건교육건강증진 프로그램을 제공한다.

### 2) 생애주기별 보건교육건강증진사업의 주요 내용 : 국민건강증진종합계획 2020

국민건강증진종합계획에 포함된 생애주기별 보건교육건강증진의 목표 및 사업내용은 다음과 같다.

**[표 6-2] 국민건강증진종합계획(2020)의 인구집단별 주요 사업내용**

| 대상 | 주요 사업내용 |
|---|---|
| 모성보건 | • 분만 취약지역 해소를 위하여 찾아가는 임산부 서비스를 강화하고 지역별 거점 분만 병원 지정 · 육성<br>• 고령임신 및 고위험 임산부 건강관리 강화 및 공적지원 확대<br>– 임신 · 출산 진료비(e-바우처) 지원, 마더세이프프로그램 운영, 임산부 철분제 지원, 산모 · 신생아 도우미 지원 확대 등<br>• 산전 · 산후 건강관리 표준 가이드라인 개발 및 보급, 표준 산모수첩 제작 · 배포<br>• 난임부부의 보조생식시술 의료비 지원 확대(체외수정 시술비 지원금액 및 지원횟수 등)<br>• 청소년 생식보건교육 강화 등 생식건강 증진사업 실시 |
| 영유아건강 | • 기존 신생아집중치료실에 10개 병상 추가운영에 필요한 시설 · 장비비 및 운영비를 지원하고, '14년까지 최소 부족병상인 300병상 확충<br>– 민간 의료기관은 적자를 이유로 신생아집중치료실 설치를 기피하여, 정부의 투자 강화 필요<br>– (필요병상수) 1,650~1,800여병상 / (현재) 1,355병상 → (부족병상수) 300~450병상<br>• 영유아 사전 예방적 건강관리사업 확대<br>– 선천성대사이상 검사 및 환아 관리, 신생아 난청 선별검사, 미숙아 및 선천성이상아 의료비 지원사업 등<br>• 보건소 모유수유클리닉 운영 및 직장내 모유수유실 설치<br>• 보육시설의 영유아 건강 역량 강화<br>– 보육시설 건강관리 관련 지표 및 영유아 보육시설 표준 건강관리 지침 개발 · 배포 |
| 아동 · 청소년 건강 (학교보건) | • 흡연 · 음주 · 비만예방사업 등 학생들의 불건강한 보건행태 감소<br>• 손씻기 등 학생들의 개인위생 증진사업을 실시하고, 자살예방교육 등 정신건강관리 추진<br>• 인터넷 유해 사이트 차단 프로그램 보급, 게임중독 감소사업 등 인터넷중독 감소사업 실시 |
| 근로자건강 | • 사업장 보건관리 기술지원 및 건강증진운동 활성화<br>• 근로자 건강센터 설치운영('15년까지 23개소 설치 · 운영)<br>– 근로자 직업병예방 상담 및 사후관리, 소규모사업장 밀집지역 근로자 대상 근로자 직업병 · 일반질병 상담 및 유소견자 관리 등 |
| 노인건강 | • 치매조기발견사업을 확대하고, 치매환자 등록관리사업 지속 추진<br>– 약제비를 포함한 치매 치료관리비를 지원 및 사례관리<br>– 치매환자에 대한 부양 부담 경감, 치매 극복을 위한 인적 · 물적 인프라 구축<br>• 노인 안검진 및 백내장 · 망막증 등 개안수술 사업 실시<br>• 경로당 노인 적합형 표준운동프로그램 개발 · 보급 등 노인건강프로그램 활성화 |

출처 : 보건복지부. (2011). 제3차 국민건강증진종합계획(2011~2020).

(1) **모성보건** : 산전·산후 건강관리, 생식건강 등
(2) **영유아 건강** : 사전 예방적 건강관리, 영유아 건강 역량 강화 등
(3) **아동·청소년 건강** : 불건강한 보건 행태 감소, 개인위생 증진, 자살예방 등
(4) **근로자 건강** : 사업장 보건 관리, 근로자 건강증진 등
(5) **노인 건강** : 치매 조기 발견, 노인 운동프로그램 보급 등

## 제2절 지역사회 보건교육건강증진

### 1 지역사회의 개념과 보건교육건강증진

현재 우리가 생활하고 있는 사회는 매우 복잡하게 얽혀 있으며, 건강은 다른 가치와 분리해서 생각할 수 없다. 도시화와 같은 급변하는 환경이 건강에 미치는 영향을 검토해 나가면서 건강에 이로운 요소들을 강화시켜 나가야 한다. 건강에 대한 포괄적 개념의 대두와 상병구조의 변화에 따라 질병발생 후 치료에 의존하는 의료적 접근의 소극적인 대응 또는 개인을 주 대상으로 개인의 책임 하에 이루어지는 변화에 초점을 두었던 전통적인 건강증진방법에서 근본적인 변화가 요구되어진다. 즉, 질병발생 이전 개인의 생활양식 변화와 환경 조성을 위한 접근에 더 많은 비중을 두어야 하는 것과 같은 인간과 인간을 둘러싼 주위 환경과의 연관 속에서 건강을 바라보는 사회–생태학적 접근으로의 변화가 요구된다(이규식 등, 2015).

인구집단의 건강문제는 특정한 사회 환경, 개인이 속한 집단, 집단과 관련되는 개인적 요인 등이 상호작용하여 일어나는 결과이기 때문에 지역사회의 특성과 주민의 요구가 반영되어져야 하며, 사회체계 전반에 대한 개입이 요구된다. 또한 이렇게 건강에 유리한 지역사회 환경을 조성하고, 유지하기 위한 적극적인 노력이 필요하다.

지역사회란 주민들이 단순히 일정한 지역에 함께 거주하는 것 이상의 다양한 의미와 기능을 가지고 있으며, 이로 인해 개인과 집단의 생활에 다각적인 영향을 미치는 등 사회구조와 사회적 기능들이 주민들과의 상호작용 과정을 거쳐 개인의 생활 행동에 나타나게 된다는 것 까지 이해할 수 있어야 한다. 지역사회를 사업 대상으로 한다는 것은 단순히 전체 주민 대상의 사업을 의미하는 것이 아니라 주민들의 생활터로서 지역사회가 처한 현재의

상황과 변화되어야 할 방향에 대한 폭넓은 이해를 전제로 한다는 것을 의미한다(이주열, 2016).

지역사회 보건교육건강증진은 개인의 건강생활 실천능력 제고 뿐 아니라 법·제도·공공 정책 등의 사회지원체계가 건강 친화적으로 구축되도록 하는 데 초점을 두어야 한다. 즉, 지역사회 수준의 건강생활실천 환경을 조성하여, 건강에 대한 잠재력 향상 및 지역사회 역량을 강화시키는 것과 함께, 강화된 지역사회 역량을 기반으로 다수준에서의 보건교육 건강증진 프로그램을 제공하고 이러한 사업기반 환경이 지속 가능하게 하는데 구체적인 목표가 있다. 지역사회 보건교육건강증진사업 주체라 할 수 있는 지역사회 구성원, 보건 전문가, 보건의료서비스 조직과 자치단체, 정부 모두가 단순히 임상과 치료서비스를 제공하는 차원에서 벗어나 주민과 지역 건강을 증진시키는 데 관심을 가지고 참여할 수 있도록 유기적으로 협력해 나가야 한다(이주열, 2016). 따라서 지역사회 보건교육건강증진 전문가는 전문적인 지식을 전달하는 것 이외 주민들 주도의 참여와 변화 유도, 지역사회의 건강환경 조성 역량강화를 지지해 주는 역할을 담당해야 한다(배상수, 2012). 또한 개인과 지역사회의 요구 그리고 보건 부문과 사회, 정치, 경제 및 물리적 환경 등 다양한 부문간 연계협력을 위한 역량을 보유하고 지원해 나가는 것이 필요하다.

## 2 지역사회 보건교육건강증진 접근전략

지역사회 건강향상을 위한 접근전략은 과거 전염성 질환, 의료체계의 정비, 질병의 예방과 치료라는 질병 관리적 방법에서 벗어나 비감염성 만성질환과 손상에 대한 관심, 건강한 환경의 구축, 다양한 건강결정요인의 관리, 건강한 공공정책의 수립, 다양한 부문과의 연계와 적극적 참여 등과 같은 개인, 조직 환경, 지역사회 및 국가 정책수준을 모두 포괄하는 사회생태학적 접근으로 전환되고 있다. 지역사회 건강수준의 향상은 주민들의 인식 제고, 기술습득, 행태변화, 사회적·환경적 지지를 통해 달성될 수 있으며, 이는 지역사회 전반적인 변화를 필요로 한다.

지역사회 접근전략으로는 먼저 지역사회 건강문제, 건강요구 등 현황분석을 통해 우선순위가 높은 문제를 선정하여 사업영역 및 사업량을 선택하고 지역사회 주민의 건강수준 향상을 위하여 대상자 특성, 사업의 성격 등을 고려한 효과적인 사업 방법을 적용해야 한다. 대상자의 건강에 영향을 미치는 다양한 요인(개인, 개인간, 조직/환경, 지역사회, 정책수준 등)을 고려하여 포괄적인 전략을 수립하고 제공해야 한다. 개인 수준으로는 상담, 교육 등, 개인 간 수준으로는 자조집단, 건강지도자 형성 등, 지역사회 수준으로 홍보 및 캠페인, 환경 조성 등, 정책 수준으로 조례 제정 등의 다양한 접근전략을 복합적으로 활용할 수 있다. 또한 다양한 지역사회 구성원에게 건강증진사업 참여 기회를 제공하고 이들이 사업 전과정을 점진적으로 주도하도록 유도함으로써 지역사회 전반적 변화를 유도하는 주민 참여형 건강증진 전략을 수행할 수 있다. 또한 보건교육건강증진사업 수행시 지역내 다양한 장소에서 관련된 지역사원과 네트워크를 구축하고, 이러한 협의체계를 적극적으로 활용하여 수행해야 한다. 이때 지역사회 보건교육건강증진 전문가는 지역주민과 지역사회를 위한 지지자 역할을 수행한다.

주요 지역사회 보건교육건강증진 접근전략은 다음과 같다.

### 1) 교육

건강습관을 형성하고 건강위험행태를 개선할 수 있도록 지역주민들의 건강한 생활습관 실천의 필요성과 자가건강관리기술에 관한 교육을 실시한다. 교육적 전략은 지역내 보건 전문가, 지역내 건강지도자 등에 의해 수행될 수 있으며, 지역사회 건강문제에 대한 우선순위를 선정하여 그에 따라 생활터별 또는 생애주기별로 나누어 교육을 실시하되, 대상집단 특성에 따라 보다 세분화할 수 있다〔예 : 노인(보건소, 경로당, 실버센터 등), 성인(보건소, 직장인, 주부, 대학생, 임산부 등), 청소년(중학생, 고등학생 등), 아동(유아, 초등학생 등)〕.

교육 내용은 건강에 대한 인식 개선과 개인 건강관리기술을 개발하는 것과 관련된다. 인식개선의 교육내용은 건강한 생활습관 실천의 필요성에 대해 인식을 고취하고 동기를 부여할 수 있도록 건강증진효과 및 만성질환예방에 대한 정보제공을 중심으로 구성할 수 있으며, 건강관리기술개발은 건강습관을 실천하고 문제가 되는 건강행태요인을 개선할 수 있도록 구체적인 방법과 자가건강관리기술을 가르치고 습득하도록 하는 것이 해당된다. 교육 주제로는 금연, 절주, 신체활동, 영양 등의 교육을 개별로 실시하는 것보다 통합적 접근을 권장하되, 건강문제크기에 따라 영역별로 교육할 수도 있다. 교육 내용 및 성격에 따라 1회성 교육과 반복교육으로 구분하여 실시하는데, 1회성 교육은 인식개선에 관한 내용으로 구성하고 반복교육은 인식개선 및 건강관리기술 습득에 대한 내용으로 구성하는 것이 바람직하다.

### 2) 건강한 생활환경 조성 지원

건강한 생활환경 조성을 지원한다는 것은 건강한 생활 실천을 지원·지지하고, 건강행태를 조장하는 물리적·사회적 환경의 변화와 이와 관련된 제도의 변화를 유도한다는 것을 의미한다. 즉, 건강생활실천이 유리하거나 용이한 환경 조성 및 조례, 규칙 등 공공정책접근을 통한 제도 개선을 포함하는데, 제도 개선은 대상 및 범위가 광범위하고 효과가 지속된다는 측면에서 권장되고 있다(예: 금연공간을 직접 설치하는 것보다 금연공간 설치 의무화 조례 제정이 보다 광범위한 효과가 있다). 이를 위해서는 지역보건기관으로서 보건소뿐만 아니라 관련 기관·단체 등과 적극적인 협조체계를 구축하고, 건강지도자 및 주민참여를 적극 활용하는 것이 용이하다.

### 3) 주민 참여형 건강증진전략

주민참여형 건강증진전략은 지역주민의 자발적, 주도적 참여를 통해 지역사회의 건강행태 및 건강수준 개선, 지역 간 건강불평등을 완화하는 것을 목적으로 한다. 구체적으로는 주민 지도자 및 지역활동가 발굴 및 양성, 교육홍보캠페인 등을 통한 주민 역량 강화 실시, 주민의 자발적 참여수준 향상, 지역사회 거버넌스 구축·활성화, 지역사회 공동체 의식 향상 및 공동체 활성화, 주민 주도의 지속가능한 건강공동체 구축을 위한 사업 등이 포함되는데 이를 통해 건강공동체의 활성화, 건강생활실천 및 건강환경 조성에 기여한다.

사업 대상은 크게 생활터형 공동체(마을, 아파트, 학교, 산업장, 자활센터, 시장, 경로당 등)와 생활터외 공동체(건강동아리, 자원봉사단체 등의 유사특성을 가진 집단 공동체 등)로 구분되며, 지역주민과 함께 지역 건강현황자료에 근거하여 건강관련 문제를 선정하고 대안을 선택, 수행하고, 주민과 함께 모니터링 및 평가를 실시한다.

### 4) 지역사회 연계 및 협력(협의기구 운영)

지역사회 건강수준 향상을 위해 지역내 보건자원을 효과적으로 파악하고, 지역사회 참여, 관계기관 연계, 사업 운영방법 전환 등을 도모하여 민·관과의 협의적 참여기반을 마련하고, 지역사회 내 잠재적 보건자원을 발굴하여 부족한 자원의 제약을 극복하고 자원간 연계 협력하여 수요자 중심의 통합서비스 제공 체계를 마련하는 전략이다.

지역사회 연계 및 자원간 협력은 사업의 내용 및 성격에 따라 단순히 전화를 주고받는 것부터 공동의 사업까지 다양화할 수 있으며, 수행하는 사업 성격에 따라 협력의 정도를 다르게 적용할 수 있다. 점차 협력의 정도를 높이면서 지역사회 자원과의 협력사업 활성화를 권장한다. 여러 조직, 기관의 담당자나 대표가 모여 업무협약((MOU) 또는 협의체 구성 운영 등을 통해 공동의 자원으로써 지역사회 보건교육건강증진사업을 수행한다.

(지역보건의료심의위원회 및 건강생활실천협의회 활용) 기존의 협의기구를 활용하거나 또는 건강증진을 목적으로 하는 지역사회 내 다양한 관계 기관과 사업대상자인 주민, 전문가가 참여하는 협의체를 새롭게 구성하여 정기 및 비정기적으로 협의를 하고, 사업 결과와 사업 개선에 대한 의견을 수렴하고, 사업에 반영한다.

## 3 지역사회 통합건강증진사업

현재 우리나라 지역사회 보건교육건강증진사업으로는 2013년부터 보건복지부에서는 지역사회 주민의 건강수준을 향상시키고 지역간 건강 형평성을 제고하기 위한 일환으로 지역사회 통합건강증진사업을 적극적으로 추진하고 있다. 이는 기존 전국 대상의 획일적인 국가 주도형 사업방식에서 벗어나 지역 여건에 맞는 사업을 추진할 수 있도록 지자체 주도 방식으로 개선된 사업으로 지역사회 주민을 대상으로 실시하는 건강생활실천 및 만성질환 예방, 취약계층 건강관리를 목적으로 하는 사업을 통합하여 지역특성 및 주민 수요에 맞게 기획·추진하는 사업이다. 즉 지역사회 주민의 건강수준 향상을 위한 사업을 지자체가 주도적으로 발굴하여 추진함으로써 지역별 다양한 특성과 수요에 부합하는 차별적인 건강증진사업을 개발 시행하도록 하고 있으며, 궁극적으로는 국민건강증진종합계획(HP2020)의 주요 목표를 달성하는데 기여하고자 한다(보건복지부, 한국건강증진개발원, 2015).

지역사회 통합건강증진사업의 영역은 국민건강증진법에서 규정하고 있는 건강생활실천(금연, 절주, 신체활동, 영양, 비만), 구강 보건, 심뇌혈관질환 예방 관리, 한의약건강증진, 아토피천식예방관리, 여성 어린이 특화, 치매관리, 지역사회중심재활, 방문건강관리로 구성되며, 사업영역 간 경계를 없애고, 주민 중심으로 사업을 협력·연계하여 수행하는 것을 권장하고 있다. 지자체에서 추진 해야 하는 필수사업으로는 지역사회 전체에 대한 금연, 절주, 신체활동, 영양사업, 대사증후군 등 건강 위험군에 대한 만성질환 예방 및 관리 사업, 치매검진사업이 지정되어 있다.

지역사회 통합건강증진사업의 구성요소로는 건강 문제, 대상군, 서비스 제공 장소 및 접

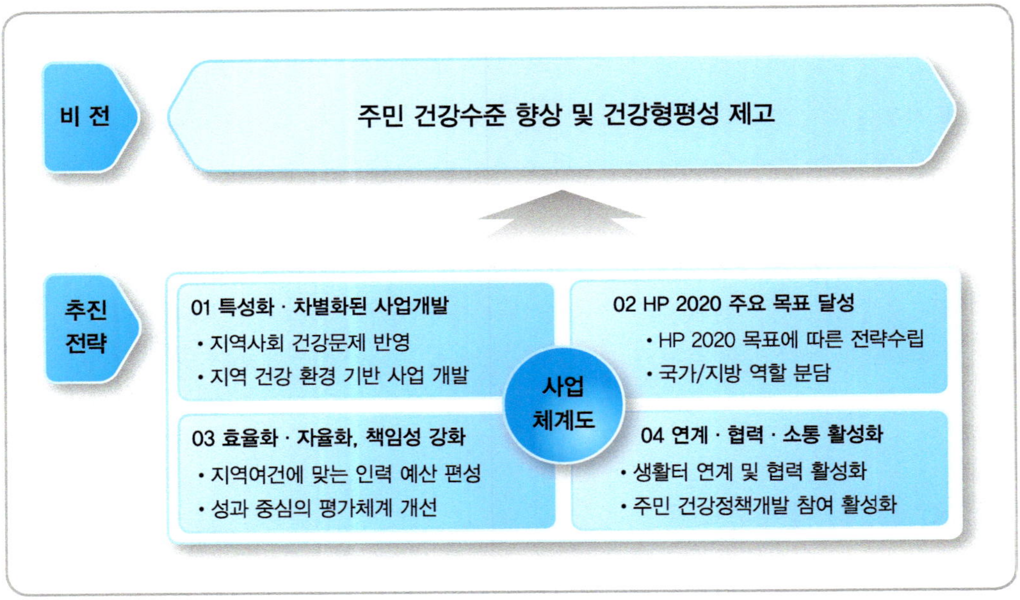


**[그림 6-1]** 지역사회 통합건강증진사업의 비전과 추진전략

출처 : 보건복지부, 한국건강증진개발원. (2015). 2016 지역사회통합건강증진사업 설명회 자료집.

근전략에 따른 수행 방법의 세 가지를 제시하고, 생애주기 또는 생활처별로 이를 모두 고려한 사업을 구성하여 다양한 서비스 제공장소에서 복합적인 서비스 접근전략을 활용하여 추진할 것을 권장하고 있다.

## 4 건강도시

### 1) 건강도시의 개념과 특성

건강도시는 도시화로 인해 등장한 건강문제에 대응하기 위해 WHO가 시작한 생활터 기반의 참여적 과정의 프레임워크이다(보건복지부, 한국건강증진개발원, 2015). WHO에서는 신체적 심리적 안녕을 위해 도시화와 도시환경의 중요성을 강조하고, 건강과 건강형평을 도시 거버넌스와 계획의 중심에 두어야 한다는 필요성을 강조하고 있다(WHO Commission on social determinants of health, 14). 건강도시는 '시민들의 상호 협조하에 시민들이 삶의 모든 기능을 수행하고, 그들의 잠재력을 최대한 발휘할 수 있도록 물리적, 사회적 환

**(참고) 사업구성 요소**

지역사회 통합건강증진사업은 건강문제, 대상군, 수행방법 측면을 고려하여 사업을 구성하고 추진

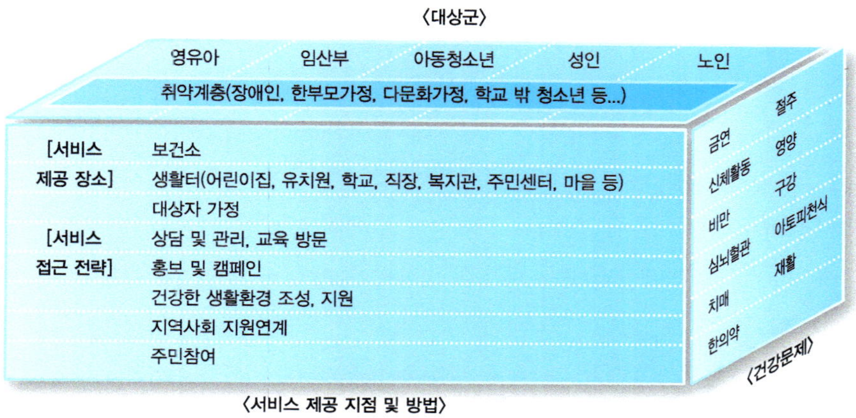


[통합건강증진사업 모형]

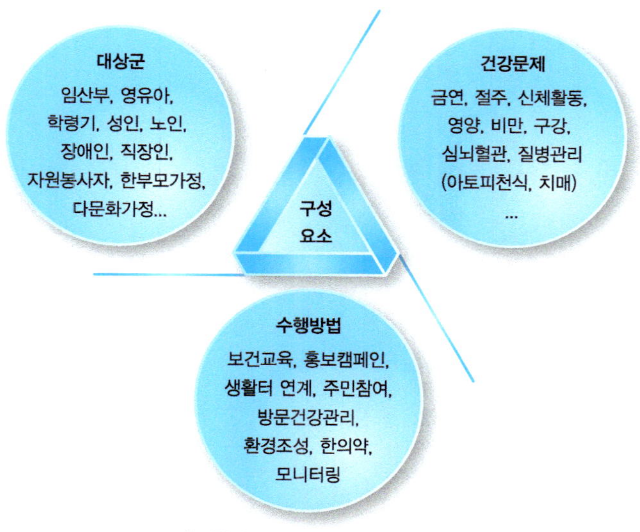


[통합건강증진사업 구성요소]

**[그림 6-2]** 지역사회 통합건강증진사업 모형과 구성요소

출처 : 보건복지부, 한국건강증진개발원, (2015). 2016 지역사회통합건강증진사업 설명회 자료집

경을 지속적으로 창조하고, 개선하며, 지역자원을 확충하는 도시'라고 정의하고 있다(WHO, 1998; 배상수 2012에서 재인용). 또한 WHO의 건강도시에 대한 정의는 건강도시를 도시의 건강수준에 따라서가 아니라 건강도시를 추진하고자 하는 의지에 따라 정의하고자 하는 것이며(배상수, 2012), 사람과 건강을 도시개발의 중심에 두려는 강력한 의지와 헌신에서 시작하기에 도시계획, 경제개발, 사회과학 및 공중보건이 참여하는 다각적인 접근법이 필요하다.

WHO에서는 건강도시를 만들기 위한 사업의 목표로 건강도시계획 작성과 실행에 있어 정치적 동원(political mobilazation)과 지역사회의 참여, 보건분야 이외의 부처와 기관을 포함하여 시, 국가의 도시 발전을 위한 건강문제의 중요성 인식제고, 도시문제의 해결을 위한 시 정부의 역량향상과 빈곤지역의 생활수준 향상을 위한 지역사회 및 지역사회기반 조직과의 파트너십 형성, 다른 도시와 정보와 기술을 공유하기 위한 건강도시 네트워크를 형성하는 것으로 제시하였다.

건강도시가 갖추고 있어야 할 특성은 다음과 같다(WHO regional office for Europe, 1997).

(1) 깨끗하고 안전하며 질높은 도시의 물리적 환경(주거의 질 포함)
(2) 현재 안정적이며 장기적으로 지속가능한 생태계
(3) 계층간 부문간 상호협력이 잘 이루어지며 비착취적인 지역사회
(4) 개개인의 삶, 건강, 안녕에 영향을 미치는 문제에 대한 시민의 높은 참여와 통제
(5) 모든 시민을 위한 기본적인 욕구(음식, 물, 주거, 소득, 안전, 고용)의 충족
(6) 시민들간의 다양한 만남, 상호교류 및 의사소통을 가능하게 하는 기회와 자원에의 접근성
(7) 다양하고 활기 넘치며 혁신적인 도시경제
(8) 역사적, 문화적 및 생물학적 유산, 다른 집단과 개인과의 연계를 도모
(9) 이상의 요건들이 양립할 뿐만 아니라 더불어 이 요소들을 증진시키는 도시구조와 행정체계
(10) 모든 시민에 대한 최적 수준의 공중보건서비스 및 치료서비스의 보장
(11) 높은 건강수준과 낮은 질병발생

건강도시 접근전략의 핵심원칙은 다음과 같으며, 이는 모든 정책에서 건강을(health in all policy), 사회적 건강결정요인(SDH) 접근법 개념을 근거로 두고 있다.

(1) 건강 및 개발을 위한 우수한 거버넌스
(2) 최적의 건강 및 인적 개발을 위한 강력한 정치적 헌신
(3) 정부 정책과 활동의 중심에 건강형평과 인적 개발 고려
(4) 다부문간 협력
(5) 정책 입안과 실행과정에 지역사회가 함께 참여
(6) 모니터링과 평가
(7) 투명성, 법치주의와 책무성
(8) 국가 및 국제적 네트워킹, 글로벌 거버넌스와 연대

## 2) 건강도시의 추진과정 및 추진단계

건강도시는 건강에 대한 자각과 이를 향상시키기 위해 노력하는 도시로 결과가 아니라 과정에 의해 정의된다. 건강도시사업 사업추진과정에서의 특성과 주요 공통점은 다음과 같다(배상수, 2012).

(1) **건강에 대한 결단과 전념** : 도시 행정 및 정책의 최우선 과제가 되어야 한다.
(2) **건강도시에 대한 비전과 추진계획의 수립** : 도시 구성원과 공유하는 비전, 구체적인 추진계획이 수립되어 있다.
(3) 지역사회와 주민의 관심 및 참여 증대를 위한 역량강화와 공식적, 비공식적 협력이 활성화 되어 있다.
(4) **건강한 공공정책의 수립 유도** : 다양한 결정요인의 포괄적이고 종합적인 관리노력으로 건강도시를 위한 정책협의 기전과 사업추진조직을 구성 운영하고 있다.
(5) **생활터의 활용** : 주민들이 삶을 영위하는 공간이 건강을 위한 지원적 환경이 구축되어야 하는 대상이다.
(6) 건강형평성을 위한 노력을 통한 취약계층의 건강수준 향상
(7) 건강도시간의 협력 강화를 통한 경험의 공유, 관련 인력의 역량강화

WHO에서는 건강도시사업의 추진단계를 도입, 조직 및 실행의 3단계로 제시하였다.

(1) **도입단계** : 지지그룹을 형성하고, 건강도시의 개념이해와 도시 현황의 파악, 해결방안을 위한 재원 확보, 주무조직의 결정, 계획서의 준비와 건강도시로서의 승인획득 등
(2) **조직단계** : 운영위원회 구성, 환경분석, 업무분담, 사무소 설치, 전략수립, 역량의

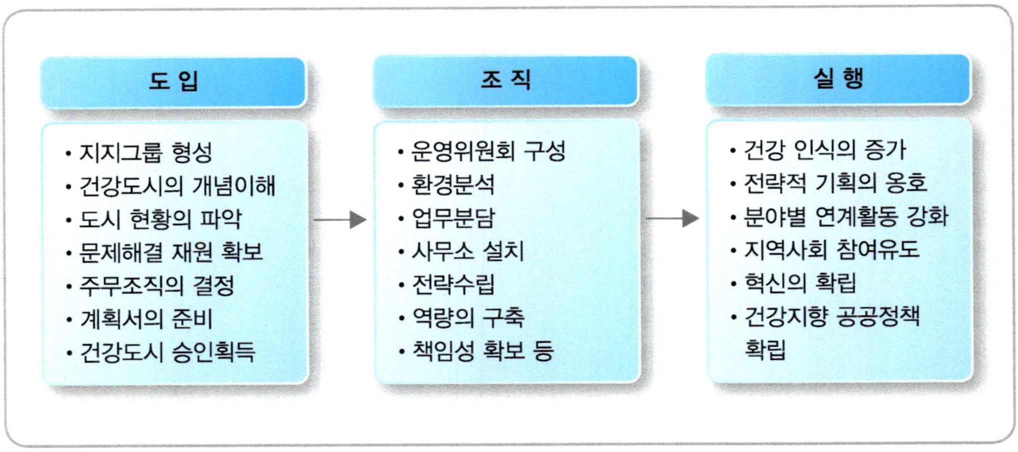


**[그림 6-3]** WHO의 건강도시 추진단계

출처 : WHO Regional office for Europe, 1997

구축, 책임성 확보 등

(3) **실행단계** : 건강 인식의 증가, 전략적 기획의 옹호, 분야별 연계활동 강화, 지역사회 참여유도, 혁신의 확립, 건강지향 공공정책 확립

## 3) 건강도시 현황 파악 및 모니터링

### (1) 건강도시 프로파일

건강도시 현황을 파악하기 위해 작성된 건강도시 프로파일에는 사망수준이나 질병과 같은 전통적인 건강수준 측정지표 이외 생활양식, 물리적, 사회적, 경제적 환경에 대한 정보가 포함되어 있어 시의 주요 건강문제와 건강결정요인을 포괄하도록 고안되어 있다. 건강도시 프로파일은 인구, 건강수준 및 삶의 질, 건강결정요인, 지역사회 참여, 형평성 및 건강도시 활동의 6개 영역으로 구분될 수 있다(배상수, 2012).

① 인구

② 건강수준 및 삶의 질

③ 건강결정요인

㉠ 건강행태

㉡ 물리적 환경

㉢ 사회적 환경

㉣ 경제상태

④ 지역사회 참여

⑤ 형평성

⑥ 건강도시활동

### (2) 건강도시 활동 모니터링

건강도시 활동은 SPIRIT 지표를 이용하여 모니터링할 수 있다.

SPIRIT checklist(각주 – 인터넷 접근)

Setting approach, Sustainability

Political commitment, Policy & community participation

Information, Innovation

resources, research

infrastructure, intersector

trainning

SPIRIT은 건강도시 프로젝트의 준비 및 추진과정, 핵심전략들이 건강도시의 원칙에 맞게 추진되고 있는 가를 평가할 수 있는 지표로 구성되어 있다. 그러나 이렇게 원칙에 의거하고 준비되고, 추진되는 과정이 실제 어떤 활동으로 이어지는가를 측정하기에는 부족한 부분이 있다.

건강도시 사업활동에 의한 산출로는 건강도시 관련 예산의 증가, 건강도시 사업의 분석(목적과 목표, 건강한 정책형성, 지지적 환경의 조성, 보건의료체계의 변화 등), 지역사회활동의 강화(부문간 협력 강화, 시민참여 강화), 건강형평성의 향상 여부를 평가함으로서 알 수 있다.

## 5 건강영향평가

최근 건강 개념과 접근전략의 변화에 따라 경제, 교통, 농업, 제조업, 주택, 법률 규제와 같은 보건이외 부서에서의 정책결정이 보건분야에서의 정책결정보다 인구집단의 건강수준에 더 많은 효과를 미친다는데 관심이 증가하고 있다.

건강영향평가(Health Impact Assessment, HIA)는 건강한 공공정책수립을 지원하기 위한 방법으로 활용되고 있는데 이는 정책, 프로그램, 생산물 또는 서비스가 집단의 건강에 미치는 (긍정적, 부정적) 영향을 판단하는 과정과 방법, 도구를 총칭하는 용어이다(WHO 1998). 또한 모든 영역에서 의사결정자들의 정책결정에 따른 건강결과의 예측을 돕고, 그 결과를 다시 정책에 반영하도록 하며, 정책결정에 따라 간접적으로, 또는 의도하지 않은 결과로 인해 손상받을 수 있는 인구집단의 건강위험을 줄이도록 고안된 것이다(지역보건연구회, 2008).

건강영향평가의 목적은 정책이나 프로그램, 서비스의 결과로서 나타나는 현재와 미래의 건강수준의 변화를 확인, 예측, 평가하여 건강수준을 향상시키고, 건강불평등을 감소시키는 정책이나 프로그램을 개발할 수 있도록 지원하는 것이다(Taylor 등 2003; 배상수 2012에서 재인용).

건강영향평가의 주요 과정은 6단계로 구성되어 있으며 구체적인 내용은 다음 표와 같다(Cameron, 2000).

**[표 6-3] 건강영향평가 6단계**

| 과정 | 내 용 |
|---|---|
| 스크리닝(screening) | 제안서가 이미 존재하는 등의 이유로 건강영향평가를 필요로 하지 않는지, 또는 특정 제안서가 적절한지를 판정하기 위해 일련의 근거기준을 활용하여 체계적으로 수행되는 과정 |
| 영역 설정(scoping) | 건강영향평가의 영역을 설정하기 위한 기능을 수행하는 과정<br>평가될 제안서의 구성요소, 제안서의 목적과 목표, 가치, 제안서 실행시 영향받는 인구집단 또는 지역사회, 지리적 영향, 불이익 집단, 이해관계자와 이해관계자의 참여, 잠재적 건강영향, 배경, 지역이나 인구집단의 기초정보, 위험도평가적용방법, 시간계획, 이용가능한 자원과 필요자원, 의사결정 포럼, 모니터링과 평가계획 등 |
| 위험평가(appraisal or risk assessment) | 정량 혹은 정성의 방법으로 제안서가 건강에 미치는 영향이 잠재적으로 긍정적인지 부정적인지 여부를 판단하는 과정 |
| 준비(preparation) | 보고서의 준비와 의견서를 작성하는 단계이며, 의사결정자에게 보고서와 의견서를 제출하는 것까지 포함하는 과정 |
| 보고서 제출과 의견서 작성(submission of report and recommendations to decision makers) | |
| 모니터링과 평가(monitoring and evaluation) | 건강영향평가 과정평가, 건강결정요인과 결과지표 모니터링<br>결과평가 |

출처 : Cameron 2000, 지역보건연구회(2008)에서 재인용

# 제3절 직장 보건교육건강증진

## 1 직장 보건교육건강증진의 개념

근로자는 우리나라 전체 인구의 25%에 해당하며, 근로자 개인이 하루 생활의 60%를 직장에서 보낸다는 점을 고려한다면 직장 보건교육건강증진은 공중보건학적인 측면에서 매우 중요한 생활터이다(Ni Mhurchu 등, 2010). 직장 보건교육건강증진은 근로자의 건강 행동 실천과 직장의 건강한 환경적 개선을 통하여 근로자 및 직장의 건강증진과 삶의 질의 향상을 유도하는 과정이다. 직장의 작업환경 및 근로조건은 근로자의 건강과 안전에 크게 영향을 미칠 뿐 아니라 생산성 향상에 중요한 영향을 미치는 요소이다.

## 2 직장 건강증진 모형

건강한 직장이란 근로자와 관리자가 근로자의 건강, 안전, 웰빙의 보호·증진, 사업장의 지속가능성을 위해서 지속적인 개선과정을 통해 협력하는 곳이다. 건강한 사업장의 과정은 물리적 작업환경의 건강과 안전문제의 요구 뿐 아니라 사업장의 사회심리적 건강, 안전, 웰빙의 문제적 요구에 따라야 하며, 문제 해결과정에서 요청되는 사업장 내의 개인 건강자원 및 근로자와 가족, 커뮤니티 구성원의 건강향상을 위한 참여기전 요구를 고려한 상태에서 진행되어야 한다(WHO, 2010).

### 1) WHO의 사업장 건강증진 모형

WHO의 건강한 사업장 모형(Healthy Workplace Model)은 물리적 작업환경, 사회심리적 작업환경, 개인건강 관련자원, 업계와 커뮤니티의 참여·연계의 4개 핵심 영역으로 구성된다.

건강한 사업장 진행과정은 자원을 동원하고, 건강한 직장 팀을 구성하며, 직장의 건강실태와 사업의 추진방향을 설정할 수 있도록 조사하고 진단한다. 진단결과에 기초하여 건강증진 계획을 기획, 실행, 평가하여 이후의 프로그램 개선을 도모한다. 이러한 과정의 중심에는 근로자와 고용주, 직장 간에 공유된 윤리와 가치가 자리 잡고 있다. WHO는 건강

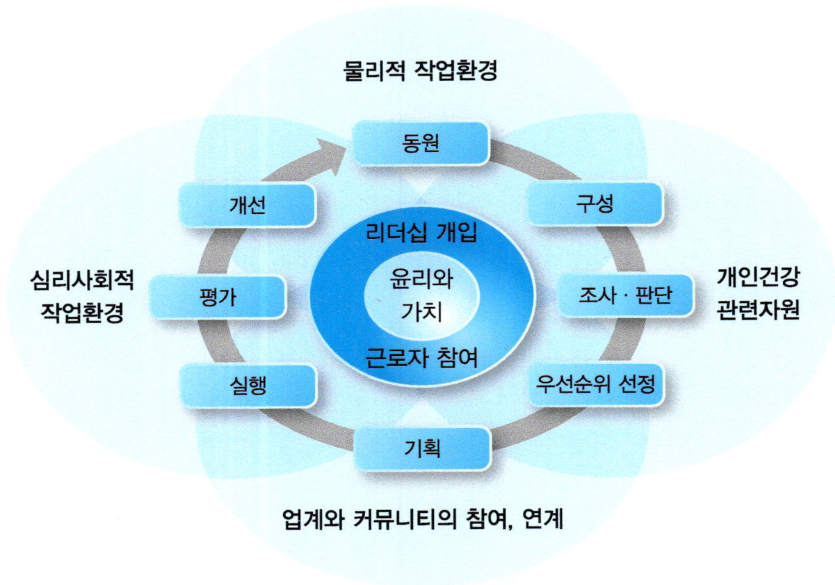


**[그림 6-4]** WHO 건강한 사업장 모형

출처 : 유승현, 제갈정, 김혜경. (2015). 사업장 건강증진의 모형과 전략 동향. 보건과 사회과학, 39, 25–47.

한 사업장 과정을 성공적으로 진행하기 위한 주요 원칙으로, 핵심 가치에 바탕을 둔 리더십의 참여, 근로자와 근로자 대표의 참여, 현 상황과 이상적인 상황 간의 격차분석, 경험자, 전문가 등으로부터의 학습과 교훈, 지속가능성, 통합적 접근의 중요성을 제시하고 있다(유승현, 제갈정, 김혜경, 2015).

## 2) 미국 질병관리본부의 사업장 건강 모형

미국 질병관리본부에서 제시하고 있는 사업장 건강 모형(Workplace Health Model)은 모든 근로자들의 건강과 안전에 관한 요구를 충족시킬 수 있도록 설계된 프로그램, 정책, 혜택(보험, 인센티브), 환경적 지원, 지역사회와의 연계를 포함하는 통합된, 포괄적인 전략이다. 사업장 건강 프로그램의 주요 요소와 전략은 다음과 같다.

(1) 보건교육 강좌
(2) 지역의 피트니스 시설에 대한 이용기회
(3) 금연정책과 같은 건강행동을 촉진하는 직장의 정책
(4) 적절한 예방적 건강검진이 보장되는 근로자 건강보험
(5) 건강한 직장 환경, 예를 들면 자동판매기 또는 식당에서 건강한 식품 제공 등
(6) 알려진 건강과 안전의 위험이 없는 직장 환경과 새로운 문제의 파악과 해결이 가능한 방안 마련

포괄적인 접근방법은 다양한 위험요인을 제거하고 동시에 건강한 환경조건을 조성하기 위해 근로자 개인 뿐 아니라 조직 전체를 포함하는 다수준 접근을 통한 중재와 전략들을 활용한다. 사업장 건강 모형에 의한 체계적인 건강증진 프로그램의 과정은 사업장 건강진단, 프로그램 기획, 프로그램 수행, 평가를 통한 영향 규명의 단계로 진행된다.

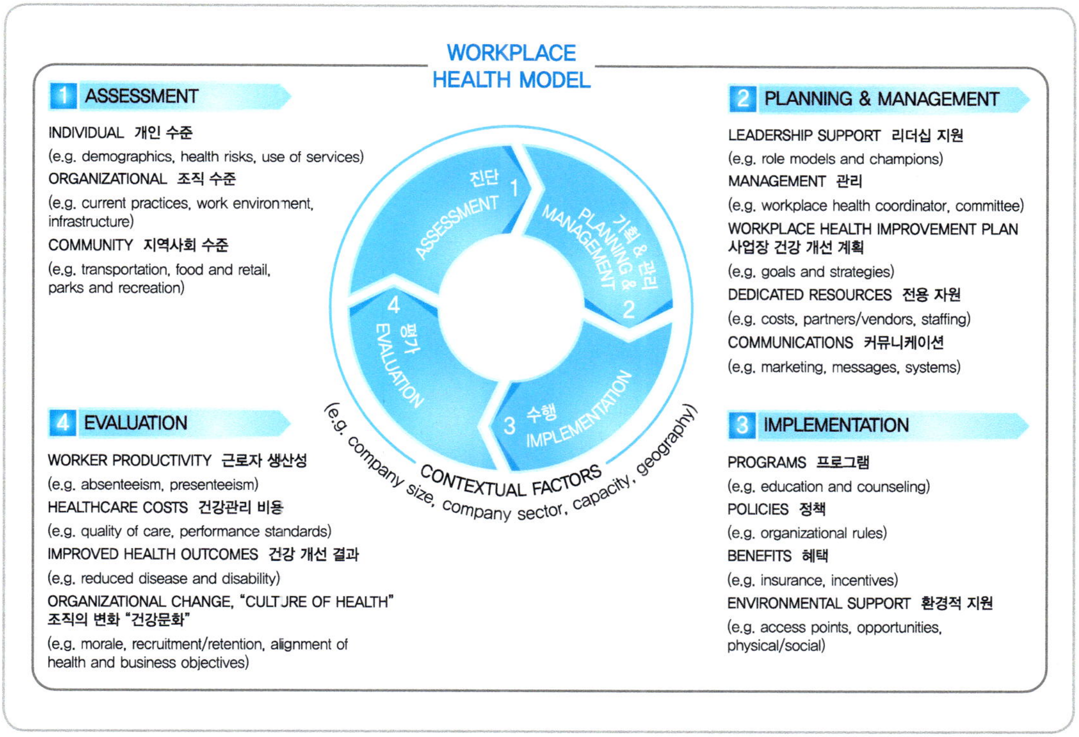


**[그림 6-5]** 미국 CDC의 Workplace Health Model

출처 : http://www.cdc.gov/workplacehealthpromotion/pdf/workplacehealth-model-update.pdf

### 3) 직장 건강, 웰빙 프로그램과 정책의 핵심요소

미국의 국립산업안전보건연구원(National Institute for Occupational Safety and health, NIOSH)은 2003년 시작된 Steps to a Healthier US Workforce와 2007년 이래의 WorkLife Initiatives가 진보된 형태의 사업장 건강 프로그램인 Total Work Health(TWH) Program을 출범하였다. TWH의 새로운 출범은 근로자의 손상과 질병을 예방하고 근로자 건강과 웰빙을 향상하기 위해 산업안전과 건강보호를 건강증진과 결합하는 전략을 중심에 둔다. 근로자의 건강과 웰빙을 위한 효과적 직장 프로그램과 정책의 핵심요소를 다음과 같이 제시하고 있다.

**[표 6-4] 근로자의 건강과 웰빙을 위한 효과적 직장 프로그램과 정책의 핵심요소**

| 영역 | 요소의 내용 |
|---|---|
| 조직문화와 리더십 | 1. "사람 중심 문화"의 개발<br>2. 리더십 발휘<br>3. 중간관리자의 참여 |
| 프로그램의 설계 | 4. 명확한 원리 설정<br>5. 관련체계의 통합<br>6. 인식된 작업위험의 제거<br>7. 일관성의 유지<br>8. 근로자 참여 장려<br>9. 사업장 특성별 맞춤형 프로그램<br>10. 인센티브와 보상 고려<br>11. 올바르고 적절한 도구의 선별과 사용<br>12. 필요시 프로그램 수정 · 조정<br>13. 프로그램 지속성 확보<br>14. 비밀보장 |
| 프로그램 시행과 자원 | 15. 소규모로 시작해서 확장해가는 방식<br>16. 적절한 자원 제공<br>17. 전략적 소통<br>18. 책임소재 구축 |
| 프로그램 평가 | 19. 측정과 평가<br>20. 경험을 통한 학습 |

출처 : Centers for Disease Control and Prevention & National Institute for Occupational Safety and Health. 2014. What is Total Work HealthTM? http://www.cdc.gov/niosh/twh/totalhealth.html

# 3 직장 보건교육건강증진 프로그램

## 1) 외국의 직장 보건교육건강증진 프로그램

효과적인 직장 보건교육건강증진 프로그램을 기획하기 위해서는 미국 및 유럽 등의 프로그램 선진사례를 참고할 필요가 있다. 미국의 경우는 근로자 건강보험을 제공하는 사업장의 75%가 최소한 한 개 이상의 웰니스 프로그램을 제공하고 있는 것으로 조사된 바 있다(Kaiser Family Foundation & Health Research and Educational Trust, 2014). 직장 내 금연프로그램, 건강행동 코칭, 영양 프로그램, 예방접종, 근로자 지원 프로그램(Employee Assistance Program, EAP) 등이 대표적인 프로그램이다.

**[표 6-5] 직장 보건교육건강증진 프로그램의 외국사례**

| 프로그램 명 | 내 용 |
| --- | --- |
| CDC<br>The National Healthy Work-site Program(NHWP) | • 목표 : 산업장 근로자 만성질환 위험 감소<br>지속가능하고 활용가능한 사업장 건강활동 및 조직 활동 증대<br>동료 간 비즈니스 멘토링 증가<br>• 미국 7개 지역 커뮤니티에서 선발된 근로자 참여<br>• 2년 동안 집중적인 현장 지원 및 전문지식 제공.<br>• 신체활동, 건강식이 섭취, 금연 지원을 위한 프로그램, 정책, 환경적 중재의 통합적 지원<br>• 〈Workplace Health Model〉에 기반한 프로그램 운용<br>1) 진단(Assessment) : 근로자의 건강 및 안전상의 위험과 관련요소 규명, 현재 진행 중인 건강증진 활동, 능력과 요구수준 기술<br>2) 기획(Planning) : 목표 설정, 중재 우선순위 선택, 조직 인프라 구축(wellness 위원회, 시니어 리더십 활용) 등으로 구성된 사업장 건강증진 프로그램개발 과정 기획<br>3) 프로그램 수행(Implementation) : 건강증진 프로그램, 정책, 실천, 환경적 지지를 포함하는 프로그램 수행<br>– 계단오르기 강화, 신체활동/생활환경 상담, 걷기 동호회, 탄력있는 업무 시간 조절<br>– 사업장 농산물 시장, 영양상담 및 교육, 메뉴 라벨링, 카페테리아 혹은 자판기 등에서 건강식품 판매, 체중관리 상담<br>– 금연 정책, 금연 보조 상담(Quit-lines, health plans)<br>4) 평가(Evaluation) : 사업장 건강증진 프로그램의 참여율, 질, 효과성에 대한 체계적인 평가 노력 |

| | |
|---|---|
| Johnson & Johnson's Healthy People | • 종합적인 사업장 건강증진 프로그램<br>• 크게 4가지 계획으로 구성<br>1) Move and make it better : 심혈관, 호흡기, 정신건강을 위해 최소 주 4회 이상 신체활동 하는 것을 권장<br>– 정신건강 상담사, 웰니스 전문가, 산업의학 전문의 및 산업보건간호사로 구성된 전문가 집단 활용<br>– 만보계(pedometer)를 활용한 매일 만보 걷기 권장<br>2) Eat complete : 양질의 영양상태를 포함한 근로자 건강증진을 위한 최적의 환경 제공 목표<br>– 긴밀한 파트너십 형성을 통한 영양학적으로 바람직하고 쉽게 접근할 수 있는 전문적인 food service 제공<br>– 카페테리아, 레스토랑, 자판기와 출장 서비스 등 회사 내에서 제공되는 모든 음식에 대한 관리<br>3) Working to eliminate cancer<br>– 조기진단 및 발견을 위한 진단 도구와 항암 치료 시스템을 통한 가장 효과적인 암 치료 제공<br>– 건강생활실천 독려를 위한 직장 문화 형성<br>– 5가지 요소에 기초를 둔 CEO Cancer Gold Standard 적용 : 금연, 식이, 신체활동, 정기적 건강검진 및 조기진단, 양질의 치료 및 임상적 처치에 대한 접근성<br>4) Tobacco Free : 2007년 이후 정책 마련, 전 회사 내 흡연 금지<br>– 흡연금지 구역 : 부동산, 빌딩, 임대건물, 회사 운송수단, 회사에서 지원하는 회의 등<br>– 근로자를 대상으로 한 다양한 금연 프로그램 무료 제공: 건강상담, 의학적 처치, 온라인 프로그램, 그룹 미팅, 개별 코칭 |
| Pepsi Bottling Group's Healthy Living program | • 건강과 질환 발생 예방을 위한 사업장 내 스크리닝, 건강박람회, 예방접종, 전문적 건강증진 프로그램<br>• 체중관리 및 영양, 운동, 스트레스, 혈압, 콜레스테롤, 허리통증, 흡연에 대한 무료 전화, 인쇄물과 web에 기초한 프로그램 제공<br>• 근로자지원프로그램(Employee Assistance Program, EAP) 및 피트니스 클럽, 체중 감량을 위한 운동시설 함께 제공<br>• 만성 질환 관리 및 사례 관리, 치료를 위한 전문가 센터 및 24시간 Nurse line 제공 |

출처 : 1. National Center for Chronic Disease prevention and health Promotion. (2007). The National healthy Worksite Program.
https://www.cdc.gov/workplacehealthpromotion/pdf/nhwp-program-overview.pdf
2. Johnson & Johnson. (2010). Healthy People.
https://www.jnj.com/sites/default/files/pdf/healthy-people.pdf
3. PEPSICO. (2016). Healthy Living Programs.
http://myhealthhub.pepsico.com/pdf/hl_programs_flier_2016.pdf

## 2) 우리나라의 직장 보건교육건강증진 프로그램

### (1) 우리나라의 사업장 건강증진 제도

우리나라의 근로자 건강증진사업은 1991년 직업병 예방 종합대책을 발표하고 1992년 한국산업안전보건공단 산업보건지도국 내에 건강증진부를 신설하면서부터 시작되었다(김숙영, 2011; 박정선, 2011). 1996년 이후 현재까지 산업안전보건법 제4조1항제10호에 그 밖에 근로자의 안전 및 건강의 보호·증진에 대한 정부의 책무를 규정하고 있으며, 같은 법 시행령 제3조의6(건강증진사업 등의 추진)에서는 근로자의 건강증진을 위한 사업의 보급과 확산, 깨끗한 작업환경의 조성 시책 마련을 위한 고용노동부장관의 책무 또한 규정하고 있다. 고용노동부는 1999년 사업장 건강증진운동 시행지침을 개발하였으며, 2013년 1월 다시 개정하여 고시하였다. 이 지침은 근로자 건강증진활동을 효율적으로 추진하기 위하여 필요한 사항을 규정함을 목적으로 하고 있다.

우리나라 산업안전보건법에서는 근로자 건강증진활동을 '작업관련성질환 예방활동을 포함하여 근로자의 건강을 최상의 상태로 하기 위한 일련의 활동'으로 정의하고 있다. 또한 작업관련성질환은 작업관련 뇌심혈관질환·근골격계질환 등 업무적 요인과 개인적 요인이 복합적으로 작용하여 발생하는 질환으로 정의하고 있다. 건강증진활동의 추진 내용에는 근로자의 직무스트레스 관리, 올바른 작업자세 지도, 뇌심혈관질환 발병위험도 평가 및

**[표 6-6] 우리나라 근로자 건강증진 관련 제도의 역사**

| 연도 | 제도관련 내용 |
|---|---|
| 1991년 | 직업병 예방 종합대책 발표 |
| 1992년 | 한국산업안전보건공단 산업보건지도국 내에 건강증진부를 신설 |
| 1993년 | 한국산업안전보건공단 시범사업 실시 |
| 1996년 | 산업안전보건법 제4조에 근로자의 안전 및 건강의 보호 · 증진에 관한 사항을 정부의 책무로 규정 |
| 1997년 | 산업안전보건법 시행규칙 제3조에 건강증진운동 등의 추진 규정 마련 |
| 1997년 | 공단지역본부 사업장 방문 체력측정 서비스 제공 |
| 1998년 | 고용노동부 예규로 '사업장 건강증진운동 시행지침' 제정 |
| 1999년 | 사업장 건강증진 우수사례발표대회 개최 시작 |
| 1999년 | 고용노동부 고시로 '사업장 건강증진운동 시행지침' 제정 |
| 2010년 | 고용노동부 '사업장에서의 근로자 건강증진활동 지침'으로 개정 고시 |
| 2013년 | 고용노동부 '근로자 건강증진활동 지침'으로 개정 고시 |

출처 : 유승현, 제갈정, 김혜경. (2015). 사업장 건강증진의 모형과 전략 동향. 보건과 사회과학, 39, 25-47.

사후관리, 금연, 절주, 운동, 영양개선 등이 포함된다. 이외에도 건강증진활동계획을 수립할 때는 건강진단결과 사후관리, 근골격계질환 징후가 나타난 근로자에 대한 사후조치, 직무스트레스에 의한 건강장해 예방조치를 포함하도록 규정하고 있다.

우리나라의 사업장 건강증진활동은 산업안전보건법 상 정부(고용노동부)의 책무로 규정되어 있으며, 현장의 건강증진사업은 한국산업안전공단의 역할을 중심으로 지난 20여 년간 활성화되어 왔다. 그러나 사업의 내용은 작업관련성질환인 뇌심혈관질환, 근골격계질환 예방과 관리에 한정된 특성을 보인다. 또한 금연, 절주, 운동, 영양개선, 직무 스트레스 관리가 건강증진활동의 내용으로 포함되고 이를 관리하는 방법으로 검진 후 사후관리, 건강장해 예방조치를 강조하여 질병중심, 근로자 개인차원의 접근에 집중하고 있다. 국민건강증진종합계획 2020에서 제시한 근로자 건강증진대책 또한 물리적 작업환경측정과 근로자건강진단을 지나치게 강조하고 있다. 근로자 개인의 건강관리 능력을 함양하기 위한 근로자 건강증진을 음주, 흡연, 운동 등 개인의 생활습관 개선으로 이해하여 회사와는 무관한 문제로 다루는 경향이 있다(김영복 등, 2013).

### (2) 우리나라의 직장 보건교육건강증진 프로그램

국내에서 실시된 직장 건강증진사업은 심뇌혈관질환 예방과 관리를 목표로 금연, 절주, 식이, 운동, 스트레스 관리 중 두 개 이상의 건강행동의 개선을 유도하는 다중 중재 접근방식을 택한 경우가 많다. 대부분의 건강증진 프로그램이 뇌·심혈관질환 발병위험요인의 개선에 효과가 있는 것으로 평가되어 향후 프로그램의 확산의 근거로 제시되었다. 그러나 사업장 건강증진의 지속가능성을 보장하기 위해서는 장기적인 효과에 대한 평가연구가 요청된다.

## 4 직장 보건교육건강증진에서 보건교육사의 역할

포괄적 직장 건강증진사업은 단순히 물리적 작업환경개선과 근로자 건강진단 및 건강생활실천사업보다 확대된 개념이어야 한다. 즉, 사업장을 삶의 터로 보고 근로자의 건강행동 변화 뿐 아니라 건강하고 안전한 환경조성에 도움이 되는 광범위한 개인 및 조직차원의 중재를 포함하여야 한다. 이를 위해 근로자의 적극적 참여유도와 다양한 지역사회 분야와의 협력 강화가 요청된다. 직장 건강증진사업에서 핵심적으로 요구하고 있는 건강증진사업은 다음과 같이 정리될 수 있다.

**[표 6-7] 직장 보건교육건강증진 프로그램 국내사례**

| 프로그램 명 | 내 용 |
|---|---|
| Health Three go<br>(끊고, 빼고, 걷고) | • 사업장 단독추진형 사업장 건강증진활동 사례(**운수 87명 대상)<br>• 뇌심혈관질환예방을 위한 기초 질환관리 및 건강생활습관 실천, 금연프로그램을 통한 사업장 내 금연분위기 조성, 금연자조모임 운영 지원 등<br>• 외부 전문기관 위탁(**협회 **보건안전센터)을 통한 사업 운영<br>– 뇌심혈관질환 예방 활동 : 발병 위험도 평가 및 건강상담, 뇌심혈관질환 예방교육, 건강검진 및 체력측정<br>– 조직차원의 생활습관개선 금연 : 금연교육, 근로자 흡연정도 및 금연의도 파악, 금연준비단계에 따른 상담실시, 금연캠페인 실시 등 |
| 술, 담배 없는<br>건강한 사업장<br>만들기 | • 유사업종 연합형 사업장 건강증진활동 사례(택시 및 경차량운수업 종사자 170명 대상)<br>• 뇌심혈관 질환 예방을 위한 발병위험도 평가, 간이검사 및 건강상담, 영양관리, 조직차원의 생활습관 개선 : 금연, 절주<br>– 뇌심혈관질환 프로그램 : 총 9회 실시. 방문컨설팅, 만보계제작, 뇌심혈관질환 예방교육<br>– 절주프로그램 : 총 4회 실시. 알콜의존도 조사 및 상담, 캠페인, 음주달력<br>– 금연프로그램 : 총 9회 실시, 간이 측정 및 상담 |
| YES! 건강증진<br>활기찬 일터 | • 지역단위 연합형 사업장 건강증진활동 사례(**산업단지협의회 10개소 연합 1,013명 대상)<br>• 뇌심혈관질환 위험군 관리프로그램, 근골격계질환 예방 프로그램, 직무스트레스 예방 프로그램, 생활습관 개선 프로그램 운용<br>– 뇌심혈관질환 프로그램 : 예방 컨설팅 10회, 현수막 홍보물 제작, 예방교육(뇌심혈관 질환 발생 위험인자, 평가, 사전경고신호, 응급처치 및 심폐소생술, 뇌심혈관 질환 예방수칙 등) 20회<br>– 근골격계질환 예방 프로그램 : 컨설팅 10회, 스트레칭 로프 제작, 배부, 예방교육(함께 하는 건강스트레칭) 30회<br>– 직무스트레스 예방 프로그램 : 컨설팅 10회, 예방교육(직무스트레스 평가 및 해결책 등) 20회 |

출처 : 고용노동부, 안전보건공단. (2011). 2011년도 노사주도 건강증진활동 비용지원 추진사례집. 인천 : 한국산업안전보건공단 직업건강실

(1) 개인과 조직수준을 포괄하는 다차원적 건강위험요인 및 건강관리 역량 진단

(2) 조직적 접근에 근거한 사업장 건강증진사업 기획 및 성과평가

(3) 개인 위험요소별 맞춤형 보건교육과 상담, 건강관리기술 훈련

(4) 지역사회 활동 강화

(5) 건강환경 조성 및 정책개발

**[표 6-8] 직장 건강증진사업에서 보건교육사의 활동영역**

<table>
<tr><th colspan="2" rowspan="2">구 분</th><th colspan="2">보건교육사의 활동영역</th></tr>
<tr><th>현 상황 내 활동영역</th><th>WHO의 Healthy Workplace, 미국 CDC Workplace Health Model에 근거한 활동영역</th></tr>
<tr><td colspan="2">① 사업장 근로자 건강증진사업 기획 및 평가</td><td>• 근로자 건강실태 및 사업장 건강 증진활동 실태 조사 및 자료 분석<br>• 근로자 건강증진사업 기획<br>• 근로자 건강프로그램에 관한 콘텐츠 및 매뉴얼 개발 · 보급<br>• 평가 보고서 작성 및 발표</td><td>• 기업의 고위관리자 및 지역사회 핵심 이해관계자, 여론주도자의 관심 활성화 및 지지 획득<br>• Healthy Workplace Team 팀 구성<br>• 현황분석 : 기업과 근로자의 현황 및 바람직한 미래 상황이나 결과, 직장의 건강자원 실태<br>• 우선순위 결정 및 계획수립 : 조직적 접근<br>• 건강증진사업의 과정과 단기 및 중장기 결과 평가 : 건강증진직장의 편익 평가</td></tr>
<tr><td rowspan="2">② 보건교육과 기술개발</td><td>건강생활 실천을 위한 건강상담과 보건교육</td><td>• 건강검진 사후관리 서비스 : 건강 고위험 요인에 관한 건강상담 및 보건교육<br>• 생활습관개선을 위한 건강생활실천 교육<br>• 직무스트레스 측정과 관리</td><td>• 근로자와 가족 대상 health literacy 향상 활동<br>• 스트레스, 따돌림이나 괴롭힘, 갈등 관리 및 대처 기술 발달 교육<br>• 근로자 건강증진 프로그램(건강검진, 금연, 절주, 신체활동, 비만 등) 제공<br>• 금연, 절주, 약물사용에 대한 정보 제공과 상담<br>• 안전지침에 대한 교육</td></tr>
<tr><td>근로자 안전보건 교육</td><td>• 작업환경관리 및 작업관리에 관한 기초 자료 수집 및 분석<br>• 근로자 안전보건교육 계획 수립 및 관리<br>• 산업안전보건법 상 규정된 안전보건 교육 수행<br>• 안전보건교육 자료 개발 및 보급</td><td>• 근로자와 가족 대상 health literacy 향상 활동<br>• 스트레스, 따돌림이나 괴롭힘, 갈등 관리 및 대처 기술 발달 교육<br>• 근로자 건강증진 프로그램(건강검진, 금연, 절주, 신체활동, 비만 등) 제공<br>• 금연, 절주, 약물사용에 대한 정보 제공과 상담<br>• 안전지침에 대한 교육</td></tr>
</table>

| | | |
|---|---|---|
| ③ 지역사회 협력 | • 지역사회－산업장 건강네트워크 구축<br>• 유관기관과의 연계체계 구축 : 한국산업안전관리공단, 한국금연운동협의회, 한국음주문화연구센터, EAP협회, 대한영양사협회, 대한산업보건협회 등 | • 기업의 지역사회 참여<br>• 중소기업을 위한 직장건강 및 안전에 대한 리더쉽, 전문성 제고 활동<br>• 유망한 지역사회 단체에 대한 재정적 지원<br>• 지역사회 건강증진을 위한 관련 기관과의 협력사업 실시 |
| ④ 건강환경 조성 및 정책개발 | • 사업주 및 근로자 인식 제고를 위한 홍보 활동<br>• 사업장 건강문화 조성<br>• 물리적 사회적 경제적 건강환경조성<br>• 근로자건강센터 운영 : 건강서비스 이용 취약 근로자 지원 | • 근로자의 건강에 영향을 미치는 직장의 정책, 방침, 업무과정 개선<br>– 불건강한 사회심리적 작업환경 개선 : 업무부담 감소를 위한 업무 재설계, 조직문화, 지휘 및 통제 방식의 개선<br>– 건강한 사회심리적 작업환경 촉진 : 리더쉽 개발, 쌍방형 의사소통 및 건설적 피드백, 근로자 의사결정권 존중, 취약계층 보호제도<br>• 물리적 작업환경 개선<br>– 위험요인의 제거 및 발생원으로부터의 통제<br>– 근로자 보호지원 : 안전장비 설치, 행정적 통제, 개인보호장구 지급<br>• 개인 건강관리 지지환경 조성<br>– 근로자 건강관리 장소, 시간 및 재정적 지원<br>– 건강생활습관에 대한 동료나 상사의 지지 조성, 건강인센티브제 시행<br>– 질병 예방과 치료 서비스 제공 |

출처 : 김영복, 김광기, 김혜경, 손애리. (2013). 보건교육사 국가자격제도 제도개선에 관한 연구. 대구대학 교산학협력단 · 한국건강증진재단.

# 제4절 의료기관 보건교육건강증진

## 1 의료기관 보건교육건강증진의 개념

### 1) 중요성

의료기관은 중요한 보건교육건강증진의 장(setting)이 된다. 질병치료에 도움을 줄 수 있는 관리내용을 질병 초기단계에 습득하게 되면, 빠른 회복 및 후유증 감소에 기여할 수 있으므로 최근 환자 개개인의 특수 건강상태에 대한 보건교육의 중요성이 부각되고 있다. 공중보건학적인 측면에서도 인구집단의 약 20%는 1년에 한번 이상 의료기관을 방문하고 더 많은 수의 사람들이 환자 가족이나 동료로서 의료기관을 방문한다. 이러한 사실은 많은 사람들이 보건교육과 건강증진 활동의 혜택을 받을 수 있는 기회를 의료기관이 제공할 수 있다는 점을 시사한다. 의료기관을 방문하는 사람들은 환자여부에 관계없이 건강과 질병에 대한 인식이 고조된 상태이므로, 주요 생활양식의 개선을 위한 교육과 중재 활동 효과 가능성이 높기 때문에 보다 효율적으로 건강행동실천을 유도할 수 있는 기회가 된다. 더욱이 의료기관은 신뢰성 높은 보건의료전문가들이 이미 확보되어 있고, 의료기관 종사자들의 입장에서 본다면 의료기관은 하나의 사업장이기 때문에 직장 건강증진활동이 가능한 장이기도 하다.

### 2) 환자 보건교육

#### (1) 환자 보건교육의 특성

의료기관에서 실시되는 보건교육 프로그램은 질병에 관한 예방 및 관리방안으로, 주로 조기진단 및 치료, 질병예방, 건강증진을 교육의 목적으로 한다. 환자 보건교육은 특수한 상태에 있는 환자를 교육하는 것이므로 주로 2, 3차 예방차원에 초점을 두고 수행된다. Fahrenport(1987)는 의료인 중심적 보건교육은 예방적 차원의 접근방법을 이용하게 되며, 환자 중심적 보건교육은 환자의 자기 역량강화에 초점을 맞춘 보건교육을 실시하게 된다고 언급하였다. 현대 환자보건교육은 과거 의료인에 대한 전폭적인 의존형태에서 벗어나 환자의 책임이 증대되어지는 환자주도의 건강증진, 습관유지 방향으로 발전되고 있다. 환자 보건교육의 목적도 질병치료를 위한 보조수단으로서의 교육이 아닌 건강상태의 개선이라는 점에 중점을 두고 있다고 할 수 있다.

#### (2) 환자 보건교육건강증진의 원칙

환자 보건교육을 실시할 경우 다음의 원칙이 고려되어야 한다.

① 환자 보건교육 기획자는 기대되어지는 환자의 행동과 장애요인에 대해 명확히 파악해야 한다.

② 효과적인 교육적, 행동적, 환경조성 전략이 필요하다.

③ 환자교육은 치료제공의 측면에서 의료인과의 효과적인 기술협력이 필요하다.

④ 지식은 필요하지만 반드시 행동변화를 가져오는 것은 아니므로 환자교육 시 환자들이 알아야 할 행동에 초점을 맞추어야 한다.

⑤ 환자교육 담당자는 바람직한 행동의 지속적 수행 및 환자의 사회적 지지 강화, 환자의 건강증진을 위해 노력해야 한다.

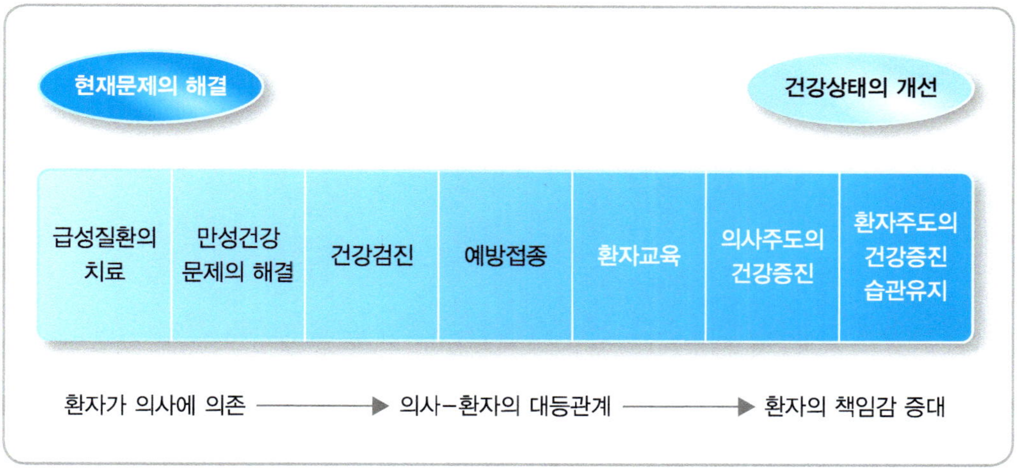


[그림 6-6] 환자 보건교육건강증진의 과정

## 2 건강증진병원

### 1) 건강증진병원의 개념

건강증진병원(Health Promoting Hospitals and Health Services, HPH)은 WHO의

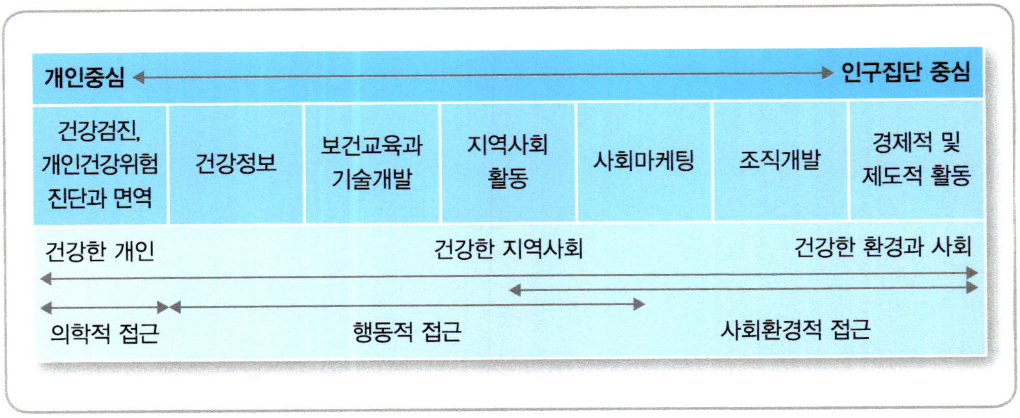


**[그림 6-7]** 건강증진을 위한 전략

출처 : Groene, O., & Garcia–Barbero. (2005). Health promotion in hospitals : Evidence and quality management. Division of Country Support WHO Regional Office for Europe.

유럽지역사무처에 의해 시작(1988)되었다. 병원의 일차적인 목적이 치료중심에서 건강증진중심으로 변화되기 위해 모든 조직과 서비스를 전환시키도록 하는 장 접근(setting approach) 방식을 채택하는 것으로 다음과 같은 세부 목표를 둔다.

(1) 건강증진의 개념에 바탕을 둔 기관의 정체성 확립
(2) 건강증진을 위한 조직의 구조 및 문화 개발
(3) 양질의 포괄적인 의료서비스 제공
(4) 병원자체가 건강증진환경으로 개선
(5) 지역사회 건강증진활동 강화

## 2) 건강증진병원의 혜택

### (1) 환자 및 환자 보호자의 효과적 건강증진 및 삶의 질 향상

병원을 이용하는 고객들은 하나 이상의 건강문제로 고통을 받고 있다. 이들의 건강관련 삶의 질을 향상시키기 위해서는 의학적 치료 외에 생활양식의 변화, 약 처방이나 영양 처방에 순응해야 할 필요가 있다. 아픈 상태에서는 건강상담이나 교육에 수용적이어서 보건교육을 통한 행동변화를 유도할 수 있는 효과적 기회가 된다.

#### (2) 직원들의 건강증진

의료기관은 직원들의 입장에서 보면 사업장이 된다. 우수한 보건의료 인력 확보를 위해 각 병원은 경쟁관계에 있으며, 안전하고, 건강을 증진시키는 환경을 제공하는 병원일수록 우수한 인력을 유치하고 이직률이 낮은 것으로 알려져 있다. 의료기관에서 직장 건강증진 활동을 하는 사업장일수록 직원의 결근율이 감소하고, 제공된 서비스의 성과가 좋았으며, 환자만족도가 높았다. 즉, 직원들에 대한 투자는 우수한 직원의 유치로 이어지고, 이는 향상된 의료서비스 제공으로 이어진다고 볼 수 있다.

#### (3) 지역사회 건강증진

건강증진병원은 지역사회에서 핵심적 건강센터로서의 역할을 함으로써 지역사회 건강증진에 기여한다. 병원의 데이터를 분석함으로써 지역주민의 유병률과 사망률에 관여한 주요 위험요인들을 파악하고 주요 위험요인과 생활양식 개선을 위한 캠페인과 교육을 제공한다. 또한 환경위생 개선을 위한 노력도 실시한다.

#### (4) 효율적 병원경영

병원의 효율적 경영을 위해 건강증진활동은 중요하다. 병원에서 실시된 대부분의 건강증진프로그램은 비용이 적게 들면서 입원기간과 합병증을 감소시키고, 환자의 만족도를 증가시킨다.

덴마크 등에서 실시된 무작위임상시험 결과(Moller 등, 2002)에 따르면 수술 전에 금연과 금주 프로그램을 실시한 경우 그렇지 않은 경우보다 합병증 발생률과 입원기간이 낮음을 보고하였다. 또한 환자들도 의료진과의 의사소통에 대한 만족도가 높았고, 자신이 치료과정에서 적극적 역할을 했다고 느끼게 되어 서비스에 대한 만족도가 높았고, 주변인에게 병원을 추천하는 비율도 높았다.

### 3) 병원에서의 건강증진활동 핵심전략과 활동기준

#### (1) 핵심전략

환자, 직원 및 지역사회를 대상으로 하는 건강증진활동은 다음의 표에 제시된 건강증진 전략을 통해 실천된다. 제시된 건강증진 전략은 서비스에 관련된 전략(전략 1, 2, 4, 5)과 환경에 관련된 전략(전략 3, 6)으로 구분된다. 서비스 관련 전략들은 기존 서비스(임상 및 입원)의 질 개선을 위한 전략과 새로운 교육적 서비스 도입을 통해 서비스 질을 개선하고자 하는 전략을 포함한다. 특정 질병을 치료, 관리하기 위한 전략과 적극적 건강을 유지, 향상시키고자 하는 전략들이 모두 포함된다. 또한 환경과 관련해서 병원환경 자체의 개선을 유도하는 전략과 지역사회 또는 다른 생활터의 개선과정에 병원이 참여하는 전략으로 모두를 포괄하고 있다.

**[표 6-9] 병원의 각 이해관계자(환자, 직원, 지역사회)에 적용 가능한 건강증진 일반전략**

| | 전략의 내용 |
|---|---|
| 전략 1 | 대상의 건강증진 자기관리/자기재생 능력강화를 통해 치료와 관리에서 건강증진서비스 질 향상 |
| 전략 2 | 대상의 건강증진 공동생산 능력강화를 통해 치료와 관리에서 건강증진서비스 질 향상 |
| 전략 3 | 건강증진 및 역량강화 지향적 병원환경을 위한 건강증진서비스 질 향상 |
| 전략 4 | 구체적인 건강증진서비스 제공 : 질병관리 능력강화를 위한 환자교육 |
| 전략 5 | 구체적인 건강증진서비스 제공 : 건강 생활양식 형성 능력강화를 위한 보건교육 |
| 전략 6 | 구체적인 건강증진 활동 : 건강증진 및 역량강화를 위한 지역사회 개발과정에 참여 |

출처 : Groene, O., & Garcia-Barbero. (2005). Health promotion in hospitals : Evidence and quality management. Division of Country Support WHO Regional Office for Europe.

이상의 6개 전략은 단지 임상적 성과만을 목적으로 하는 것이 아닌 건강의 향상을 유도하는 것이므로 환자에게만 적용되는 것은 아니다. 병원의 직원이나 지역사회 구성원들에게도 적용되는 것이어서 병원에서의 건강증진 전략은 18개의 전략으로 구성된다고 볼 수 있다.

### (2) 병원에서의 건강증진 기준

병원에서 질 관리를 위한 접근은 대부분 서비스 기준 설정으로 수행된다. 건강증진은 건강을 향상시키고 삶의 질을 보장하기 위해 핵심적으로 필요한 질 관련 이슈이다. 따라서 병원에서 제공되는 건강증진 기준은 제공되는 서비스의 질을 확보하기 위해 반드시 필요한 부분이다. 이러한 면을 반영하여 WHO는 2001년 제9차 국제 건강증진병원 학술대회에서 실무그룹을 구성하여 작업을 진행한 결과 모든 병원에 적용가능한 5개의 핵심기준을 개발하였다.

**[표 6-10] 병원에서의 건강증진 기준**

| | | 내 용 |
|---|---|---|
| 기준 1 | 관리정책 (Management policy) | 의료기관은 건강증진을 위한 문서화된 정책을 수립하여야 한다. 정책은 전체적인 기관의 질 개선 체계의 일부분으로 수행되어야 하며, 건강 결과를 향상시키는 것을 목적으로 해야 한다. 이 정책은 환자, 환자의 가족과 직원들을 위한 것이다. |
| 기준 2 | 환자평가 (Patient assessment) | 의료기관은 보건의료전문가들이 환자와 협력으로 건강증진활동을 위한 요구를 체계적으로 진단하게 한다. |
| 기준 3 | 환자 정보 및 중재 (Patient information and intervention) | 의료기관은 환자에게 그들의 질병 또는 건강상태에 관련된 중요한 요인들에 대한 정보를 제공한다. 그리고 건강증진서비스는 모든 환자에게 제공한다. |
| 기준 4 | 건강한 업무환경 (Promoting a healthy workplace) | 병원이 건강한 직장환경으로 발전할 수 있도록 환경을 조성한다. |
| 기준 5 | 지속과 협력(Continuity and cooperation) | 의료기관은 지속적으로 다른 보건의료서비스 수준, 기관 그리고 부문과 협력하기 위한 계획된 방안을 보유한다. |

출처 : WHO European Office for Integrated Health Care Services. (2004). Standard for health promotion in hospitals. World Health Organization.

## 4) 건강증진병원 활동의 영역

병원에서의 건강증진 기준에 기초한 건강증진활동은 병원, 환자, 직원, 지역사회 영역을 모두 포함한다. 건강증진병원이 되기 위해서는 비전, 목적, 전략에 건강증진의 개념을 통합하고 건강증진활동을 위한 예산과 인력을 배정한다. 또한 병원의 건강증진활동을 자체 평가한다.

환자의 영역에서는 모든 환자의 건강 위험요인, 건강증진 요구도를 진단하고 환자에게 건강정보를 제공하며 자가 건강관리법을 교육한다. 병원의 직원을 위해서는 건강하고 안전한 근무환경을 조성하고 업무관련 사고의 예방관리체계를 운영한다. 또한 직원의 건강증진활동을 지원한다. 지역사회와 관련하여 병원의 건강증진계획과 지역 보건의료계획의 일관성을 확보하고 환자의뢰 등 지역사회 보건의료기관과 협력한다. 사회복지기관 등 타 관련부문과도 활발히 협력한다.

**병원의 시스템 변화**

- 건강증진의 개념을 통합한 비전, 목적, 전략 수립
- 건강증진활동을 위한 부서, 예산과 인력 배정
- 직원의 건강증진활동 역량 교육 실시
- 건강증진활동 자체평가

**건강증진 서비스 개선**

- 건강진단 시 모든 고객의 건강 위험요인, 건강증진 요구 진단
- 고객에게 맞춤형 사후관리 제공(치료 제공 및 의뢰, 건강정보 제공, 건강증진프로그램 제공 및 연계)

**직원 건강증진 지원**

- 건강하고 안전한 근무환경 만들기
- 업무관련 사고 예방 관리체계 운영
- 직원의 건강증진활동 지원

**지역사회 건강증진 활동 강화**

- 지역주민 대상 캠페인, 교육, 행사 등 활성화
- 환자의뢰, 지역보건사업참여 등 지역사회 보건의료기관과의 협력
- 사회공헌활동을 위한 교육기관, 사회복지기관 등 관련 부문과의 협력

**[그림 6-8]** 건강증진병원의 활동 영역

## 3 건강증진병원에서의 보건교육사 역할

의료기관의 건강증진활동은 단순히 치료서비스에 건강정보제공과 건강생활실천상담을 더하는 것 이상의 확대된 개념이어야 한다. 즉, 의료기관을 건강증진적인 삶의 터로 보고 환자와 그 가족, 직원, 기관의 조직과 환경의 변화를 요구하는 생태학적인 접근법을 요구한다. 환자와 가족, 직원 대상 보건교육은 건강위험행태 개선 이상의 건강 총체적인 접근을 통한 역량강화교육이 되어야 한다. 또한 의료기관은 지역 내 건강영향력이 가장 큰 조직이므로 독립적 또는 지역사회의 다양한 기관과의 협력적 활동을 통해 지역사회 건강수준 향상의 책임을 수행하여야 한다. 의료기관 건강증진에서 요구하고 있는 건강증진활동은 다음과 같이 정리될 수 있다.

(1) 의료기관의 기능을 치료중심에서 건강증진 중심으로 재조정하기 위한 정책, 조직 및 업무추진체계 변화유도

(2) 직원의 건강증진역량 강화 교육 및 인력관리

(3) 건강에 대한 총체적 접근(holistic approach)을 적용한 환자와 가족, 직원 대상 건

강증진 프로그램 기획과 평가

(4) 건강하고 안전하며 쾌적한 병원환경조성

(5) 지역사회 자원과의 협력관계 구축을 통한 지역사회 건강증진활동

**[표 6-11] 건강증진 중심 의료기관에서 보건교육사의 활동영역**

| 구분 | 보건교육사의 활동영역 | |
|---|---|---|
| | 현 상황 내 활동영역 | WHO HPH 원칙에 근거한 활동영역 |
| ① 의료기관의 시스템 변화 기획과 수행 | | • 건강증진을 위한 조직의 구조 및 문화 개발<br>– 건강증진의 개념을 통합한 비전, 목적, 전략 수립<br>– 건강증진활동을 위한 부서, 예산 및 인력배정<br>– 건강증진활동 자체평가 |
| ② 인력관리 및 교육 | • 건강증진서비스 인력에 대한 자격기준 및 업무내용, 수 등을 결정하고 채용, 교육, 사업 배치<br>• 건강증진서비스를 위한 교육계획 수립 및 실시 | • 건강증진서비스 제공자의 환자 보건교육 수행역량 강화<br>• 환자–의료인, 직원 간 커뮤니케이션 역량 강화 교육<br>• 직원의 경력개발을 위한 교육과 훈련 |
| ③ 환자 건강증진 프로그램 개발과 수행, 평가 | • 환자와 가족의 교육, 정보제공, 의사결정 지원, 권리, 사생활 보장을 위한 활동<br>• 환자의 안전(의료과실 감소)과 적극적 건강성과를 위한 활동<br>• 환자치료를 위한 건강생활실천 상담과 보건교육 실시<br>• 팀접근을 통한 보건교육의 코디네이터 역할(의사, 간호사, 영양사, 운동처방사, 물리치료사 등과 협력)<br>• 질병예방과 관리에 관한 교육자료 개발 및 건강정보 확산 | • 모든 환자의 건강위험요인, 건강증진 요구 진단<br>• 환자에게 맞춤형 건강증진서비스 또는 프로그램 개발과 수행, 평가<br>– 질환관리 교육<br>– 건강생활실천교육<br>• 환자 및 가족의 자가건강관리능력 향상 프로그램<br>• 환자와 가족지지 프로그램<br>– 질환별 자조모임 구성과 운영<br>– 장기입원환자를 위한 프로그램<br>• 환자 가족에게 정보제공, 기술훈련 |
| ④ 직원 건강증진 프로그램 개발과 수행, 평가 | • 병원 직원(의료, 행정, 시설관리 직원)들의 건강요구(급식과 영양, 신체활동, 스트레스관리 등)에 따른 활동 | • 직원 건강증진 프로그램 개발과 수행<br>– 건강검진 및 삶의 질 진단<br>– 보건교육 및 건강기술훈련<br>– 건강생활실천을 위한 동아리활동 운영 |

| | | |
|---|---|---|
| | | • 직원 질병예방 프로그램 개발과 수행<br>– 만성질환 및 직업병 예방 · 관리 교육<br>– 안전교육 실시<br>– 직무스트레스 관리 교육 |
| ⑤ 의료기관 건강환경 조성 | • 사업장 안전(유해물질과 검체 폐기, 감염성질환에 대한 보호조치 등) 활동 | • 건강하고 안전한 근무환경 조성<br>• 업무관련 사고 예방 및 관리체계 설치 및 운영<br>• 직원 역량강화를 지원하는 환경조성<br>– 직원의 건강생활실천지원 환경조성<br>– 직원개인의 상황에 맞는 업무 분배<br>• 직원의 심리사회적 위험요인 관리정책 실시<br>• 환자 건강증진센터, 건강정보센터 운영<br>• 환자와 가족, 직원을 위한 휴식공간 확보 및 건강하고 맛있는 식단제공<br>• 쾌적하고 문화가 함께하는 공간조성 |
| ⑥ 지역사회 활동 강화 | • 건강증진 및 보건교육 프로그램을 통한 지역사회 건강증진활동 | • 병원자료를 활용한 지역사회진단과 지역보건정책 수립 참여<br>• 지역주민 대상 캠페인, 교육, 행사 등의 기획과 수행<br>• 지역 내 기업과 학교 대상 캠페인, 교육, 행사 등의 기획과 수행<br>• 지역사회 내 타 보건의료기관과의 협력적 건강증진사업<br>• 지역사회 교육기관 및 사회복지기관 등과 연계한 사회공헌활동<br>• 지역사회 환경보호활동<br>• 건강정책 옹호활동<br>• 지역주민에게 의료기관 시설 개방<br>• 국가 및 국제적 수준에서 건강증진병원 사업 교류 |

출처 : 김영복, 김광기, 김혜경, 손애리. (2013). 보건교육사 국가자격제도 제도개선에 관한 연구. 대구대학 교산학협력단 · 한국건강증진재단.

# 제5절 학교 보건교육건강증진 : 건강증진학교

## 1 중요성 및 목적

학교는 교육을 목적으로 하는 생활터로써, 학생들의 건강한 성장·발육에 필요한 효과적이고 효율적인 교육을 수행할 수 있으며, 학생들에게 건강한 생활습관을 형성하도록 교육함으로써 학생 및 교직원의 건강수준을 향상시키고, 나아가 가정 및 지역사회, 국가의 건강수준을 향상시키는데 기여하고 있다. 특히 통합적, 계획적, 연속적 보건교육은 학생들에게 건강증진을 도모할 수 있는 생활습관을 형성함으로써, 건강과 교육의 수준을 모두 향상시킬 수 있는 효율적인 수단이 된다. 건강에 해로운 생활습관을 형성하기 전에 건강한 생활습관과 태도를 갖도록 유도할 수 있으며, 나아가 학생과 교직원의 건강 지식과 태도의 변화가 가정 및 지역사회의 변화를 유도하는 파급효과를 기대할 수 있다. 특히 인구의 약 25%를 차지하는 학생 및 교직원의 건강수준은 국민 전체의 건강수준에 영향을 미치는 한편, 미래의 국민 건강수준을 결정하게 된다.

학교보건은 학생 및 교직원, 가족이 스스로 질병을 예방하고, 건강을 유지하며, 증진할 수 있는 능력을 갖추도록 돕는 것을 목적으로 하며, 학교 보건교육은 건강에 대한 정확하고 풍부한 지식을 제공함으로써 신체적, 정신적 발달과정에 있는 학생들이 건강하고 안전한 생활을 영위할 수 있도록 건강관리 능력을 함양하고 건강생활을 실천하도록 돕는 것을 목적으로 한다.

## 2 주요 특징

### 1) 학교보건사업의 영역

전통적인 학교보건사업의 영역은 학교 보건교육, 학교 건강서비스, 건전한 학교환경으로 구분된다. 학교 보건교육의 범위는 건강요구도 조사 및 교육목표 평가, 학습영역 및 조직·방법·매체의 개발, 학습수준의 조정, 교육시간의 할당 등을 포함하며, 학교 건강서비스의 범위는 교사의 학생건강 관찰, 건강평가, 검진장비의 관리, 추후관리, 교사-양호교사간의 협의, 건강지도, 전염병 관리, 응급처치, 구강건강, 장애아관리 등을 포함한다. 건전한

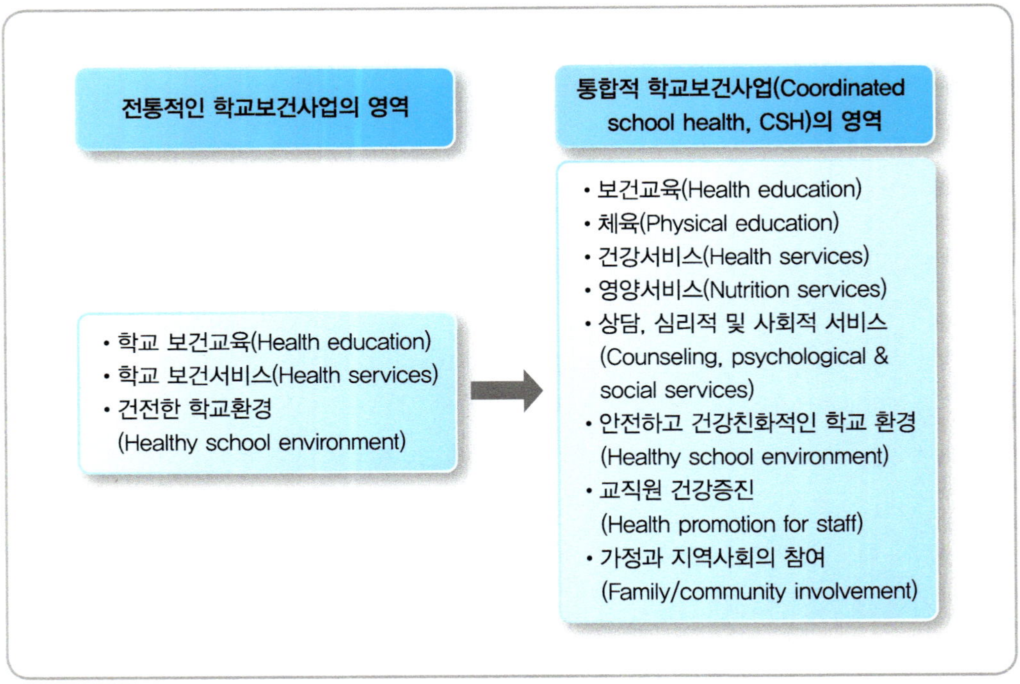


**[그림 6-9]** 학교보건사업의 영역 변화

학교환경의 범위는 학교 시설(체육관, 운동장 등) 및 장비 관리, 학습환경(조명, 난방, 환기 등) 관리, 학교급식, 위생, 안전 및 화재 예방 등이다.

한편 1997년에 WHO의 포괄적 보건교육 및 건강증진전문가 위원회는 학교보건사업에서 건강과 관련된 공식적, 비공식적 교육과정 운영, 안전하고 건강친화적인 환경 조성, 적절한 보건서비스의 제공, 건강을 향상시키기 위한 노력에 가족 또는 지역사회의 참여를 주요 활동으로 수행할 것을 권고하였다.

1980년대 후반에 이르러 콜브와 Kolbe와 Allensworth는 전통적 영역인 학교 건강서비스, 학교 보건교육, 건전한 학교환경에 5가지 사업요소인 학교-지역사회의 통합된 건강증진 노력, 학교 체육, 학교 급식서비스, 학교 상담, 교직원 건강증진사업을 포함한 통합적 학교보건(Coordinated school health, CSH)의 개념이 등장하였다. 이러한 통합적 학교보건사업의 요소는 최근 들어 일부 수정 보완된 개념의 통합된 학교보건모형(CSH)을 제시하고 있다(CDC, 2016; Thomas, 2001).

보완 및 수정된 학교보건의 협력적 접근모형(Whole School, Whole Community,

**[표 6-12] 통합된 학교보건사업(CSH)의 구성요소**

| CSH의 초기 버전 | CSH의 최신 버전 |
|---|---|
| • 학교 건강서비스(School health service)<br>• 학교 보건교육(School health education)<br>• 건강한 학교환경(Healthful school environment)<br>• 학교-지역사회의 통합된 건강증진 노력(Integrated school and community health promotion efforts)<br>• 학교 체육(School physical education)<br>• 학교 급식서비스(School food service)<br>• 학교 상담(School counseling)<br>• 교직원 건강증진사업(Schoolsite health promotion program for faculty and staff) | • 보건교육(Health education)<br>• 체육(Physical education)<br>• 건강서비스(Health services)<br>• 영양서비스(Nutrition services)<br>• 상담, 심리적 및 사회적 서비스(Counseling, psychological & social services)<br>• 안전하고 건강친화적인 학교 환경(Healthy school environment)<br>• 교직원 건강증진 (Health promotion for staff)<br>• 가정과 지역사회의 참여(Family/community involvement) |

출처 : Center for Disease Prevention and Control. (2016). Coordinated school health. http://www.cdc.gov/healthyyouth/cshp/components.html

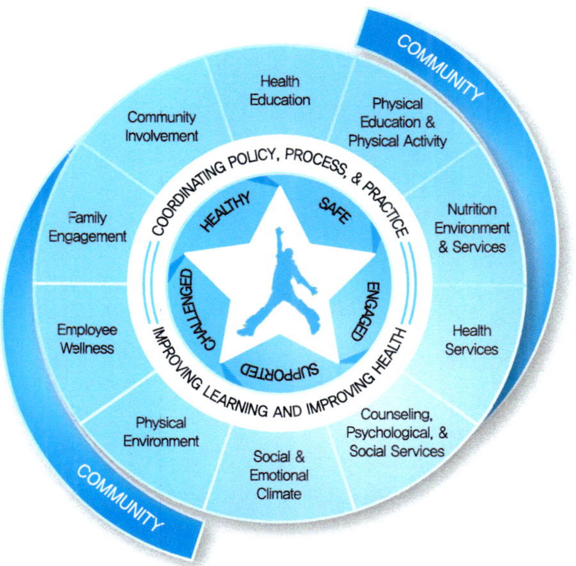


**[그림 6-10] 학교보건의 협력적 접근모형(WSCC Model)**

출처 : Center for Disease Prevention and Control. (2016). Whole School, Whole Community, Whole Child. http://www.cdc.gov/healthyschools/wscc/index.htm

Whole Child, WSCC, 2016)은 CSH 모형의 8개 구성요소를 10개의 구성요소로 확대하여 제시하고 있다. 이전의 사업요소인 건전한 학교 환경을 물리적 환경과 사회-정서적 환경으로 구분하였고, 학교-지역사회의 통합적 건강증진 노력을 가족 동참과 지역사회의 참여로 구분하였다. WSCC 모델은 학교의 건강하고, 안전한 행동을 증진시키기 위한 주요 영역에 신체활동과 체육, 영양, 흡연예방, 천식, 의도하지 않은 손상 및 폭력 예방(안전), 성교육(HIV, STDs, 원치않는 임신을 포함한 성교육)을 포함하고 있다.

## 2) 학교 보건교육의 수행원칙(김명 등, 2003; 이주열 등, 2012)

(1) 학교 보건교육은 건강에 대한 확고한 철학을 기초로 하여 계획되고, 실시되어야 한다.
(2) 보건교육은 학교 전체 교육과정의 중요한 일부가 되어야 한다.
(3) 보건교육은 교직원 모두의 참여 하에 시행한다.
(4) 학교보건교육은 학생들의 참여 하에 시행한다.
(5) 학교 보건교육은 지역사회 보건사업과 연계되어 계획되고 실시되어야 한다.
(6) 학교 보건교육은 지역사회 지도자들의 협력을 받아야 한다.
(7) 학교 보건교육의 내용은 일관성과 연속성이 있어야 한다.
(8) 학교 보건교육은 행동의 변화를 포함하여야 한다.
(9) 학교 보건교육은 학교보건 프로그램의 일부분이 되어야 한다.

## 3) 학교 보건교육의 주요 내용 및 전략

학교 보건교육의 주요 내용을 살펴보면, 우리나라의 경우 교육부 고시(교육과학기술부 고시 제2008-148호)로 학교 정규 교육과정을 규정하고 있다. 주요 내용은 일상생활과 건강, 질병예방과 관리, 흡연·음주 예방, 성과 건강, 정신건강, 사회와 건강, 사고예방과 응급처치이며, 중학교와 고등학교의 교육과정이 대단원은 동일하게 구성되나, 중단원에서 수준별 차이를 두고 구성되어 있다.

한편 WHO(1997)는 학교보건사업을 수행할 때, 첫째, 건강과 관련된 공식적, 비공식적 교육과정 제공, 둘째, 안전하고 건강친화적인 환경 조성, 셋째, 적절한 보건서비스의 제공, 넷째, 건강을 향상시키기 위한 노력에 가족 또는 지역사회의 참여를 주요 전략으로 제시하고 있다.

학교 보건교육을 통하여 학생들의 건강행동을 효율적으로 유도하기 위해서는 교육 대상자의 특성 및 내용에 적합한 수행전략을 개발해야 한다. 학교 보건교육을 수행할 때는 행동변화의 대상이 누구인가에 따라 개인, 집단, 조직, 사회 등의 4가지 범주로 구분하여 교육내용을 효과적으로 전달할 수 있는 적절한 전략을 개발해야 한다. 행동 변화 수준에 따른 교육전략을 살펴보면, 첫째, 개인수준의 변화를 촉진시키기 위해 건강위험요인에 관한 학급토의 및 정보 제공, 건강폐해에 관한 신문기사 또는 사설 등을 활용할 수 있고, 둘째, 상호교류가 이루어지는 집단의 변화를 유도하기 위해 건강행동 및 사회적 규범에 관한 그룹토의, 건강위험요인에 관한 예방 프로그램 기획, 학생자치 규약 수립, 학부모와 함께 하는 학내·외 행사 개최 등을 추진할 수 있다. 셋째, 학교의 조직적 변화를 추구하기 위해 학교건강정책 수립, 학내·외 행사 개최 등을 활용할 수 있으며, 넷째, 지역사회를 가져오기 위해 건강구역 설정 및 건강시설 확대, 대중매체를 활용한 홍보활동 등을 추진할 수 있다.

**[표 6-13] 2015 중학교 보건 교육과정 개정**

| 영역 | 핵심개념 | 교육내용 |
|---|---|---|
| 건강의 이해와 질병예방 | 건강증진 | 건강의 중요성, 건강 평가 |
| | 생활주기 | 건강한 생활주기 |
| | 질병예방 | 생활습관과 질병, 유행성 감염병, 신체 기관별 건강관리 |
| 생활 속의 건강한 선택 | 약물 · 담배 · 술 | 의약품의 안전한 선택, 흡연 · 음주 예방과 대처 |
| | 성 건강 | 청소년의 성적 발달, 이성교제와 성 역할, 임신 · 출산과 피임, 음란물과 성 상품화, 성폭력 · 성매매 |
| | 정서 · 정신 건강 | 자아존중감 증진, 스트레스와 과 몰입, 분노 · 충동 등 감정 수용과 조절, 죽음과 상실 |
| | 건강생활기술 | 건강 의사소통 기술(주장, 거절, 공감하기), 건강 의사 결정, 건강증진 옹호 활동(개인과 지역사회) |
| 안전과 응급처치 | 생활안전 | 건강 · 안전 위험 요인 예측과 안전 문화 운동, 따돌림/학대/폭력, 직업병 이해와 예방 |
| | 응급처치 | 생활 속의 응급처치, 심폐소생술과 자동제세동기 |
| 건강자원과 사회문화 | 건강권과 건강자원 | 건강권과 책임(개인, 지역사회), 건강 정보 · 자원 활용 |
| | 건강문화 | 유행 · 미디어와 건강, 또래 · 가족 문화와 건강, 장애인/다문화 가족 등 사회적 소수자 · 약자와 건강 |

출처 : 국가교육과정정보센터. (2016). 우리나라 교육과정 : 2015 개정.
http://www.ncic.re.kr/nation.kri.org4.inventoryList.do#

**[표 6-14]** 2007 중 · 고등학교 보건 교육과정(교육과학기술부 고시 제 2008-148호)

| 영역 | 중학교 교육내용 | 고등학교 교육내용 |
|---|---|---|
| 일상생활과 건강 | • 건강의 이해<br>• 생애 주기와 건강<br>• 청소년과 건강<br>• 비만 예방과 건강한 습관<br>• 식품 선택과 건강<br>• 건강 정보의 선택 | • 건강과 삶의 질<br>• 건강 관리를 위한 건강 검사<br>• 비만 예방과 건강<br>• 혈압, 맥박 등 활력 징후와 이상 증상 |
| 질병 예방과 관리 | • 질병의 발생과 예방<br>• 신체 기관별 건강 관리<br>• 생활 습관병 예방<br>• 전염성 질환 예방 | • 신체 기관별 건강 관리<br>• 고혈압, 당뇨병, 뇌졸중, 암의 예방과 관리<br>• 전염병 예방과 관리 |
| 약물 오 · 남용 및 흡연 · 음주 예방 | • 약물의 이해<br>• 의약품의 올바른 사용<br>• 니코틴 중독과 흡연 예방<br>• 알코올 중독 예방 | • 약물 오 · 남용과 중독 예방<br>• 의약품의 관리와 사용법<br>• 흡연의 폐해와 금연의 이득<br>• 음주의 폐해와 절주의 이득 |
| 성과 건강 | • 신체 변화와 성 욕구 조절<br>• 성 심리의 차이와 이성 교제<br>• 건강한 성역할<br>• 건강한 임신과 피임<br>• 성폭력과 성매매 예방<br>• 에이즈와 성인성(性因性) 질환 | • 신체 변화와 성 욕구 조절<br>• 성역할과 성적 자기 결정권<br>• 사랑과 책임<br>• 성폭력과 성매매 예방<br>• 성인성(性因性) 질환과 사회 문화 이해 |
| 정신 건강 | • 정신 건강의 이해<br>• 스트레스, 우울, 불안 관리<br>• 학교 폭력, 분노와 갈등 조절<br>• 행위 중독 예방<br>• 의사소통과 건강한 삶 | • 자아 존중감 높이기<br>• 의사소통과 건강한 삶<br>• 감정의 표현과 폭력 예방<br>• 신경증, 반사회적 성격 장애 등 정신 질환의 이해<br>• 신체상(body image)과 섭식 장애 |
| 사회와 건강 | • 또래 집단과 건강<br>• 소수자 · 사회적 약자와 건강<br>• 의료기관 이용과 의료 소비자의 권리<br>• 건강과 환경 | • 가족과 공동체 건강 관리<br>• 헌혈, 골수 · 장기 기증 등 나누는 건강<br>• 보건의료제도와 의료서비스<br>• 생활 환경과 건강 |
| 사고 예방과 응급 처치 | • 응급 처치의 의미와 일반 원칙<br>• 간단한 응급 처치<br>• 복부 밀쳐 올리기법(하임리히법)<br>• 구조 호흡과 심폐 소생술 | • 사고 · 손상 예방과 관리<br>• 응급 처치와 심폐 소생술<br>• 환자 운반법 |

출처 : 국가교육과정정보센터. (2016). 우리나라 교육과정 : 2007 개정.
http://www.ncic.re.kr/nation.kri.org4.inventoryList.do#

## 3 건강증진학교(healthy school, health promoting school)

### 1) 출현배경과 정의

청소년기는 신체적, 정신적 발달과정에 있어 커다란 변화가 나타나는 시기로서, 이 시기에 형성된 태도나 생활습관은 일생동안 지속된다. 학교는 학생의 건강에 영향을 미칠 뿐만 아니라 교직원이나 학교가 속한 지역사회의 건강에도 영향을 미친다. 또한 건강과 교육은 상호 밀접한 관계를 가지므로, 학업 성취에도 기여한다. 이러한 이유로 학교를 기반으로 한 건강증진활동은 학생들의 건강수준 향상에 기여하며, 학교가 중요한 건강증진활동의 생활터가 된다.

WHO는 학교 건강증진사업을 통해 모든 학교들이 '건강증진학교(Health Promotion School, HPS)'가 되는 것을 목표로 삼고 있다. 건강증진학교(health promoting school, 1997)는 "학생들에게 건강을 증진하고 보호할 수 있는 통합적이고, 긍정적인 경험과 구조를 제공하기 위하여 학교의 모든 구성원이 함께 일하는 학교이다."를 말한다. 즉 "건강한 생활터(setting)로서 생활하고, 학습하고, 일하는 역량을 지속적으로 강화하는 학교(A health promoting school is one that constantly strengthens its capacity as a healthy setting for living, learning and working.)"를 말한다(WHO, 1997, 2006).

건강증진학교(HPS)는 학교와 지역사회가 협력하여 학생들의 건강을 증진시키고 보호하기 위하여 통합적이고, 긍정적인 경험과 구조를 제공하는 한편, 공식/비공식 교과과정 및 건전한 학교환경의 창출, 적절한 학교 서비스 제공, 가족과 지역사회의 참여 활동을 통해 건강한 교육환경을 조성해 나가는 학교를 의미한다. 이와 같은 '건강증진학교'는 건강증진 목표를 달성함으로써 조성될 수 있으며, 보건교육은 이를 달성하기 위한 가장 기본적인 수단이 되고 있다.

#### 건강증진학교의 개념(WHO, 1986)

① 학교 공동체에 속한 모든 구성원들이 건강을 증진시키기 위하여 고안된 체계적인 접근 전략

② 오타와헌장의 생활터별 건강증진의 개념 적용

③ 구성원들의 건강증진 역량강화와 건강한 학교환경 구성을 통해 건강한 학교 생활터 구축

## 2) 건강증진학교의 영역

WHO는 1995년에 건강증진학교의 설립, 개선 및 유지를 위하여 6개 영역으로 구성된 건강증진학교 가이드라인을 개발하였다. 6개 영역은 학교 건강정책, 학교의 물리적 환경, 학교의 사회적 환경, 지역사회와의 관계, 개인적 건강기술, 학교 건강서비스이다. 이후, 2008년에 지역사회 연계 및 건강증진을 강조한 수정된 가이드라인을 제시하였다. 1995년의 영역과 동일하나, 개인적 건강기술 영역이 건강한 삶을 위한 활동력으로 그 의미가 확대되었다.

**[표 6-15] 건강증진학교의 영역**

| 1995 (WHO) | 2008 (WHO) |
|---|---|
| • 학교 건강정책(School health policies)<br>• 학교의 물리적 환경(Physical environment of school)<br>• 학교의 사회적 환경(School's social environment)<br>• 지역사회와의 관계(Community relationship)<br>• 개인적 건강기술(Personal skills)<br>• 학교 건강서비스(Health services) | • 건강한 학교정책(Healthy school policies)<br>• 학교의 물리적 환경(School's physical environment)<br>• 학교의 사회적 환경(School's social environment)<br>• 지역사회와의 연계(Community links)<br>• 건강한 삶을 위한 활동력(Action competencies for healthy living)<br>• 학교 건강서비스(School health promotion and protection services) |

**[표 6-16] 건강증진학교의 평가지표(WHO, 2008)**

| 영역 | 평가지표 |
|---|---|
| 건강한 학교정책 | 학교급식의 수행, 흡연, 향정신성 약물에 관한 지도사항, 학생신체검진 결과의 환류 및 가정 통보, 전염병 관리 정책, 화재 대피 대책 수립 |
| 학교의 물리적 환경 | 시설/기구에 대한 정기 안전검사, 교통사고 예방활동, 장애학생에 대한 시설, 위생관리(음용수/화장실/쓰레기/청결도), 학교시설관리(환기장치/조도/난방장치/이중창/흑판 보조 등), 학교보건실 유무 |
| 학교의 사회적 환경 | 교사의 학습과정 참여수준, 언어적 · 물리적 폭력(교사/학생), 건강관련 행사 제공, 부모 도움 |
| 지역사회와의 연계 | 가족 연계, 정기적 지역사회 행사 참여 및 홍보, 지역사회 주민을 위한 프로그램 제공 여부 |
| 건강한 삶을 위한 활동력 | 학생의 요구도가 반영된 보건교육 과정, 보건교육 시간 할당, 건강관련기술/자기건강 관리기술, 건강증진을 위한 정보 또는 자원 제공 |
| 학교 건강서비스 | 학생을 위한 건강서비스(예방접종/신체검진/구강건강서비스/상담) 제공, 교사를 위한 건강서비스(신체검진/응급처치/고혈압관리) 제공 |

## 3) 수행원칙

1997년에 유럽 건강증진학교 네트워크가 1차 국제회의를 통해 건강증진학교의 수행원칙 10가지를 제안한 후, 세계보건기구(WHO)는 건강증진학교를 추진할 때 학교 건강서비스를 개선하기 위한 연구, 개선된 학교 건강서비스를 옹호하기 위한 능력 개발, 국가적인 능력 강화, 건강증진학교 개발을 위한 네트워크 및 협의체 구축을 기본적으로 수행하도록 권장하고 있다.

### (1) 민주적인 실천과 참여(Democratic practices and participation)

민주적인 조직구성, 의사결정방법, 관리구조, 문화를 형성할 수 있도록 보장하며, 교직원과 학부모의 적극적인 참여가 이루어질 수 있도록 독려한다. 이를 위해 학생자치조직, 학부모 모임, 지역사회의 구성원들이 참여하는 학교 기획위원회 등을 설치하여 민주적 실천을 수행할 수 있도록 지원한다.

### (2) 형평(Equity)

건강증진학교의 목적은 모든 개인의 정서적 및 사회적 발전을 촉진하고, 개인의 잠재력을 차별없이 충분히 발휘할 수 있도록 공평한 기회를 보장하는 것이다. 따라서 학업 성취 수준이 높은 학생 뿐 만 아니라 특별한 돌봄이 필요한 학생, 소외계층의 학생 등을 포함한 모든 학생들에게 교육의 전 영역에서 공평한 기회를 제공해야 한다.

### (3) 역량강화와 활동능력(Empowerment and action competence)

역량강화의 목적은 자율성이다. 학생들에게 스스로 행동하고, 변화를 만들어 낼 수 있는 능력을 길러줌으로써 스스로 결정하고, 자신의 활동과 삶을 통제하며, 독자적으로 생각하고, 자신의 행동으로 인하여 초래될 수 있는 결과에 대해 책임감을 갖게 한다.

### (4) 학교 환경(School environment)의 중시

물리적, 사회적 학교 환경은 학생 및 교직원의 건강을 유지하고 증진시키는데 효과적인 자원이다. 학교 환경은 건강과 안전에 관한 기준치의 도입, 모니터링, 적합한 관리구조의 도입 등을 포함하며, 학교 건강정책 결정에 과학적 근거를 제공하는 중요한 자원이다.

### (5) 건강증진에 기반을 둔 교육과정(Curriculum based on health promotion)

학생들이 지식과 통찰력, 필수적인 삶의 기술을 습득할 수 있는 기회를 제공한다. 교육과정은 학생들의 건강 요구를 반영하고, 창의력을 자극하며, 필요한 기술을 제공하고, 학습을 독려할 수 있도록 구성되어야 한다.

### 6) 교사 교육의 제공(Provision of teacher training)

교사를 대상으로 한 교육·훈련은 교육과 건강 투자의 의미를 함께 포함하고 있다. 건강증진학교가 지속되기 위해서는 교사의 직무훈련에 건강증진학교의 중요성과 접근방안을 포함해야 하고, 적절한 인센티브를 제공하는 한편 이를 뒷받침할 수 있는 법적 근거를 강화해 나가야 한다.

### (7) 성공의 측정(Measuring success)

성공을 측정하는 것은 지지와 역량강화를 위한 효과적인 수단이 되므로, 학교와 지역사회의 활동성과를 측정하는 것이 중요하다. 성과에 대한 체계적인 측정은 효과적인 학교건강증진방안을 모색할 수 있는 원칙과 방향성을 제시해 준다.

### (8) 협력과 파트너십(Collaboration and partnership)

교육부과 보건복지부 등 관계부처 간의 밀접한 협력과 책임감의 공유는 건강증진학교에 관한 전략 기획을 수립하고, 추진하는데 중요한 요인이 된다. 국가수준의 파트너십 형성은 지역사회수준의 파트너십 형성에 그대로 영향을 미친다. 따라서 관련 부서의 역할분담은 부서 간의 책임감을 부여할 수 있는 효과적인 방안이 된다.

### (9) 지역사회의 참여(Involving communities)

학교, 학부모, 민간단체, 지역사회 조직 간의 협력은 긍정적 변화를 유도하고, 건강한 물리적-사회적 환경을 조성하는데 강력한 원동력이 될 수 있다. 따라서 학부모와 지역사회는 건강증진학교의 개념을 선도하고, 지지하며, 강화하는데 핵심적인 역할을 수행해야 한다.

### (10) 지속가능성(Sustainability)

모든 건강증진학교의 계획은 지속가능해야 하고, 장기적이며, 적절한 자원 제공을 보장

받아야 한다. 건강증진학교의 계획은 학교의 정규 교육과정에 포함되어야 하고, 정부는 건강증진학교를 위한 자원을 배정해야 한다. 이러한 노력은 지역사회의 장기적이고, 지속 가능한 발전에 기여하게 될 것이다.

## 요 약

인구집단 기반 보건교육건강증진 프로그램은 생애주기별 접근법과 생활터 별 접근법으로 구분하여 살펴볼 수 있다. 생애주기별 접근을 통한 보건교육건강증진 프로그램은 연령대별로 생애주기를 구분하여 각 주기의 건강요구를 진단하고, 건강요구를 해결할 수 있는 프로그램을 기획하게 된다. 반면에 생활터 별 보건교육건강증진은 대상자들이 주로 생활하는 환경의 영향력을 고려하여 개인 차원의 접근과 함께 생활터의 환경을 변화시키고 조성하는 생활터 접근방식(setting approach)을 활용하게 된다.

인구집단의 건강문제는 특정한 사회 환경, 개인이 속한 집단, 집단과 관련되는 개인적 요인 등이 상호작용하여 일어나는 결과이기 때문에 지역사회의 특성과 주민의 요구가 반영되어져야 하며, 사회체계 전반에 대한 개입이 요구된다. 또한 이렇게 건강에 유리한 지역사회 환경을 조성하고, 유지하기 위한 적극적인 노력이 필요하다. 지역사회 건강향상을 위한 접근전략은 과거 전염성 질환, 의료체계의 정비, 질병의 예방과 치료라는 질병 관리적 방법에서 벗어나 비감염성 만성질환과 손상에 대한 관심, 건강한 환경의 구축, 다양한 건강결정요인의 관리, 건강한 공공정책의 수립, 다양한 부문과의 연계와 적극적 참여 등과 같은 개인, 조직 환경, 지역사회 및 국가 정책수준을 모두 포괄하는 사회생태학적 접근으로 전환되고 있다. 지역사회 건강수준의 향상은 주민들의 인식제고, 기술습득, 행태변화, 사회적·환경적 지지를 통해 달성될 수 있으며, 이는 지역사회 전반적인 변화를 필요로 한다.

직장 보건교육건강증진은 근로자의 건강행동 실천과 직장의 건강한 환경적 개선을 통하여 근로자 및 직장의 건강증진과 삶의 질의 향상을 유도하는 과정이다. 직장의 작업환경 및 근로조건은 근로자의 건강과 안전에 크게 영향을 미칠 뿐 아니라 생산성 향상에 중요한 영향을 미치는 요소이다. 포괄적 직장 건강증진사업은 단순히 물리적 작업환경개선과 근로자 건강진단 및 건강생활실천사업 보다 확대된 개념이어야 한다. 즉, 사업장을 삶의 터로 보고 근로자의 건강행동변화 뿐 아니라 건강하고 안전한 환경조성에 도움이 되는 광범위한 개인 및 조직차원의 중재를 포함하여야 한다.

의료기관은 중요한 보건교육건강증진의 장이 된다. 질병치료에 도움을 줄 수 있는 관리내용을 질병 초기단계에 습득하게 되면, 빠른 회복 및 후유증 감소에 기여할 수 있으므로 최근 환자 개개인의 특수 건강상태에 대한 보건교육의 중요성이 부각되고 있다. 이러한 맥락에서 건강증진병원은 WHO의 유럽지역사무처에 의해 시작되었으며, 병원의 일차적인 목적이 치료중심에서 건강증진중심으로 변화되기 위해 모든 조직과 서비스를 전환시키도록 하는 장 접근방식을 채택하는 것이다.

학교보건은 학생 및 교직원, 가족이 스스로 질병을 예방하고, 건강을 유지하며, 증진할 수 있는 능력을 갖추도록 돕는 것을 목적으로 하며, 학교 보건교육은 건강에 대한 정확하고 풍부한 지식을 제공함으로써 신체적, 정신적 발달과정에 있는 학생들이 건강하고 안전한 생활을 영위할 수 있도록 건강관리 능력을 함양하고 건강생활을 실천하도록 돕는 것을 목적으로 한다. 건강증진학교는 학생들에게 건강을 증진하고 보호할 수 있는 통합적이고, 긍정적인 경험과 구조를 제공하기 위하여 학교의 모든 구성원이 함께 일하는 학교를 말한다. WHO는 건강증진학교의 영역을 건강정책, 학교의 물리적 환경, 학교의 사회적 환경, 지역사회와의 관계, 건강한 삶을 위한 활동력, 학교 건강서비스로 규정하였고, 수행원칙을 민주적인 실천과 참여, 형평, 역량강화와 활동능력, 학교 환경의 중시, 건강증진에 기반을 둔 교육과정, 교사 교육의 제공, 성공의 측정, 협력과 파트너십, 지역사회의 참여, 지속가능성으로 권고하였다.

## 참고문헌

고용노동부, 안전보건공단. (2011). 2011년도 노사주도 건강증진활동 비용지원 추진사례집. 인천: 한국산업안전보건공단 직업건강실.

국가교육과정정보센터. (2016). 우리나라 교육과정: 2007 개정. Available at: http:/www.ncic.re.kr/nation.kri.org4.inventoryList.do#

김숙영. (2011). 1991년부터 201년까지 근로자 건강증진. 안전보건 연구동향 2월호, 14-19.

김영복, 김광기, 김혜경, 손애리. (2013). 보건교육사 국가자격제도 제도개선에 관한 연구. 대구대학교 산학협력단 · 한국건강증진재단.

박정선. (2011). 작업관련성질환 예방을 위한 근로자 건강증진전략. 안전보건 연구동향 2월호, 24-29.

배상수. (2012). 건강증진의 이론과 접근방법. 서울: 계축문화사.

배상수, 강경화, 김재용, 이기홍, 최용준. (2009). 건강도시 중랑 프로젝트. 서울시 중랑구 보건소, 한림대 사회의학연구소.

배상수. (2012). 건강증진의 이론과 접근방법. 서울: 계축문화사. (p.409-444)

보건복지부. 한국건강증진개발원. (2015). 2016년 지역사회통합건강증진사업 설명회 자료집.

보건복지부. 한국건강증진개발원. (2015). 건강도시를 발전시키고자 하는 지방정부를 위한 지침서.

보건복지부. (2011). 제3차 국민건강증진종합계획(2011~2020).

유승현, 제갈정, 김혜경. (2015). 사업장 건강증진의 모형과 전략 동향. 보건과 사회과학, 39, 25-47.

이규식, 강정규, 권이승, 김미정, 박남수, 오지영, 전상남, 현숙정, 황성완. (2015). 공중보건학, 서울: 계축문화사.

이주열 등. (2012). 보건교육학. 서울: 군자출판사.

이주열. (2016). 보건교육학. 서울: 계축문화사.

전국대학보건관리학교육협의회. (2012). 보건교육학. 서울: 한미의학.

제갈정, 김광기, 유승현 등. (2014). 사업장 근로자의 다차원적 건강영향요인 진단모듈 개발. 인제대학원대학교 · 한국건강관리협회.

지역보건연구회. (2008). 건강영향평가 개념, 이론, 기술 그리고 적용. 서울: 보문각.

Barten, F., Akerman, M., Becker, D., Friel, S., Hancock, T., Mwatsama, M., Sheuya, S. & Stern, R. (2011). Rights, knowledge, and governance for improved health equity in urban settings. Journal of Urban Health, 88(5), 896-905.

Burton, J. (2010). WHO Healthy workplace framework and model: Background and supporting literature and practices. WHO. http://www.who.int/occupational_health/healthy_workplace_framework.pdf

Cameron, M. (2000), A short guide to health impact assessment, London, NHS executive London.

Center for Disease Prevention and Control. (2016). Coordinated school health. http://www.cdc.gov/healthyyouth/cshp/components.html,

Center for Disease Prevention and Control. (2016). Workplace Health Promotion. http://www.cdc.gov/workplacehealthpromotion/pdf/workplacehealth-model-update.pdf.

Center for Disease Prevention and Control. (2016). Coordinated school health. http://www.cdc.gov/healthyschools/shi/pdf/shi-brochure.pdf

Centers for Disease Control and Prevention & National Institute for Occupational Safety and Health. (2014). What is Total Work HealthTM? http://www.cdc.gov/niosh/twh/totalhealth.html

Fahrenport, M. (1987). Patient emancipation by health education: An impossible goal? Patient Education and Counseling 10, 25-37.

Groene, O., & Garcia-Barbero. (2005). Health promotion in hospitals: Evidence and quality management. Division of Country Support WHO Regional Office for Europe.

Hancock T. (1993), Health, Human development and the community ecosystem ; three ecological models. Health promotion International, 8(1) : 41-47.

Hancock T. Durl L. (1988). promoting health in the urban context, WHO healthy cities papers No.1 copenhagen:FADL publishers.

http://www.alliance-healthycities.com/html/about/index_charter.html, accessed 날짜)

http://www.alliance-healthycities.com/docs/SPIRITS_CHECKLIST_ver2.doc(어세스 날짜)

http://www.who.int/social_determinants/publications/isa/hiap_statement_ whc_sa_final.pdf?ua=1, 어세스 날짜

Johnson & Johnson. (2010). Healthy People. http://www.jnj.com/sites/default/files/pdf/healthy-people.pdf.

Kaiser Family Foundation/Health Research & Educational Trust. (2014). Employer health benefits survey. http://kff.org/private-insurance/report/2014-employer-health-benefits-survey/ (June 9, 2015)

Moller, A. M., Villebro, N., Pedersen, T., & Tonnesen, H. (2002). Effect of preoperative smoking intervention on postoperative complications: a randomised clinical trial. The Lancet, 359(9301), 114-117.

National Center for Chronic Prevention and Health Promotion. (2007). The national healthy worksite program. http://www.cdc.gov/workplacehealthpromotion/pdf/nhwp-program-overview.pdf.

Ni Mhurchu, C., Aston, L. M., & Jebb, S. A. (2010). "Effects of worksite health promotion interventions on employee diets: a systematic review". BMC Public Health, 10(62):1471-2458.

PEPSICO. (2016). Healthy Living Programs. http://myhealthhub.pepsico.com/pdf/hl_programs_flier_2016.pdf.

Thomas, J. B. (2001). Principles of health education & health promotion. warasworth. (pp.146-180.) http://www.who.int/occupational_health/healthy_workplace_framework.pdf

World Health Organization (2008), Closing the gap in a generation : health equity through action on the social determninants of health, final report of the commission on social determinants of health, geneva, WHO

WHO 1998

World Health Organization European Office for Integrated Health Care Services. (2004). Standard for health promotion in hospitals. World Health Organization.

World Health Organization regional office of Europe, 1997

World Health Organization. (2016). http://www.who.int/school_youth_health/gshi/hps/en/index.html

World Health Organization. 2010. Healthy workplaces: a model for action: For employers, workers, policy-makers and practitioners. Geneva, Switzerland. World Health Organization Press.

# 찾아보기

ㅈ



ㅊ



ㅋ



ㅌ



ㅍ



ㅎ



C

## ❖ 공저자 소개


- **김　　명**(이화여자대학교 융합보건학과 명예교수)
- **고 승 덕**(전 협성대학교 보건관리학과)
- **김 영 복**(대구대학교 재활건강증진학과)
- **김 혜 경**(이화여자대학교 융합보건학과)
- **박 남 수**(협성대학교 보건관리학과)
- **손 애 리**(삼육대학교 보건관리학과)
- **오 유 미**(한국건강증진개발원)
- **유 승 현**(서울대학교 보건대학원)
- **이 은 희**(한국건강관리협회)


**보건교육과 건강증진** 값 25,000원


2017년 1월 20일 제1판1쇄 발행
2023년 1월 2일 제1판5쇄 발행

공저자 : 김 명 · 고 승 덕 · 김 영 복
김 혜 경 · 박 남 수 · 손 애 리
오 유 미 · 유 승 현 · 이 은 희
발행인 : 주 영 일
발행처 : **계 축 문 화 사**

서울특별시 종로구 통일로12길 16-17
우편번호 : 03029
TEL : 735-2257 · 738-9746
FAX : 723-9025
E-mail : gyechuk@hanmail.net
홈페이지 : http://gyechuk.co.kr
1973. 10. 31 등록번호 제300-1973-8호
ISBN 978-89-5629-444-5 93510